W0379880

ANATOMIE
IN 30 SEKUNDEN

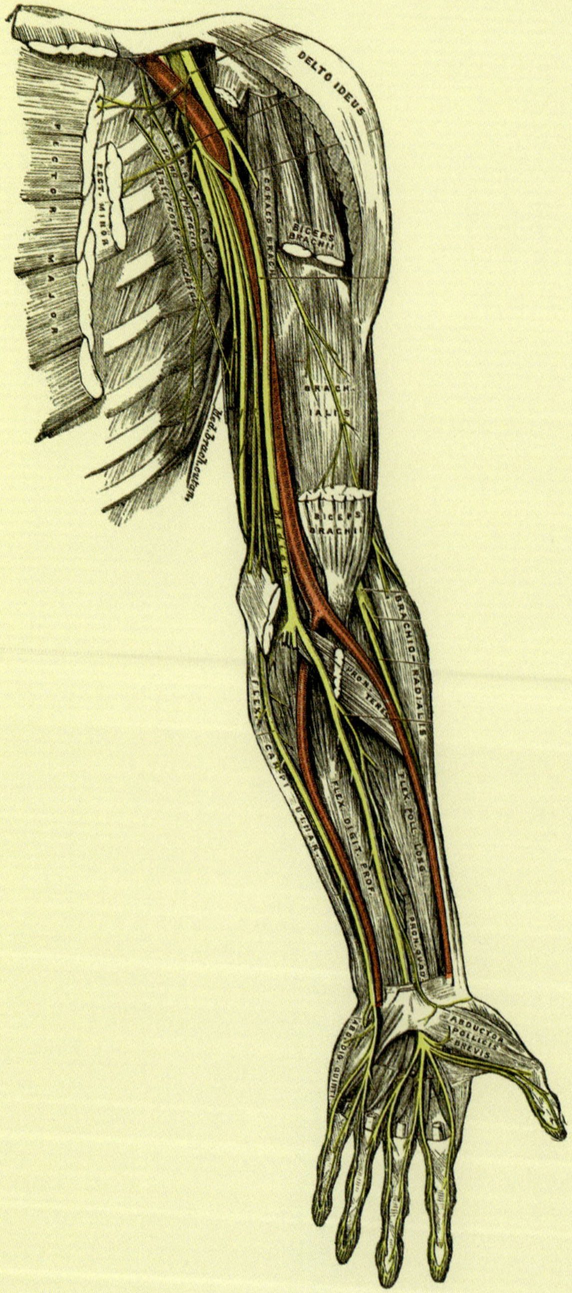
DELTOIDEUS
PECTORALIS MAJOR
PECT. MINOR
SERRAT. ANT.
CORACO BRACH.
BICEPS BRACHII
BRACHIALIS
Med. brach. cutan.
BICEPS BRACHII
BRACHIO-RADIALIS
PRON. TERES
FLEX. CARPI ULNAR.
FLEX. DIGIT. PROF.
FLEX. POLL. LONG.
PRON. QUAD.
ABDUCTOR POLLICIS BREVIS
ABD. DIG. QUINTI

ANATOMIE
IN 30 SEKUNDEN

Die wichtigsten Funktionssysteme des menschlichen Körpers

Herausgeber
Gabrielle M. Finn

Mit Beiträgen von
Judith Barbaro-Brown
Jo Bishop
Andrew Chaytor
Gabrielle M. Finn
December S. K. Ikah
Marina Sawdon
Claire France Smith

Librero

Titel der Originalausgabe »30-Second Anatomy«

© 2018 Librero IBP (für die deutsche Ausgabe)
Postbus 72, 5330 AB Kerkdriel, Niederlande

© 2012 Ivy Press Limited

Künstlerische Leitung **Peter Bridgewater**
Verleger **Jason Hook**
Leitender Redakteur **Caroline Earle**
Art Director **Michael Whitehead**
Gestaltung **Ginny Zeal**
Illustrationen **Ivan Hissey**
Porträts **Viv Croot**
Glossartexte **Charles Phillips**
Gesamtleitung **Jamie Pumfrey**

Aus dem Englischen von **Christian Fedeler**

Lektorat & Satz **G & R Vilnius**, Litauen

Gedruckt und gebunden in China

ISBN 978-90-8998-821-8

Alle Rechte vorbehalten. Kein Teil dieses Werkes darf in irgendeiner Form (durch Fotografie, Mikrofilm oder ein anderes Verfahren) ohne schriftliche Genehmigung des Verlages reproduziert oder unter Verwendung elektronischer Systeme verarbeitet, vervielfältigt oder verbreitet werden.

INHALT

EINFÜHRUNG
Gabrielle M. Finn

Die Anatomie ist in und um uns. Indem wir etwas über sie lernen, verstehen wir den Aufbau unseres Körpers besser: Eine anatomische Zeichnung bildet die Knochen, Muskeln, Bänder, Sehnen und Organe des Körpers ab und ist eine Karte der inneren Landschaft, die wir alle teilen. Zugleich prägen unsere Körpererfahrung und unser Wissen über das Skelett und die Organe die Art, in der wir die Welt sehen. Nicht von ungefähr ist deshalb die menschliche Anatomie Teil der Symbolik der populären Kultur – von den Herzen auf Karten zum Valentinstag bis zum Schädel als Symbol für Gefahr.

Eine schaurige Geschichte

Traditionell galt die Anatomie als akademische Disziplin, die lediglich für Medizinstudenten von Interesse ist, doch in den vergangenen Jahren erfreute sich dieser Fachbereich zunehmender Beliebtheit. Zu verdanken ist das vor allem den Wanderausstellungen präparierter Leichen und TV-Übertragungen von Autopsien durch Anatomen wie Gunther von Hagens und Alice Roberts. Hinter diesem neuen Interesse verbirgt sich eine lange, schaurige Geschichte.

Die Geschichte anatomischer Studien beginnt mit Tierversuchen und dem Sezieren menschlicher Körper. So begründete schon der antike griechische Arzt Galenos seine Gedanken zur Anatomie des Menschen mit Erkenntnissen aus Sektionen und Lebendversuchen an Schweinen sowie Primaten. Der italienische Renaissancekünstler Leonardo da Vinci, der Schöpfer von Gemälden wie Das letzte Abendmahl oder Mona Lisa, ist gleichfalls berühmt für seine anatomischen Zeichnungen. Auch sein Wissen zum Inneren des menschlichen Körpers stammte aus der Arbeit an Leichen, die ihm von Ärzten in den Krankenhäusern von Mailand und Florenz zur Verfügung gestellt wurden.

Ebenso brachte man die Anatomie mit Verbrechen in Zusammenhang, so im Fall der Morde, die William Burke und William Hare in Schottland verübten. Diese beiden irischen Einwanderer plünderten Gräber und verübten in den Jahren 1827–1828 eine Mordserie, um die Leichen ihrer Opfer an Dr. Robert Knox, einen Anatomiedozenten an der medizinischen Fakultät der Universität von Edinburgh, zu verkaufen.

Der anatomische Bauplan

Obwohl die Anatomie den Bauplan eines lebenden Körpers beschreibt, bringt man dieses Fachgebiet eher mit dem Tod in Verbindung, denn die Knochen, die unseren lebendigen Körpern Struktur verleihen, sind unsere letzten physischen Überbleibsel.

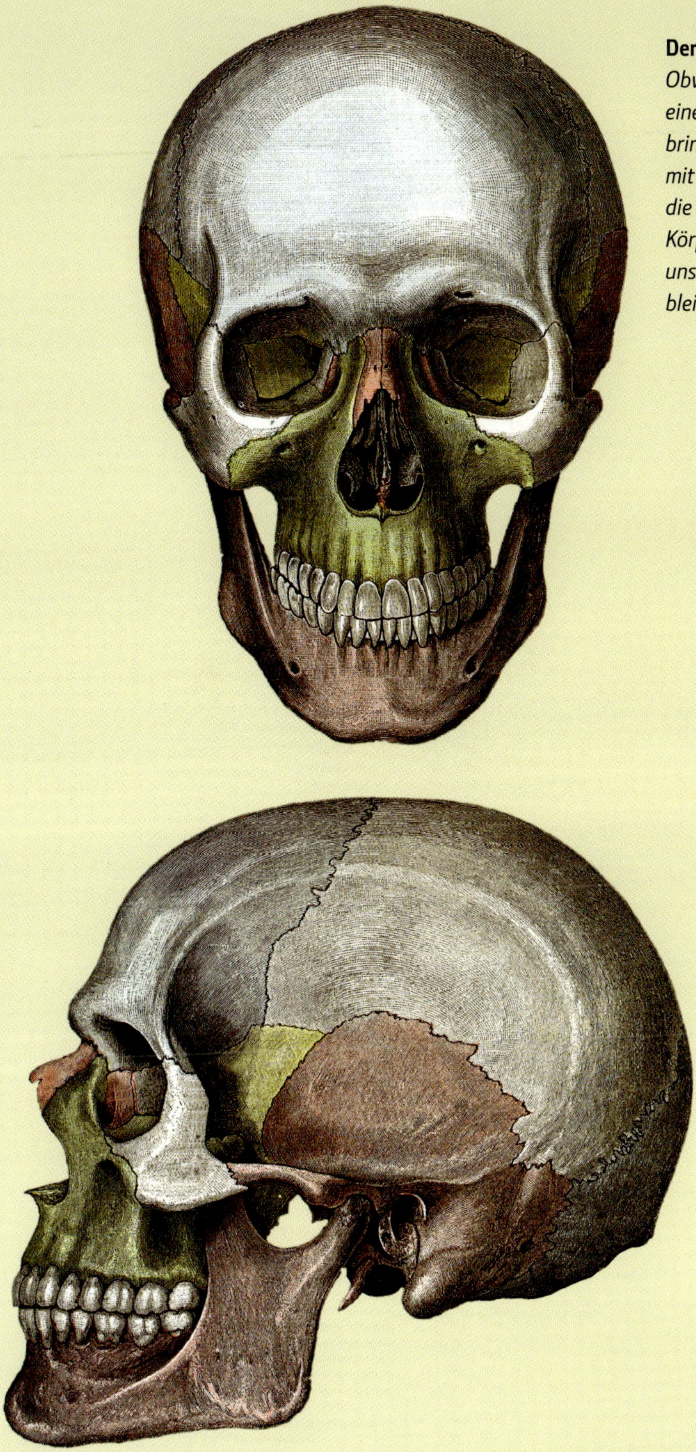

Die beiden wurden gefasst: Hare wurde für seine Aussagebereitschaft Immunität gewährt, Burke dagegen am 28. Januar 1829 gehängt. Ironischerweise fanden seine sterblichen Überreste im Anatomiemuseum der Fakultät ihre letzte Ruhe.

Evolution und Veränderung

Die Anatomie ist eine sehr alte Disziplin, und man könnte glauben, es gebe in diesem Bereich nichts Neues zu entdecken. Aber die menschliche Anatomie entwickelt sich nach wie vor weiter, sehr langsam zwar, aber stetig. So war das Steißbein an der Basis der Wirbelsäule einst die Stelle, wo der Schwanz des Hominiden ansetzte. Ein weiteres Beispiel der kontinuierlichen Evolution ist der lange Hohlhandmuskel (*palmaris longus*) im Unterarm: Mit der Zeit wurde er infolge seiner eingeschränkten Funktion überflüssig und fehlt deshalb aufgrund der Evolution heute bei etwa 15 Prozent der Menschen.

Eine der größten Herausforderungen, mit der sich jeder Anatomiestudent konfrontiert sieht, ist die anatomische Variation. Wir wissen, dass die Anatomie einen Bauplan für die Struktur aller Körper liefert, doch da die Weltbevölkerung 2011 die 7-Milliarden-Grenze überschritten hat, ist Variation etwas Alltägliches. So sind von den Beckenarterien 54 Anordnungsvariationen bekannt. Solche existieren jedoch nicht nur von Person zu Person, sondern auch von Seite zu Seite im Körper des Menschen. Bei manchen ist das rechte Ohr größer als das linke. Oder sie haben nur eine hufeisenförmige Niere anstelle von zweien. Oder die Nervenbahnen weichen von der üblichen Gestalt ab. In diesem Buch wird die gängige Anatomie vorgestellt.

Anatomie – Systeme und Funktionen

Die Anatomie hat ihre eigene Fachsprache mit ellenlangen lateinischen oder griechischen Namen für Muskeln und Knochen. Selbst für einfache körperliche Handlungen wie die Bewegung der unteren Gliedmaßen (Beine) gibt es, je nach Bewegungsrichtung, mehrere anatomische Beschreibungen. Unser Körper birgt mehr als 200 Knochen, 600 Muskeln und außerdem unzählige Venen, Arterien und Nerven. Lassen Sie sich dadurch nicht abschrecken. Dieses Buch versucht nicht, die Position und Funktion jeder individuellen Struktur zu erklären, sondern der Körper wird in Funktionssysteme aufgeteilt, um die 50 wichtigsten zu beschreiben – mit Abbildungen und unter Vermeidung allzu komplexer Terminologie.

Zu beachten gilt ferner, dass anatomische Strukturen, sowohl einzelne Oberschenkelmuskeln als auch Verdauungsorgane wie der Magen, nicht für sich allein funktionieren. Auch wenn der Text für jede davon individuelle Funktionen er-

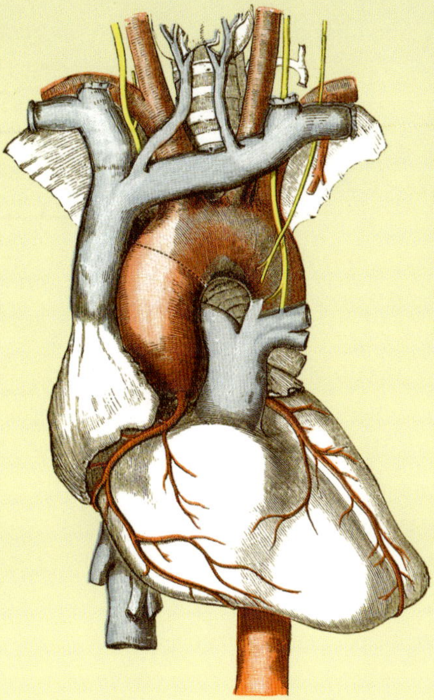

Wegbereiter der Medizin
Zu großen Durchbrüchen in der Anatomie kam es oft bei der Korrektur früherer Fehler. William Harvey (1578–1625; siehe Seite 74–75) war der Erste, der die tatsächliche Rolle des Herzens (oben) und der Lunge (unten) im menschlichen Körper erkannte.

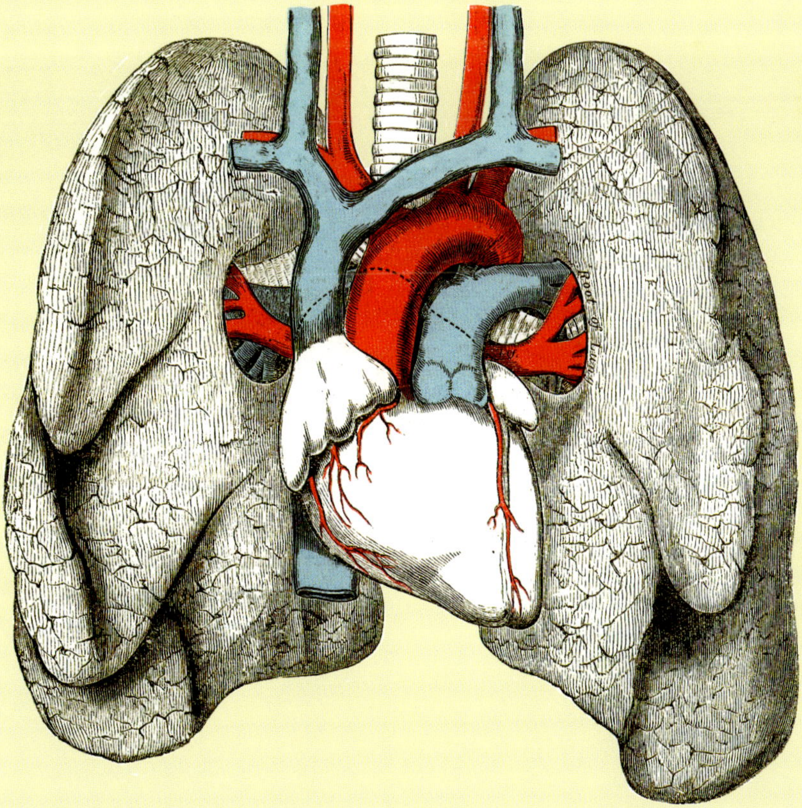

wähnt, funktioniert alles zusammen. So arbeiten einige Organe ohne ein bestimmtes, von einem anderen Organ produziertes Hormon nicht, oder die Bewegung eines Gelenks beruht auf dem Zusammenwirken von zwei oder gar vier Muskeln.

Wie dieses Buch funktioniert

Nach der traditionellen Ansicht studiert die Anatomie Form und Aufbau des Körpers, die Physiologie dagegen seine Funktion. Da Form und Funktion sich jedoch nicht gegenseitig ausschließen, werden hier die beiden Felder nicht getrennt und stattdessen Aufbau und Funktionsweise des Körpers beschrieben.

Die Bauart des menschlichen Körpers lässt sich auf zweierlei Weise beschreiben: regional oder systematisch. Beim regionalen Ansatz der Anatomie stehen die einzelnen Körperbereiche wie Beine, Arme oder Kopf im Zentrum, beim systematischen Ansatz dagegen Körpersysteme wie das Verdauungs-, Muskel-Skelett- oder Fortpflanzungssystem. Der Aufbau des vorliegenden Bandes basiert auf beiden Ansätzen, und jedes der sieben Kapitel ist einem Körpersystem gewidmet. Am Schluss werden Sie erfolgreich den Körper erkundet und auf unkomplizierte Weise die Grundlagen der Anatomie kennengelernt haben.

Jede anatomische Komponente wird in 30 Sekunden Anatomie behandelt, während der 3-Sekunden-Schnitt ein kleines Stück präsentiert und die 3-Minuten-Sektion im Sinne von Sigmund Freuds Worten »die Anatomie ist Schicksal« merkwürdige und wundervolle Aspekte der menschlichen Anatomie anführt und aufzeigt, was passiert, wenn mit dem Körper etwas nicht stimmt.

Das erste Kapitel befasst sich mit dem Skelettsystem, denn es ist das Gerüst des menschlichen Körpers. Im zweiten Kapitel werden Muskulatur und Bewegung unter die Lupe genommen. Die folgenden zwei Kapitel gehen auf die Hauptorgane des Herz-Kreislauf- und des Verdauungssystems ein, insbesondere auf Schlüsselfunktionen wie Atmung und Nahrungsaufnahme sowie die Durchblutung des Körpers. Danach folgt eine Tour durch die Sinnesorgane – im Zentrum stehen Haut, Seh- und Hörvermögen. Das sechste Kapitel befasst sich mit der Gesamtkontrolle der Körperfunktionen – dem Gehirn und dem Nervensystem. Zum Abschluss gelangen wir zum Lebenszyklus und untersuchen das Fortpflanzungssystem. Ergänzt werden die Kapitel durch den Steckbrief einer Person, die sich um die Anatomie verdient gemacht hat.

Aufgrund seines Aufbaus müssen Sie das Buch nicht von vorn bis hinten durchlesen, sondern können hier und dort einzelne Beiträge oder jedes System für sich erkunden. Erfahren Sie mehr über die Anatomie und freuen Sie sich über neue Erkenntnisse zur Funktionsweise Ihres eigenen Körpers!

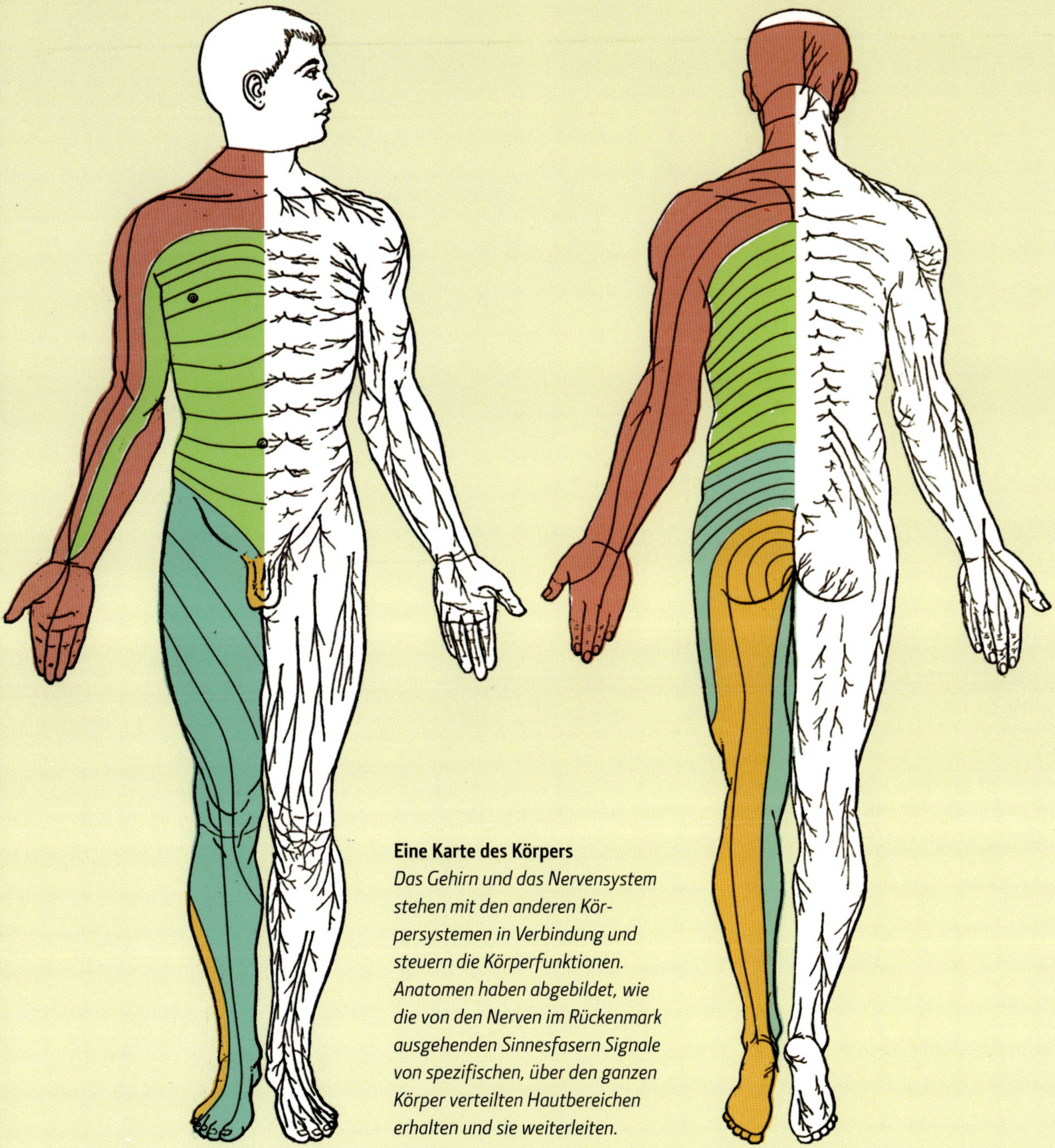

Eine Karte des Körpers
Das Gehirn und das Nervensystem stehen mit den anderen Körpersystemen in Verbindung und steuern die Körperfunktionen. Anatomen haben abgebildet, wie die von den Nerven im Rückenmark ausgehenden Sinnesfasern Signale von spezifischen, über den ganzen Körper verteilten Hautbereichen erhalten und sie weiterleiten.

DAS SKELETTSYSTEM

DAS SKELETTSYSTEM
GLOSSAR

Echtes Gelenk Erleichtert die Bewegung und ist mit einer Schmierflüssigkeit gefüllt. Es gibt sechs Typen echter Gelenke für verschiedene Bewegungsarten: Drehgelenke, wie sie am Hals vorkommen, zur Rotation, Scharniergelenke zur Streckung und zum Einziehen beispielsweise des Ellenbogens, Kugelgelenke, etwa in der Hüfte, für eine Radialbewegung, die im Daumen vorkommenden Sattelgelenke für Bewegungen nach oben, unten, vorn und zurück, nicht aber zur Drehung, ebene Gelenke, zum Beispiel zwischen den Intertarsalknochen der Füße, für ein Gleiten der Knochen und schließlich Ellipsoidgelenke wie das Handgelenk für dieselbe Bewegung wie Kugelgelenke, aber mit etwas Einschränkung.

Fasergelenk Nur im Schädel ist eine Gelenkart zu finden, die Knochen mit Fasergewebe verbindet und keine Bewegung ermöglicht.

Gelenkband Bindegewebsart, die Knochen aneinanderbindet und Gelenkbewegungen führt oder begrenzt.

Gliedmaßen Glieder an den Seiten des Körpers. Der Mensch hat vier Gliedmaßen, zwei obere (die Arme) und zwei untere (die Beine). Sie haben je vier Abschnitte: Schulter, Oberarm, Unterarm und Hand beziehungsweise Gesäß, Oberschenkel, Bein und Fuß.

Knochentypen Es gibt fünf Typen von Knochen: lange, kurze, platte und unregelmäßige sowie Sesambeine.

Knorpel Bindegewebsart, die größtenteils aus Wasser und Mineralien sowie den Proteinen Kollagen und Elastin besteht. Es existieren drei Knorpel-Typen: Der hyaline Knorpel bedeckt die Oberfläche der Gelenke und gestattet es den Knochen, sich leicht gegeneinander zu bewegen, der elastische Knorpel bietet den Körperteilen ein biegsames Gerüst, so bei Ohren und Nase, und schließlich sorgt der Faserknorpel für Stabilität in den Bandscheiben der Wirbelsäule oder den Menisken der Knie.

Knorpelgelenk Einer von drei Gelenktypen des Körpers. Knorpelgelenke werden, wie ihr Name schon sagt, von flexiblem Knorpel zusammengehalten, der eine eingeschränkte Bewegung ermöglicht. Man findet sie zwischen den Wirbeln der Wirbelsäule.

Kortikalis Eine dichte, starke Außenschicht um die relativ leichte, wabenähnliche innere Struktur des Knochens, auch bekannt als Kompakta. Der Name Kortikalis rührt daher, dass sie den Kortex (die Außenschicht) des Knochens bildet. Die Kortikalis macht 80 Prozent des Gewichts des menschlichen Skeletts aus.

Kurzer Knochen Ein Knochen von gleicher Länge und Breite. Zu den kurzen Knochen gehören die Hand- und Fußwurzelknochen.

Langer Knochen Zu den Knochen, die länger als breit sind, gehören der Oberarmknochen und die Speiche sowie der Oberschenkelknochen und das Schienbein. Auch kleine Knochen wie die Phalangen in Fingern und Zehen zählen aufgrund ihrer länglichen Form als lange Knochen.

Oberarmknochen Der lange Knochen, der das Schulterblatt mit der Speiche und der Elle des Unterarms verbindet.

Oberschenkelknochen Der auch als Femur bezeichnete Knochen reicht vom Hüft- bis zum Kniegelenk, ist meist etwa 48 Zentimeter lang und kann bis zum Dreißigfachen des Durchschnittsgewichts eines Menschen tragen. Er ist der längste und stärkste Knochen im Körper.

Platter Knochen Von der Form einer breiten Platte, dient dieser Knochen dem Schutz eines Körperorgans oder bietet eine Fläche zur Anbindung von Muskeln. Zu den platten Knochen gehören unter anderen das Brustbein (Sternum) und das Schulterblatt (Skapula).

Sehne Ein Band aus Bindegewebe, das einen Muskel am Knochen befestigt.

Sesambein Ein abgerundetes Stück Knochen, das gewöhnlich von Sehnen umgeben ist, oft weniger als fünf Millimeter lang. Ein größeres Beispiel für ein Sesambein ist die Kniescheibe (Patella), die in die Sehne des Oberschenkelstreckmuskels eingebettet ist und das Kniegelenk schützt.

Spongiosa Der leichtere innere Bestandteil eines Knochens, auch spongiöser Knochen genannt, der von einer stärkeren Außenschicht (Kortikalis) geschützt wird; die Spongiosa enthält oft Knochenmark, in dem rote Blutkörperchen gebildet werden.

Unregelmäßiger Knochen Ein Knochen mit ungewöhnlicher Form, die nicht unter die klassische Einteilung in lange, kurze, platte Knochen und Sesambeine passt. Dazu gehören unter anderem die Wirbel, die das Rückenmark schützen.

Wirbel Einer der untereinander verbundenen Knochen der Wirbelsäule. Kinder haben 33 Wirbel, bei einem Erwachsenen vereinen sich fünf von ihnen zum Kreuzbein und vier zum Steißbein. Deshalb sinkt die Zahl der Wirbelknochen auf 26.

KNOCHEN-GEWEBEARTEN

30 Sekunden Anatomie

Die Knochen bilden in ihrer Gesamtheit das Skelett, das Stützwerk, auf dem jeder Körper ruht. Ohne sie könnten wir kaum aufrecht stehen. Knochen ist ein hartes Material, das von spezialisierten Zellen, den Osteoblasten, hergestellt wird, unter anderem aus Mineralien wie Kalzium, Phosphat und dem Protein Kollagen. Die Osteoblasten können zwei Arten von Knochen ausbilden: die relativ leichte, schwammartige Spongiosa, aus der das Innere der meisten Knochen besteht, und die Kortikalis, die eine dichte und starke Hülle um die Spongiosa bildet. Diese Kombination von Spongiosa und Kortikalis verleiht dem Skelett Stabilität und hält sein Gewicht gering. Wenn dem nicht so wäre, müssten die Muskeln von uns Menschen viel größer sein, um das Skelett zu bewegen, und wir müssten außerdem mehr Nahrung zu uns nehmen, die die zusätzliche Energie zur Verfügung stellt. Die Spongiosa hat eine weitere wichtige Funktion: Sie ist ein Speicher für Kalzium, das aus dem Knochen extrahiert und anderswo eingesetzt werden kann, wenn in anderen Körpersystemen ein Kalziummangel vorliegt. Die Knochen verändern und erneuern sich ständig, und bei Erwachsenen wird das Skelett etwa alle zehn Jahre erneuert.

3-SEKUNDEN-SCHNITT

Knochen sind das Gerüst des menschlichen Körpers. Es gibt zwei Typen: die harte Kortikalis und die leichte Spongiosa.

3-MINUTEN-SEKTION

Das Skelett besteht aus 206 Knochen und macht etwa 40 Prozent des Körpergewichts aus. Knochen kommen in allen Formen und Größen vor. So finden wir in den Gliedmaßen lange, in Wirbelsäule, Schädel, Händen und Füßen platte Knochen und Sesambeine. Der Oberschenkelknochen in den unteren Gliedmaßen ist mit etwa 48 Zentimetern der längste, der nur ungefähr vier Milligramm leichte Steigbügel mit etwa 2,5 Millimetern der kürzeste.

VERWANDTE THEMEN

DER SCHÄDEL
Seite 22

WIRBELSÄULE & BRUSTKORB
Seite 24

DAS BECKEN
Seite 28

DIE UNTEREN GLIEDMASSEN
Seite 30

DIE OBEREN GLIEDMASSEN
Seite 32

3-SEKUNDEN-BIOGRAFIEN

HEROPHILOS VON CHALKEDON

um 330–255 v. Chr.

Griechischer Arzt, der als Erster systematische wissenschaftliche Sektionen menschlicher Körper vornahm und daher als erster Anatom gilt.

30-SEKUNDEN-TEXT

Judith Barbaro-Brown

Ein »Beinbruch« muss kein kompletter Bruch des Knochens in zwei Teile sein. Auch ein Riss in der äußeren Kortikalis gehört dazu.

QUERSCHNITT DURCH DEN LENDENWIRBEL

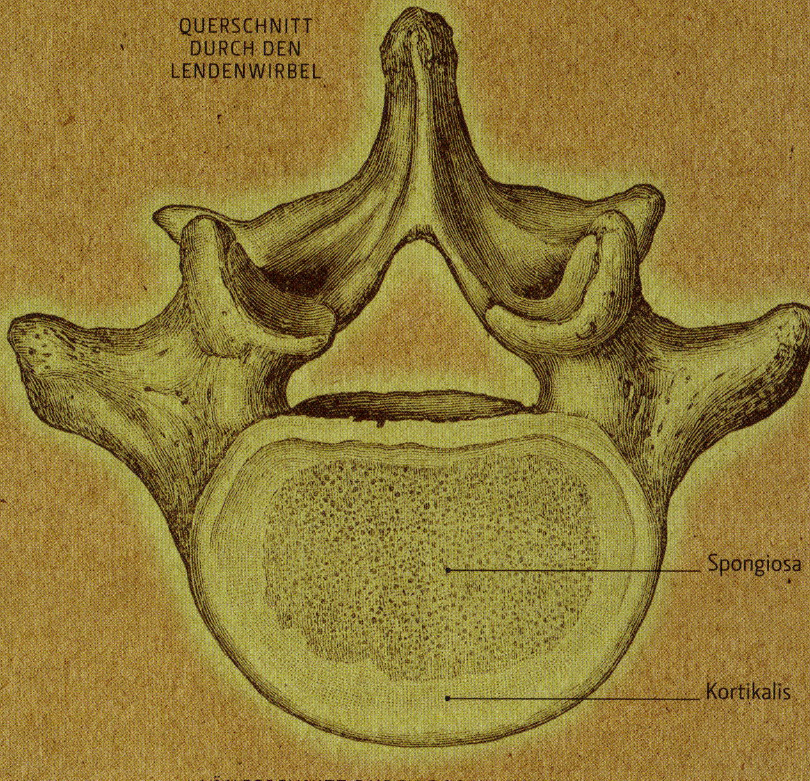

LÄNGSSCHNITT DURCH DAS KNIEGELENK

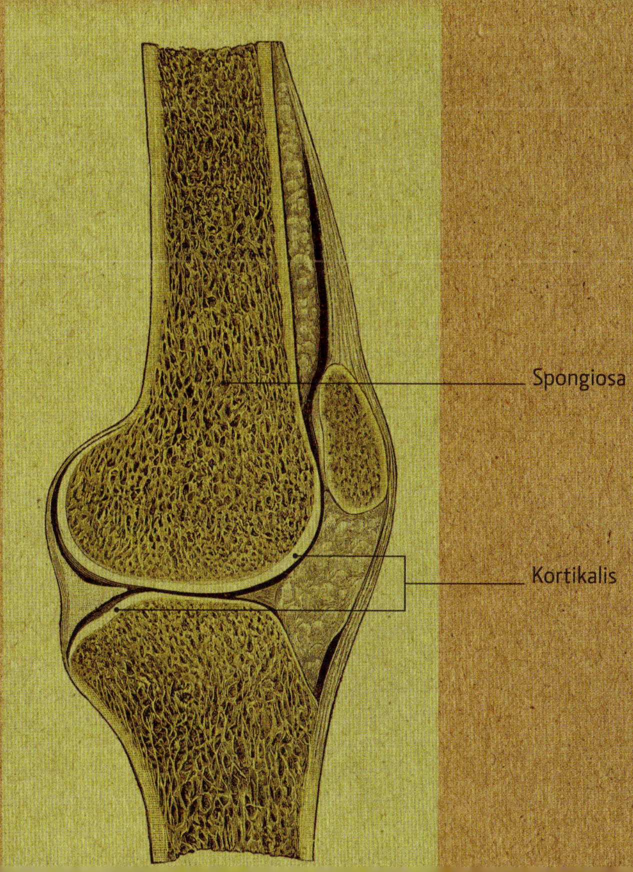

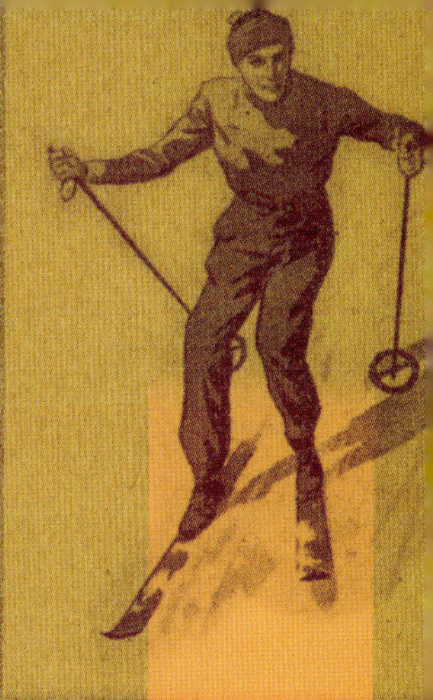

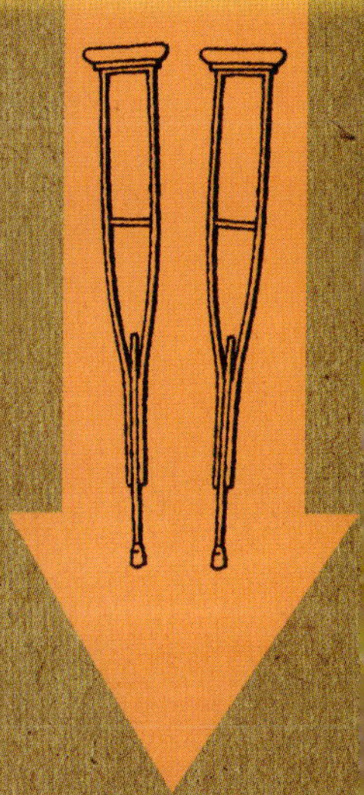

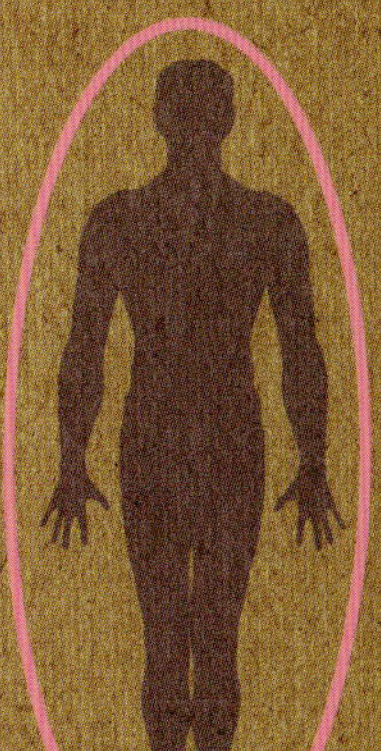

DIE GELENKE DER KNOCHEN

30 Sekunden Anatomie

Wer unter die Lupe nimmt, wie die Knochen zusammengehalten werden, der stößt dabei auf drei Gelenktypen: Faser-, Knorpel- und echte Gelenke. In Fasergelenken ist es fibröses Bindegewebe, das die Knochen ohne Zwischenraum zusammenhält. Diese Gelenke lassen nur minimale Bewegung zu und verbinden deshalb die Knochen des Schädels. Bei den Knorpelgelenken ist es flexibler Knorpel, der sie zusammenhält. Einige dieser Gelenke existieren nur auf Zeit und verschmelzen am Schluss der Wachstumsphase endgültig. An anderen Stellen wie an der Vorderseite des Beckens halten die Knorpelgelenke auf Dauer, und dasjenige im Becken ermöglicht bei Frauen die Dehnung während Schwangerschaft und Geburt. Echte Gelenke dagegen sind stark beweglich und mit einer Schmierflüssigkeit gefüllt, die auch als Stoßdämpfer dient. Die Flüssigkeit stammt aus der Gelenkinnenhaut, die das gesamte Gelenk umhüllt. Das Ganze ist in die robuste Gelenkkapsel eingebettet. Weicher Knorpel bedeckt die Knochenenden und erleichtert die Bewegung. In einigen Gelenken sorgen spezialisierte Gefüge für mehr Stärke und Stabilität. Zum Beispiel besitzt die Kniescheibe zwei davon, die Menisken, die bei einigen Sportarten wie Squash leicht Schaden nehmen.

3-SEKUNDEN-SCHNITT
Dank der Gelenke kann das Skelett sich bewegen und wird zugleich stabilisiert und verstärkt.

3-MINUTEN-SEKTION
Mit zunehmendem Alter nutzen sich die Gelenke des Menschen ab. Bewegungen verursachen Schmerzen, denn die weiche Oberfläche der Knochen leidet und wird rau. Diese Erkrankung ist als Osteoarthritis bekannt. Meist sind Gelenke betroffen, auf denen ein beträchtlicher Teil des Körpergewichts lastet, wie die Hüfte oder das Knie. Osteoarthritis befällt aber auch Gelenke, die sich viel bewegen, so in den Fingern, der Wirbelsäule, den Schultern und im Nacken.

VERWANDTE THEMEN

KNOCHENGEWEBEARTEN
Seite 16

BÄNDER, KNOCHEN & SEHNEN
Seite 20

DAS BECKEN
Seite 28

BEWEGUNGEN
Seite 42

3-SEKUNDEN-BIOGRAFIEN
RUFUS VON EPHESOS
Um die Wende vom 1. zum 2. Jh. n. Chr.
Griechischer Arzt und Autor medizinischer Abhandlungen, darunter des ältesten überlieferten Buches zur anatomischen Nomenklatur

30-SEKUNDEN-TEXT
Judith Barbaro-Brown

Die Gelenke im Schädel oder Becken bewegen sich kaum, umso mehr aber die sehr flexiblen Gelenke, etwa im Nacken, die sehr stark beansprucht werden.

FASERGELENK

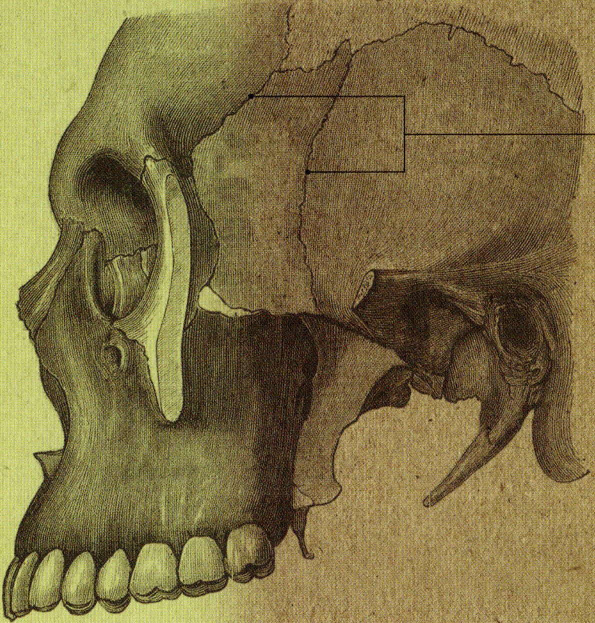

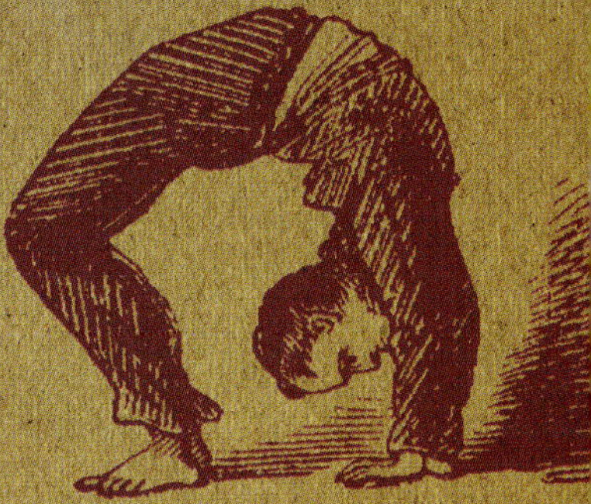

ECHTES GELENK

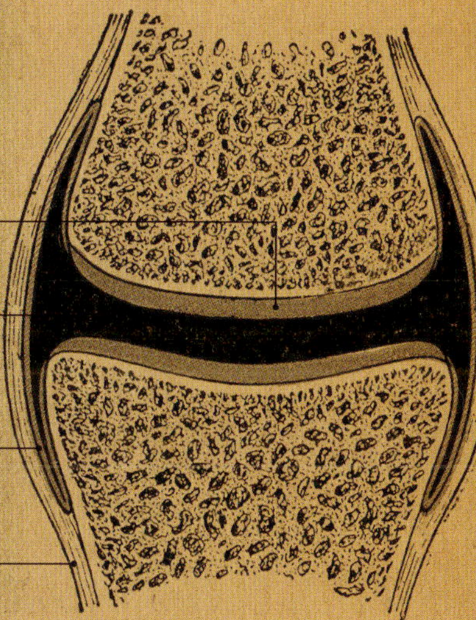

KNORPELGELENK

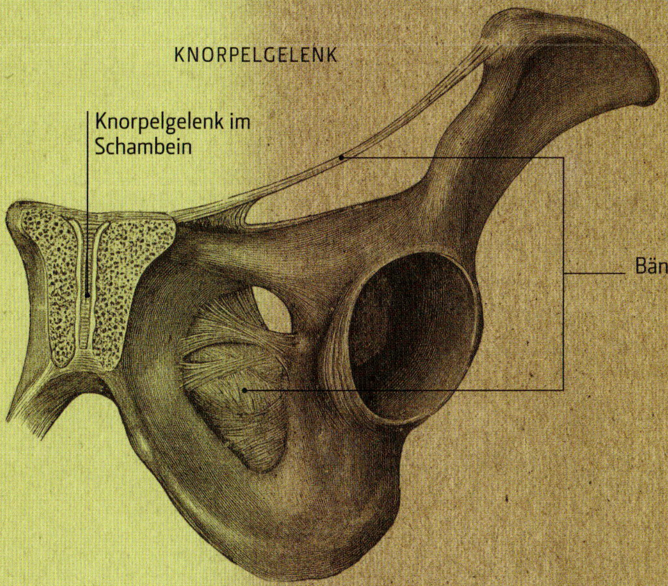

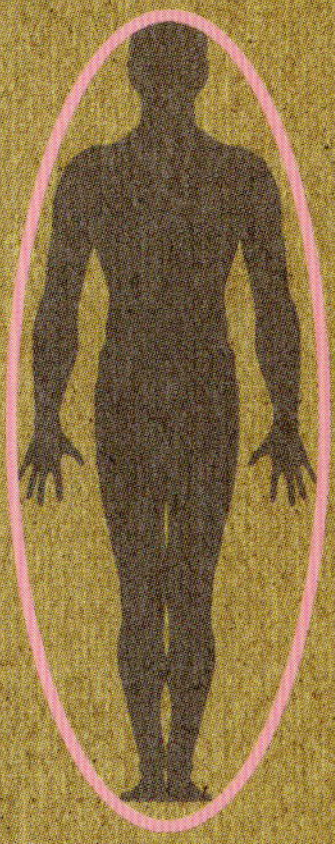

BÄNDER, KNORPEL & SEHNEN

30 Sekunden Anatomie

Die Bänder bestehen aus Kollagen und Fasergewebe. Sie verbinden die Knochen miteinander, schränken aber zugleich auch die Beweglichkeit der Gelenke ein und erhöhen so die Stabilität. Wo sie echte Gelenke kreuzen, enthalten sie Propriozeptoren, Zellbündel, die die Bewegung in einem Gelenk ermitteln. Könnte ein Gelenk Schaden leiden, senden die Propriozeptoren ein Signal an das Gehirn, das wiederum die Muskeln mit einem Signal anweist, die Bewegung einzuschränken und so das Gelenk zu schützen. Knorpel ist nicht so hart wie Knochen und nicht so flexibel wie Bänder und Muskeln; er wird nicht mit Blut versorgt und ist deshalb bei Beschädigung schwer zu reparieren. Meist assoziiert man Knorpel mit Gelenken. Dort bietet er den Knochen eine weiche Oberfläche, die deren Bewegung erleichtert. Außerdem kommt er auch in der Nase, im Ohr und im Atmungssystem vor, wo er als Gerüst dient. Sehnen sind robuste Bänder aus Bindegewebe, die Muskeln und Knochen verbinden. Sie bestehen aus sehr starkem Kollagen und können sich weder zusammenziehen noch ausdehnen. Sie verlaufen vom Muskel über ein Gelenk zu einem Knochen in einiger Entfernung. Kontrahiert der Muskel, zieht er an der Sehne und erzeugt eine Bewegung am Gelenk.

3-SEKUNDEN-SCHNITT
Bänder und Knorpel halten das Skelett zusammen, während Sehnen Muskeln mit Knochen verbinden.

3-MINUTEN-SEKTION
Bänder, Knorpel und Sehnen enthalten allesamt hohe Mengen des Strukturproteins Kollagen, das in unterschiedlicher Form vorkommt. Im Knorpel ist das Kollagen sehr hart und hält hoher Belastung und starker Krafteinwirkung stand, während das weichere Kollagen in Bändern für mehr Flexibilität und Dehnung sorgt. Das überaus zähe Kollagen in Sehnen wiederum ermöglicht den Muskeln, sehr schwere Knochen zu bewegen.

VERWANDTE THEMEN
DIE GELENKE DER KNOCHEN
Seite 18

MUSKELGEWEBEARTEN
Seite 40

BEWEGUNGEN
Seite 42

30-SEKUNDEN-TEXT
Judith Barbaro-Brown

Läufer überanstrengen oft ihre Achillessehne. Benannt ist diese nach dem griechischen Helden Achilles, der nur an seiner Ferse verwundbar war.

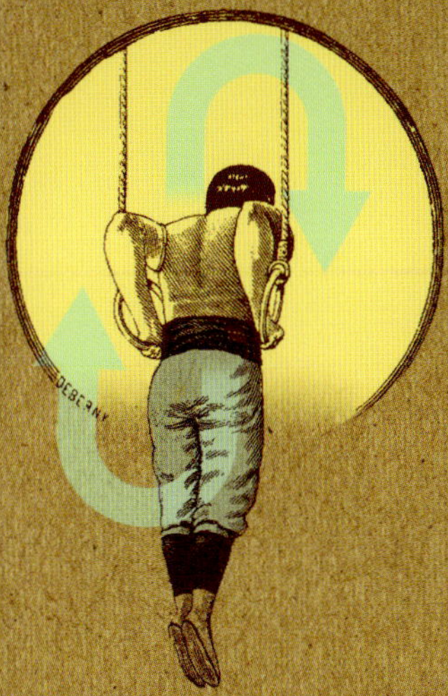

BAND

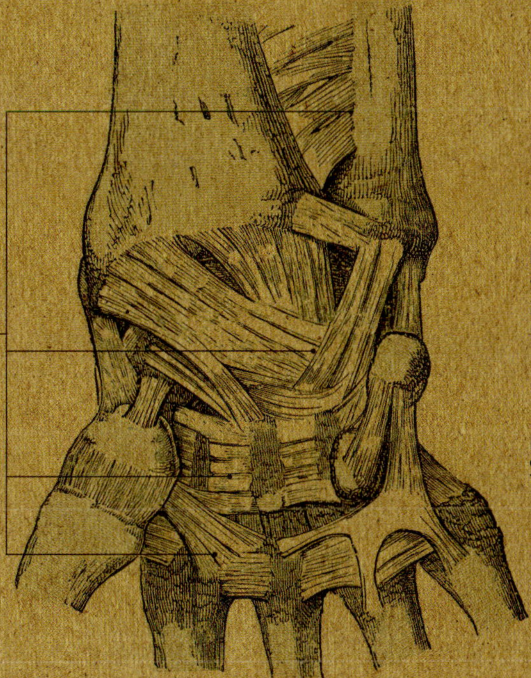

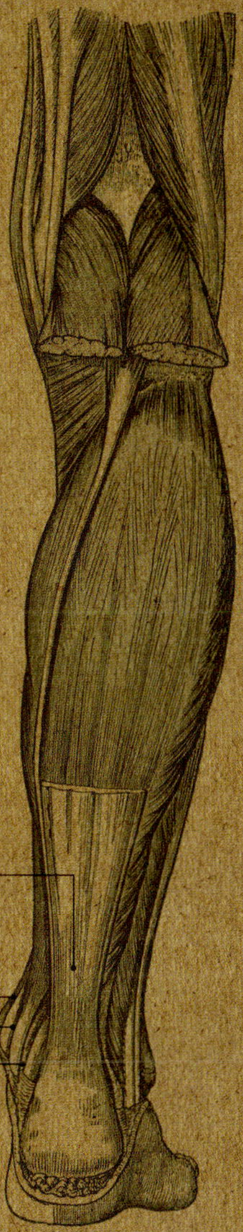

SEHNE

KNORPEL

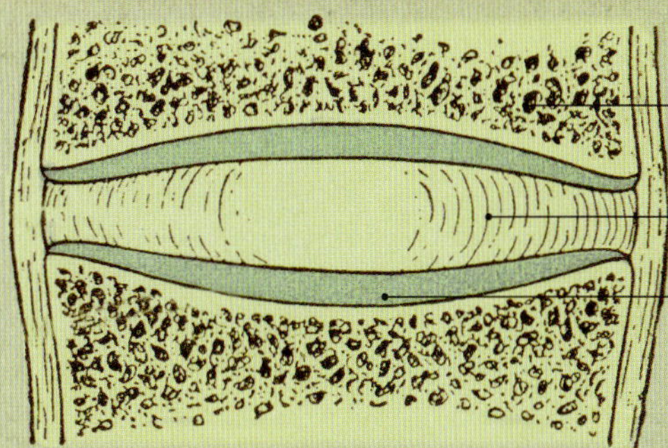

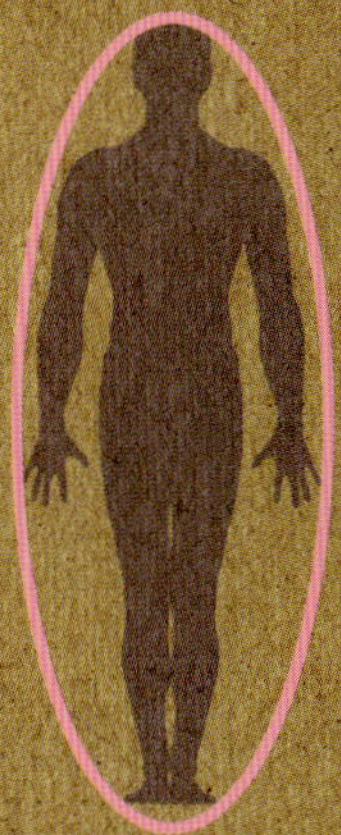

DER SCHÄDEL

30 Sekunden Anatomie

3-SEKUNDEN-SCHNITT
Der Schädel an der Spitze der Wirbelsäule beherbergt das Gehirn und schützt es vor Schaden.

3-MINUTEN-SEKTION
Die Gesichtsknochen bilden ein stabiles Gerüst für das Weichteilgewebe des Gesichts. Die Form dieser Knochen bestimmt das Gesicht einer Person. Gerichtsmediziner können digitale Bilder der Oberflächenbeschaffenheit eines Gesichts erstellen, indem sie die Schädelknochen vermessen. Anhand der Abmessungen wird eine Abbildung erstellt, die einen realistischen Eindruck vom Aussehen der betreffenden Person vermittelt.

Es wird oft angenommen, der Schädel bestehe aus einem einzigen großen Knochen. In Wirklichkeit aber sind es ganze 22 Knochen. Der Schädel lässt sich in zwei Teile einteilen: Die Schädelknochen schützen das Gehirn, während die Gesichtsknochen dem Gesicht seine Form verleihen. Der Schädel ist wie ein Behälter für unser Gehirn. Durch die sogenannten Foramina, Löcher an der Schädelbasis, verlaufen die Nerven und Blutgefäße zwischen dem Gehirn und dem Körper. Das größte ist das Große Hinterhauptloch oder Foramen magnum, an dem das Rückenmark den Schädel verlässt. Die Schädelknochen eines Erwachsenen sind durch unbewegliche Fasergelenke, die sogenannten Suturen bzw. Knochennähte, völlig miteinander verbunden. Bei einem Säugling sind die Schädelknochen noch nicht verwachsen. So können sich die Knochen überlappen, während der Kopf des Kindes den Geburtskanal passiert, und auch das Wachstum des Schädels nach der Geburt wird ermöglicht. Die Gesichtsknochen des Schädels enthalten Höhlen für unsere Sinnesorgane Augen, Ohren, Nase und Mund. Andere Besonderheiten des Schädels sind ebenfalls funktional. So halten hervorstehende Bereiche (Fortsätze) der Schädelknochen Muskeln und Bänder.

VERWANDTE THEMEN
DIE GESICHTSMUSKULATUR
Seite 44

30-SEKUNDEN-BIOGRAFIE
WALTER J. FREEMAN
1895–1972
US-amerikanischer Arzt, der als Erster eine frontale Lobotomie durchführte.

30-SEKUNDEN-TEXT
Gabrielle M. Finn

Das Stirnbein des Schädels besitzt einen senkrechten Bereich, der die Stirn bildet, und einen horizontalen, der über den Augen- und Nasenhöhlen endet.

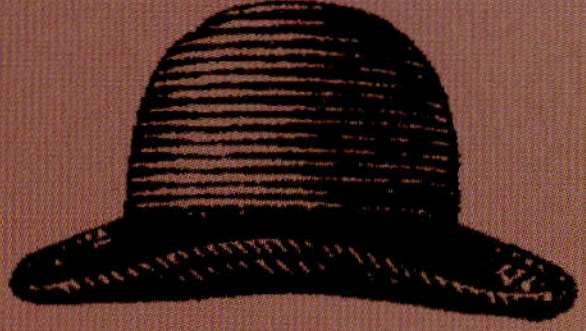

DIE WICHTIGSTEN SCHÄDELKNOCHEN

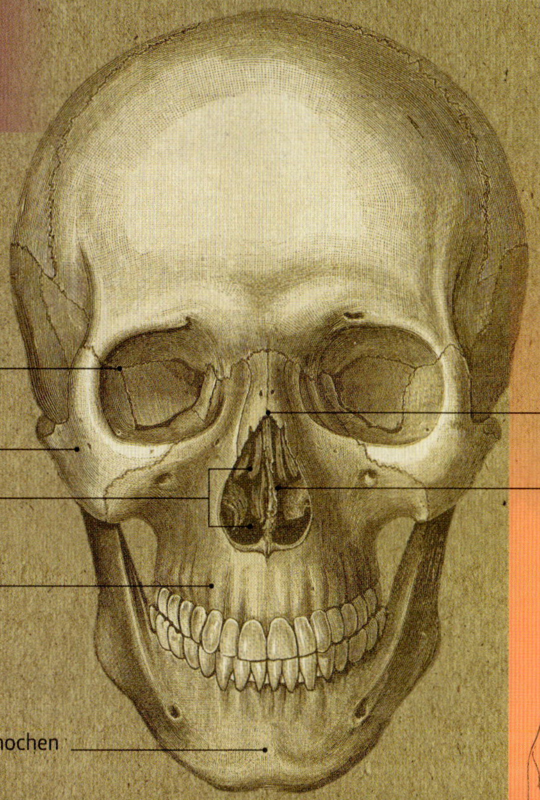

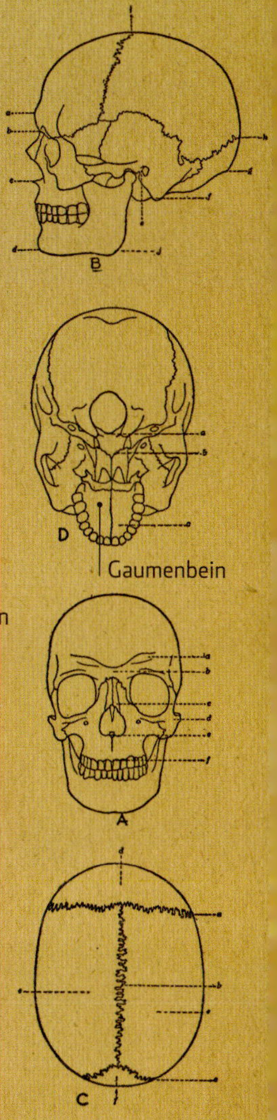

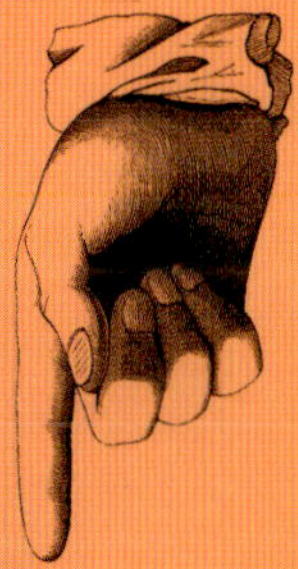

DIE WICHTIGSTEN GESICHTSKNOCHEN

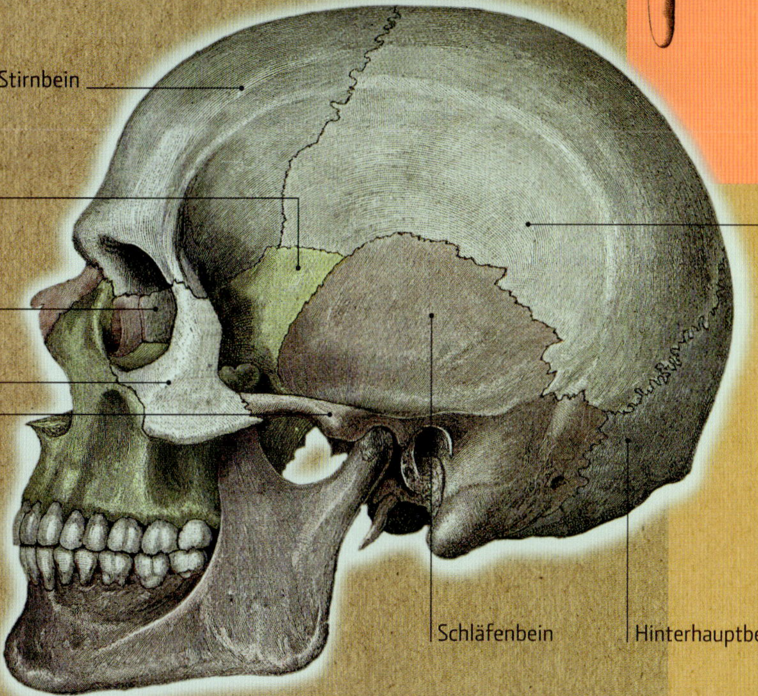

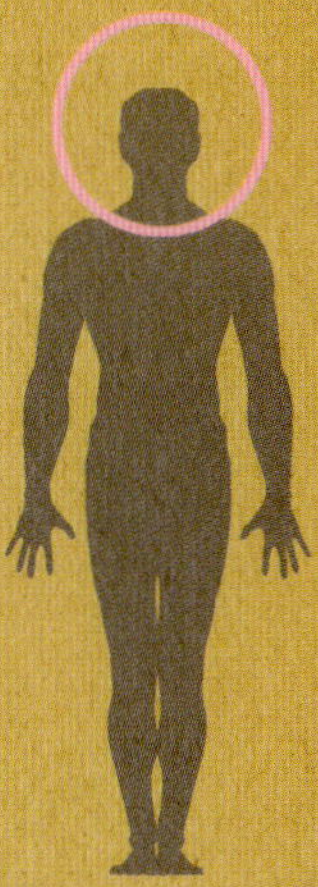

WIRBELSÄULE & BRUSTKORB

30 Sekunden Anatomie

3-SEKUNDEN-SCHNITT
Die Wirbelsäule stützt den Oberkörper und bietet großen Muskeln Halt. Die Rippenknochen bilden den Brustkorb, der Herz und Lunge schützt.

3-MINUTEN-SEKTION
In einigen Körperbereichen ist die Wirbelsäule sehr biegsam. So ermöglicht sie am Nacken ganz unterschiedliche Kopfbewegungen und im Lendenbereich die Mobilität von Becken und Kreuz. Dagegen ist die Wirbelsäule im Bereich des Brustkorbs recht unbeweglich, denn hier hat sie die wichtige Funktion, Ankerpunkte für die Rippen und Schutz für Herz und Lunge zu bieten.

Die Wirbelsäule setzt sich aus 24 Wirbelknochen zusammen, die durch kissenartige Bandscheiben voneinander getrennt sind, und wird an der Basis vom Kreuzbein gestützt. Die Form eines Wirbels variiert je nach seiner Position in der Wirbelsäule. Sieben kleine, schmale Halswirbel stützen Hals und Schädel, zwölf Brustwirbel, alle mit hervorstehenden Dornfortsätzen (Vorsprünge der Wirbelsäule), bieten Ankerpunkte für den Brustkorb, und fünf Lendenwirbel – die dicksten und größten – stützen das Kreuz und den Oberkörper. Das Kreuzbein besteht aus fünf verschmolzenen Wirbeln und endet im Steißbein, das sich ebenfalls aus winzigen verschmolzenen Wirbeln zusammensetzt. Starke Bänder verknüpfen die Wirbel. Die Bandscheiben bestehen aus einer dicken, gallertartigen Substanz, die als Stoßdämpfer wirkt und Flexibilität verleiht. Der Mensch hat zwölf Rippenpaare: Die ersten sieben Paare, auch »echte Rippen« genannt, sind über Rippenknorpel direkt mit dem Brustbein verbunden, die Paare acht bis zehn, auch »falsche Rippen« genannt, haben Anschluss an die Knorpel der darüber liegenden Rippen, und die Paare elf und zwölf, die »freien Rippen«, sind nur mit der Wirbelsäule verbunden und reichen nicht bis auf die Vorderseite des Körpers.

VERWANDTE THEMEN
BÄNDER, KNORPEL & SEHNEN
Seite 20

MUSKELGEWEBEARTEN
Seite 40

DIE BAUCH- & RÜCKENMUSKULATUR
Seite 54

DIE ATEMMUSKULATUR
Seite 56

30-SEKUNDEN-BIOGRAFIE
SIR RICHARD OWEN
1804–1892
Englischer Naturforscher und Anatom, der aufzeigte, wie die Wirbel der Wirbelsäule unseren frühesten hominiden Vorfahren das Gehen auf zwei Beinen gestatteten.

30-SEKUNDEN-TEXT
Judith Barbaro-Brown

Der Brustkorb besteht aus dem Brustbein, den Rippenknorpeln, die es mit den Rippen verbinden, zwölf Rippenpaaren und zwölf Brustwirbeln.

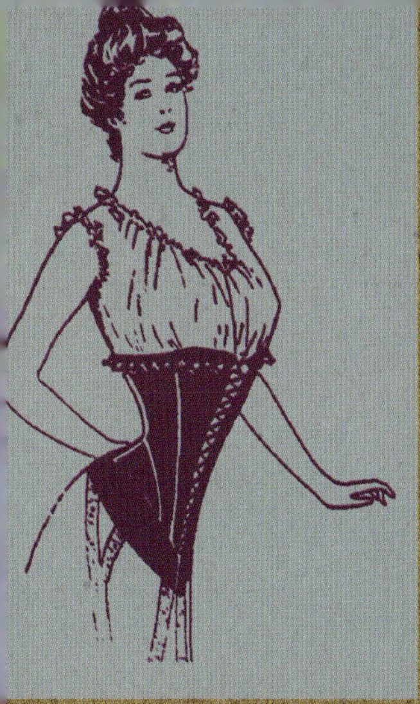

WIRBELSÄULE

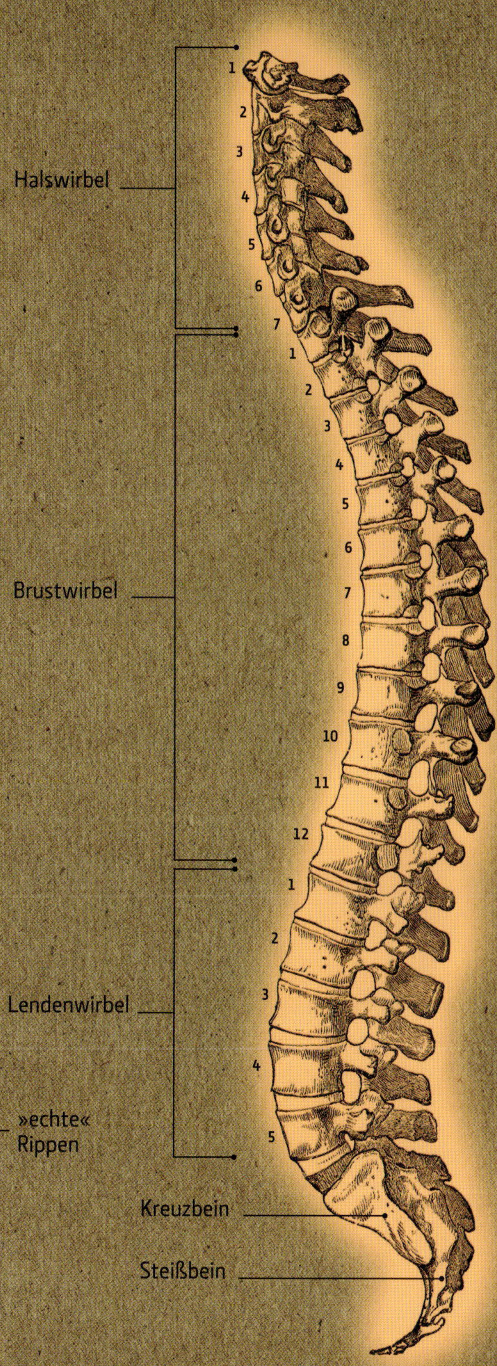

BRUSTKORB

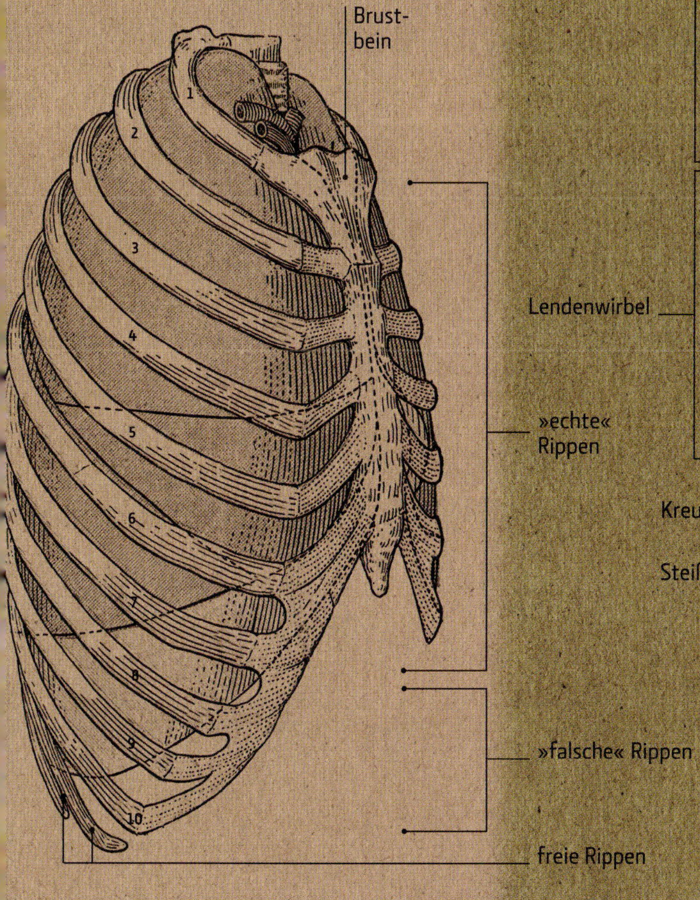

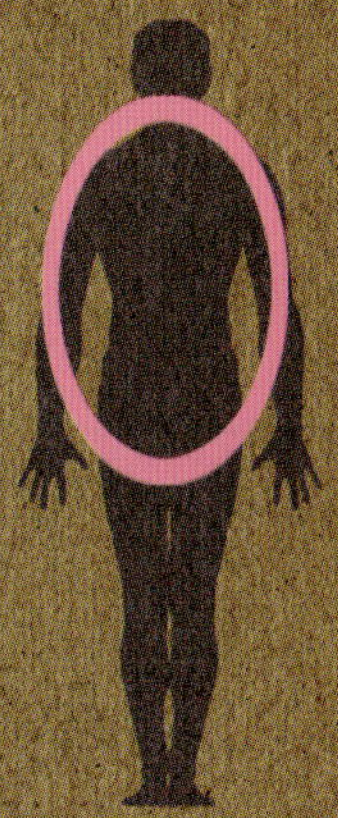

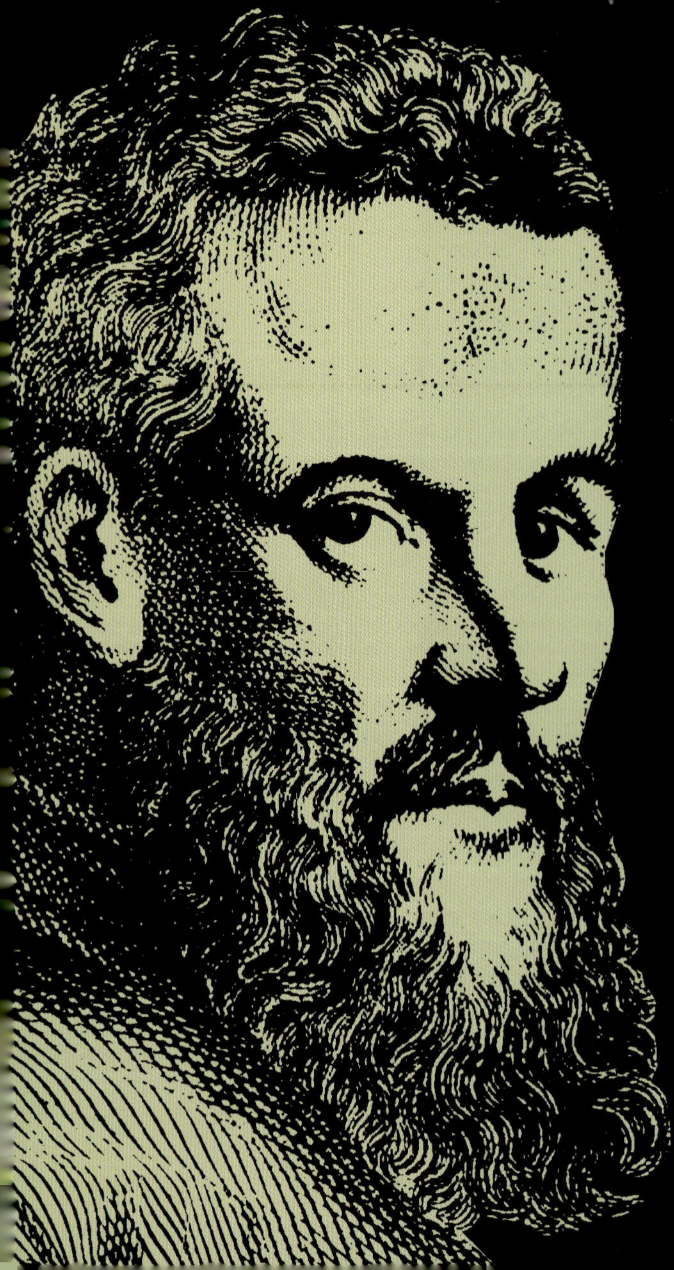

1514
Geboren in Brüssel, damals Teil der Habsburgischen Niederlande

1528
Einschreibung zum Studium der Künste an der Universität Löwen

1533
Umzug nach Paris zum Medizinstudium an der Universität, wo sein Interesse an der Anatomie geweckt wurde

1536
Aus politischen Gründen Rückkehr nach Löwen, später Umzug nach Padua

1537
Promotion in Padua und Ernennung zum Professor der Chirurgie und Anatomie

1538
Veröffentlichung der anatomischen Zeichnungen *Tabulae Anatomicae Sex*

1539
Beginn der Sektion menschlicher Leichen

1539
Aktualisierung von Galenos' Leitfaden *Institutiones Anatomica*

1541
Veröffentlichung einer überarbeiteten Version von Galenos' *Opera Omnia* und Beginn der Arbeit an seinem eigenen Anatomiebuch

1543
Öffentliche Sektion von Jakob Karrer von Gebweiler, einem berüchtigten Verbrecher

1543
Veröffentlichung von *De humani corporis fabrica* (»Über den Aufbau des menschlichen Körpers«)

1543
Ernennung zum kaiserlichen Leibarzt am Hof von Karl V., Kaiser des Heiligen Römischen Reichs

1544
Heirat mit Anne van Hamme

1555
Überarbeitete Ausgabe von *De humani*

1564
Aufbruch zu einer Pilgerfahrt ins Heilige Land, Schiffbruch vor der Insel Zakynthos

1564
Gestorben auf Zakynthos

Der letzte und bekannteste

Vertreter einer langen Reihe angesehener Ärzte aus dem heutigen Belgien, Vesalius (Andries van Wezel, Andreas Vesal), diente am Hof des Kaisers des Heiligen Römischen Reiches. Nach seiner Promotion als Mediziner an der Universität Padua lehrte Vesalius dort Chirurgie und Anatomie. Später zum Leibarzt von Kaiser Karl V. ernannt, widmete er ihm 1543 sein Hauptwerk, das siebenbändige *De Humani Corporis Fabrica* (»Über den Aufbau des menschlichen Körpers«).

Vesalius gilt als Vater der modernen Anatomie des Menschen, doch noch bedeutender für die Medizin waren wohl seine revolutionären Lehr- und Forschungsmethoden in Sherlock-Holmes-Manier. Seine Herangehensweise bestand in rigoroser Beobachtung, Analyse und Prüfung sowie ständiger Anpassung der Theorie an die Fakten, was die vorherrschende Theorie in Frage stellte. Vor Vesalius lief eine Anatomievorlesung folgendermaßen ab: Die Studenten lasen Texte von Galenos, während ein Lakai unter Anleitung des Lehrers Schnitte an einer Leiche vornahm. Vesalius' Studenten dagegen legten selbst Hand an (ab 1539 an den Leichen gehängter Verbrecher) und verfassten ihre eigenen Aufzeichnungen, die sie anschließend mit Galenos' Schriften verglichen. Mit dieser Methode konnte Vesalius nachweisen, dass Galenos' gesamte Theorie auf der Sektion von Berberaffen und nicht von menschlichen Körpern gründete. Deshalb hatte Galenos bisweilen falsche Schlüsse gezogen. Für weitere Empörung beim Establishment sorgte, dass er nicht nur eine korrigierte Fassung von Galenos' Werken herausbrachte, sondern darüber hinaus auch ein eigenes wegweisendes Werk. Und schließlich beauftragte Vesalius ausgebildete Künstler, wahrscheinlich aus dem Atelier von Tizian, die Sektion von Körpern, Knochen und Muskeln im Detail und in den richtigen Proportionen festzuhalten. Dafür wurde er nicht nur von Kollegen – auch von seiner medizinischen Fakultät – scharf verurteilt. Statt einzugestehen, dass Galenos vielleicht unrecht gehabt haben könnte, behauptete Jacob Sylvius, der einstige Lehrer von Vesalius, der menschliche Körper müsse sich seit Galenos', Zeiten verändert haben. Außerdem versuchte er zu beweisen, dass Vesalius' Methoden blasphemisch seien, doch diese Anschuldigungen wurden 1551 nach einer von Karl V. (der stets ein Befürworter von Vesalius war) veranlassten Untersuchung fallengelassen. Vesalius verstarb 13 Jahre später, 1564, nachdem er auf dem Weg zu einer Pilgerfahrt ins Heilige Land auf der griechischen Insel Zakynthos gestrandet war.

DAS BECKEN

30 Sekunden Anatomie

Das Becken besteht aus dem Kreuz- und dem Steißbein am Rücken, mit paarweisen Hüftknochen an den Seiten und vorne. Jeder dieser Hüftknochen besteht aus Hüft-, Sitz- und Schambein, die in die Pfanne des Hüftgelenks übergehen und im Alter von etwa 16 Jahren verschmelzen. Das Becken enthält Spongiosa und Kortikalis, die es sowohl stabil als auch leicht machen. Der Beckeneingang ist eine Öffnung in der Mitte des Beckens. Bei Männern ist der Beckeneingang herzförmig, bei Frauen oval und meist größer. So bietet er den erforderlichen Raum für das Gebären. Das Becken ist bei Frauen insgesamt breiter, damit der heranwachsende Fötus genug Platz findet. Die für die Stabilität grundlegenden Beckenbänder bilden eine Brücke zwischen den Iliosakralgelenken am Rücken, die die Lendenwirbel mit dem Becken verbinden. Auf der Vorderseite schließen sie ans Schambein an. Diese Bänder sind extrem stark, denn sie müssen das Gewicht des Oberkörpers stabilisieren. Der Beckenboden besteht aus mehreren sich gegenseitig stützenden Muskeln, die Becken und Bauchorganen Halt geben und als Schließmuskel für die Harnröhre die Harnkontinenz gewährleisten.

3-SEKUNDEN-SCHNITT
Das Becken ist ein Knochenring, der viele Organe beherbergt und schützt. Zugleich stützt es den Oberkörper und verbindet ihn mit den unteren Gliedmaßen.

3-MINUTEN-SEKTION
Der Alterungsprozess wirkt sich sehr unvorteilhaft auf das Becken aus. So nutzen sich die Iliosakralgelenke stark ab und es bildet sich Druck auf die Spinalnerven, die durch diese Körperregion verlaufen. Dies wiederum führt zu Schmerzen und Unbehagen im Bereich des Gesäßes und der unteren Gliedmaßen, zum wohlbekannten Ischias. Die mit der Osteoporose, dem Knochenschwund, verbundene Abnahme der Knochendichte macht es dem Becken schwerer, das Körpergewicht zu stützen. Die Folge sind Rückenschmerzen.

VERWANDTE THEMEN
KNOCHENGEWEBEARTEN
Seite 16

DIE GELENKE DER KNOCHEN
Seite 18

DIE UNTEREN GLIEDMASSEN
Seite 30

BEWEGUNGEN
Seite 42

DIE BECKENBODENMUSKULATUR
Seite 146

30-SEKUNDEN-BIOGRAFIE
SIR JOHN CHARNLEY
1911–1982
Englischer orthopädischer Chirurg, Wegbereiter im Bereich Gelenkersatz-Technologie, der Mitte der 1960er-Jahre ein künstliches Hüftgelenk entwarf.

30-SEKUNDEN-TEXT
Judith Barbaro-Brown

Das linke und das rechte Schambein treffen im vorderen Teil des Beckens zusammen und schützen die Harnblase.

WEIBLICHES BECKEN

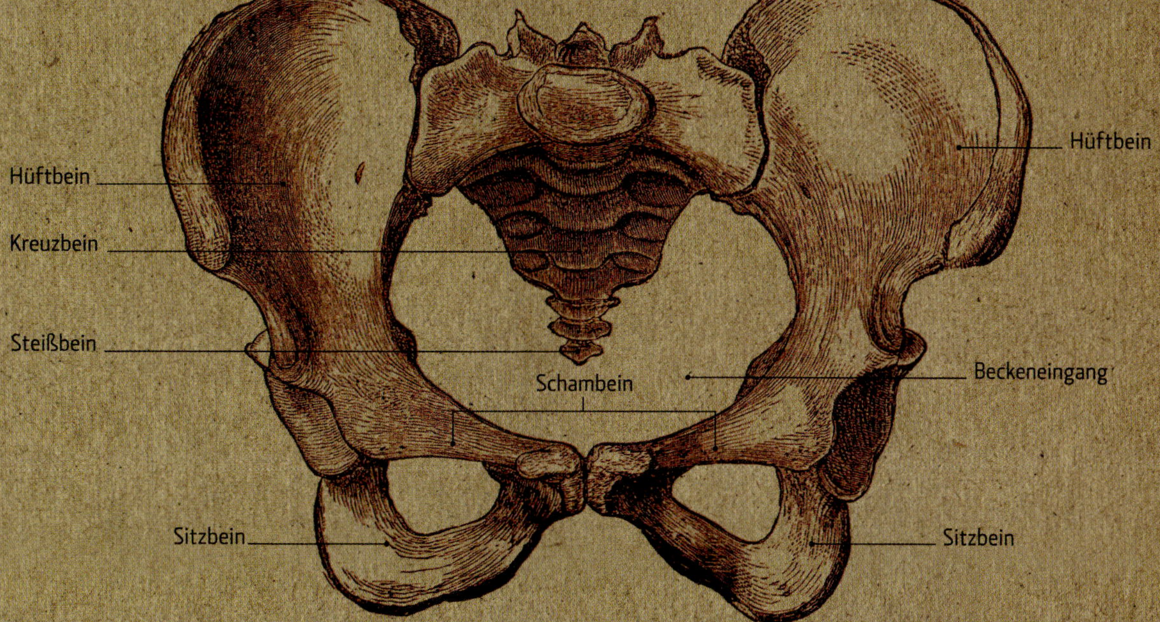

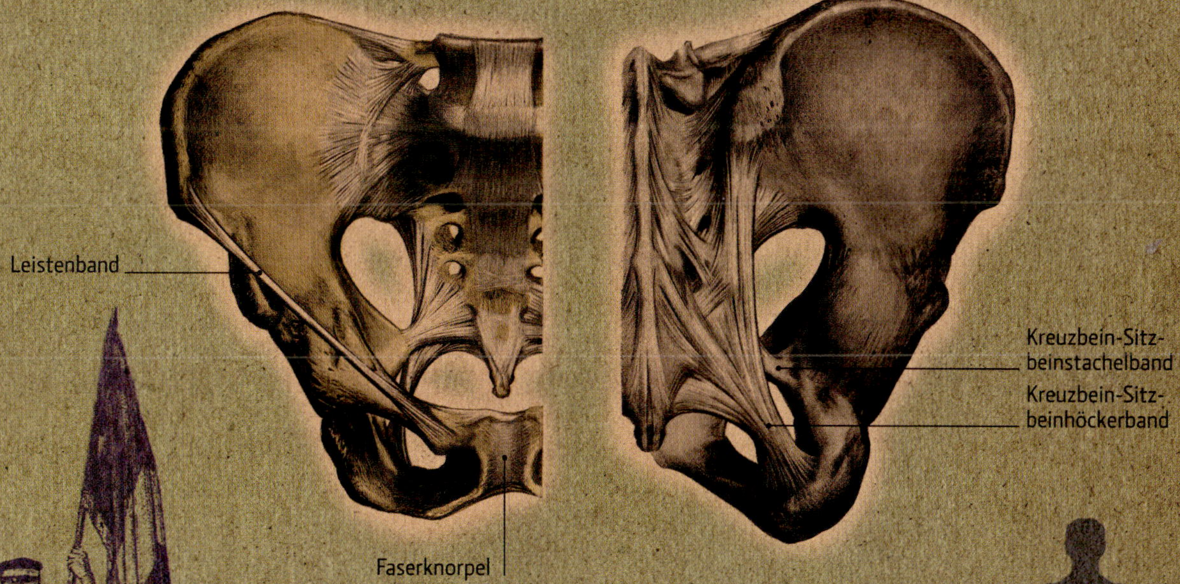

BECKENGELENKE: VORDERANSICHT

BECKENGELENKE: RÜCKANSICHT

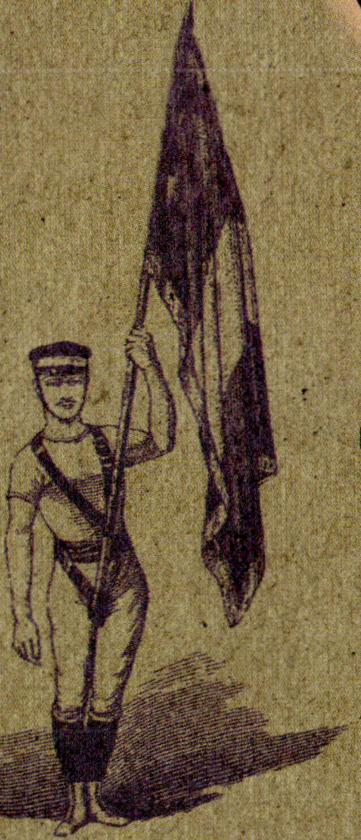

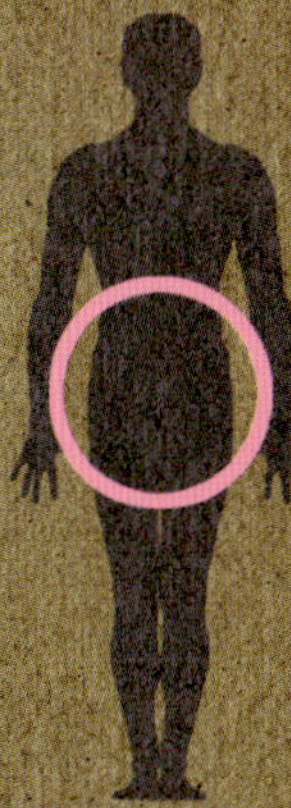

DIE UNTEREN GLIEDMASSEN

30 Sekunden Anatomie

Die unteren Gliedmaßen beginnen an der Oberseite des Beckens beim Leistenband und enden mit dem Sprungbein, das zum Fußgelenk gehört. Zu den Knochen der unteren Gliedmaßen zählen die Oberschenkelknochen, die Kniescheibe sowie Schien-, Waden- und Sprungbein. Sie sind eine Mischung aus langen Knochen und Sesambeinen, die sowohl Spongiosa als auch Kortikalis enthalten. Der gerundete, abgewinkelte Kopf des Oberschenkelknochens ist Teil des Hüftgelenks; die Basis des Oberschenkelknochens bildet zusammen mit dem Schienbein, dem Wadenbein und der Kniescheibe das Kniegelenk, das größte echte Gelenk im Körper. Anders als das Hüftgelenk ist es relativ instabil. Um dem entgegenzuwirken, werden Oberschenkelknochen, Schien- und Wadenbein von Bändern zusammengehalten. Die Kniescheibe liegt dabei im Inneren des größten Bandes an der Vorderseite des Knies. Das Schienbein ist der Hauptknochen unterhalb des Knies, das viel dünnere Wadenbein liegt seitlich außen. An ihrer Basis bilden Schien- und Wadenbein einen Knochenbogen, der von Bändern zusammengehalten wird. In diesen passt der abgerundete Kopf des Sprungbeins, der das Fußgelenk bildet. Das Sprungbein wandelt die Fußbewegung in eine Hüftbewegung um und umgekehrt.

3-SEKUNDEN-SCHNITT
Die Knochen der unteren Gliedmaßen stützen den Körper und sind ein kräftiger und flexibler Fortbewegungsmechanismus.

3-MINUTEN-SEKTION
Die unteren Gliedmaßen des Menschen sind wie geschaffen, um aufrecht zu gehen. Die Knochen sind länglich, sehr stabil und von einer Form, die den schweren Körper ideal stützt. Von den kraftvollen Beinmuskeln kontrolliert, funktionieren sie als Hebel und übertragen außerdem die kinetische Bewegung vom Hüftgelenk zum Fußgelenk – so können wir uns beim Gehen vorwärtsbewegen und an jedes Gelände anpassen.

VERWANDTE THEMEN

KNOCHENGEWEBEARTEN
Seite 16

DIE GELENKE DER KNOCHEN
Seite 18

BÄNDER, KNORPEL & SEHNEN
Seite 20

BEWEGUNGEN
Seite 42

DIE MUSKELGRUPPEN DER UNTEREN GLIEDMASSEN
Seite 50

30-SEKUNDEN-TEXT
Judith Barbaro-Brown

Der obere Abschnitt des Oberschenkelknochens und sein Hauptteil stehen in einem Winkel von 120 Grad. Beide Oberschenkelknochen zusammen tragen den Oberkörper.

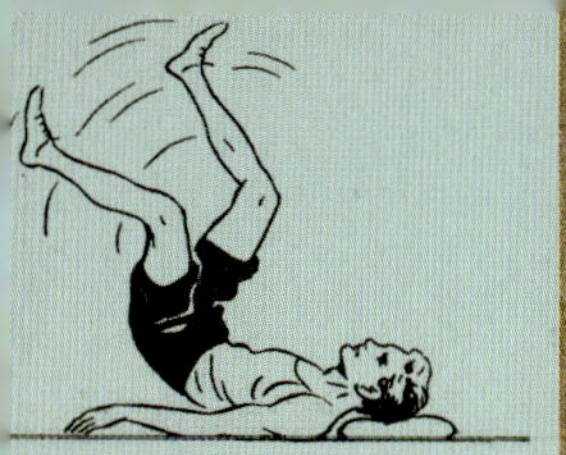

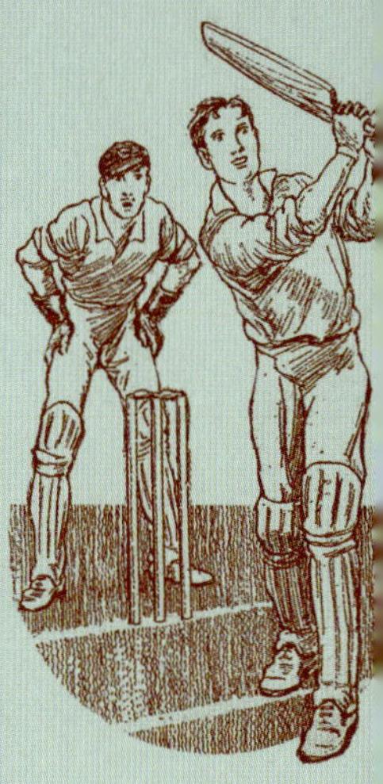

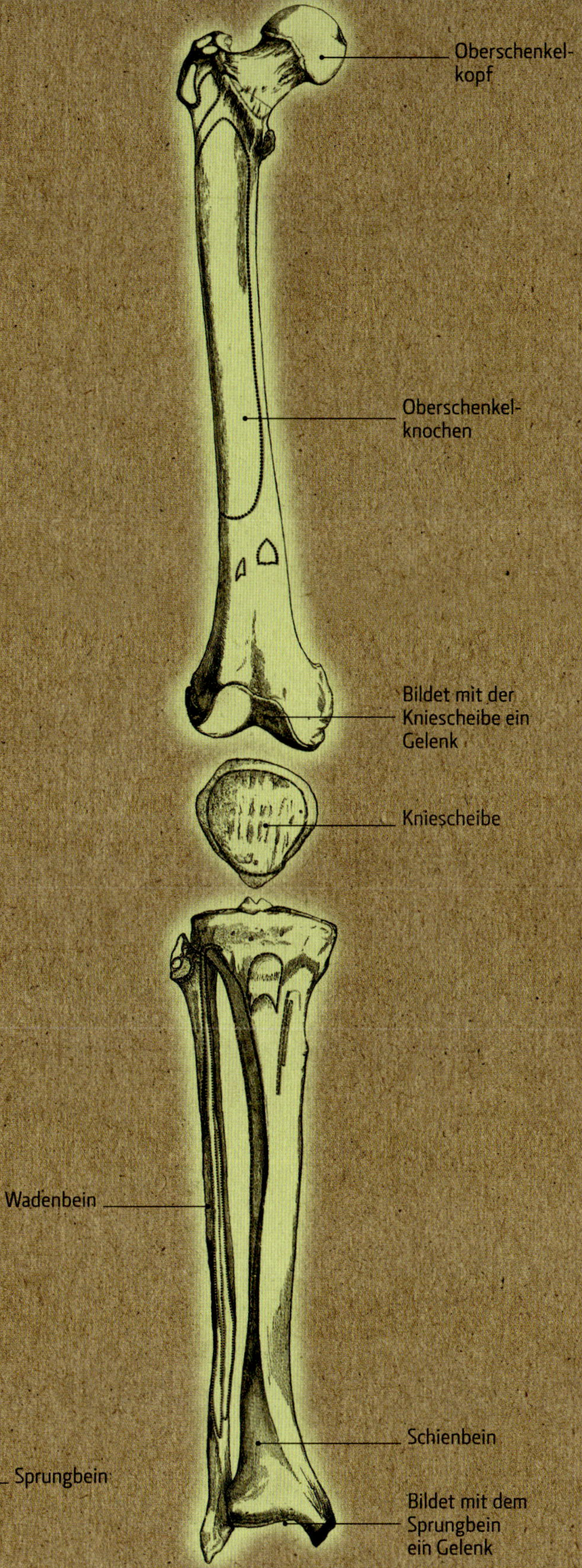

UNTERE GLIEDMASSEN:
VORDERANSICHT

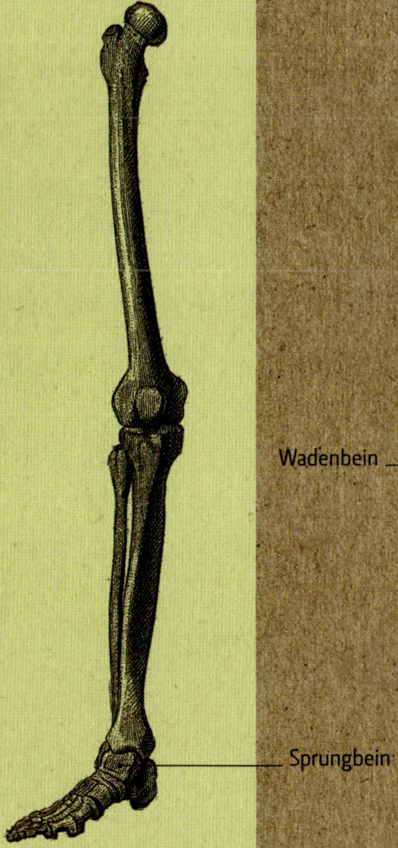

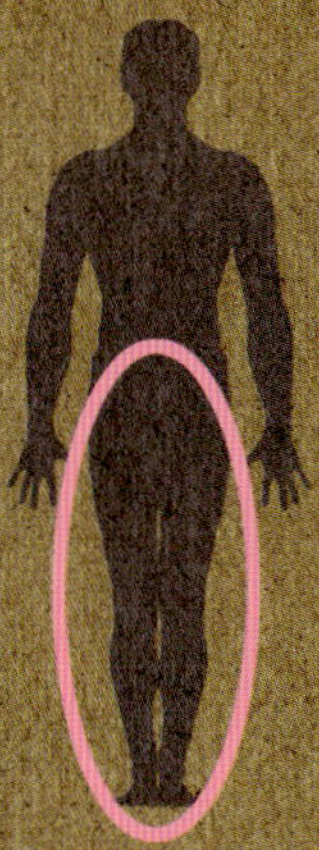

DIE OBEREN GLIEDMASSEN

30 Sekunden Anatomie

Die oberen Gliedmaßen beginnen an der Schulter mit Schlüsselbein und Schulterblatt, die zusammen mit dem Oberarmknochen das Schultergelenk bilden. Dieses abgewandelte Kugelgelenk hat eine gewisse Ähnlichkeit mit dem Hüftgelenk. Da aber der Pfannenteil der Schulter flach ist, wird der Kopf des Oberarmknochens nicht stark fixiert, und das Schultergelenk ist äußerst beweglich, aber auch recht instabil. Am Ellenbogen bildet der Oberarmknochen ein Gelenk mit Speiche und Elle, den beiden Knochen des Unterarms. Die Elle läuft am inneren Ende in einen schnabelförmigen Knochensporn aus, den Ellenbogenhöcker oder das Olecranon. Der weiche, innere Bereich des Ellenbogengelenks heißt Ellenbeuge. An dieser Stelle wird das Stethoskop beim Blutdruckmessen angesetzt, denn hier verlaufen die große Oberarmarterie und -vene unmittelbar unter der Haut. Somit ist das auch eine gute Stelle für die Blutentnahme. Das Zusammenspiel des dreiteiligen Ellenbogengelenks mit Elle und Speiche sorgt bei der Drehung des Unterarms für einen erheblichen Spielraum. Mit Kahn-, Mond- und Dreiecksbein bildet die Speiche das proximale (näher an der Körpermitte gelegene) Handwurzelgelenk und hat darüber Anschluss an die Hand. Dagegen ist die Elle nicht direkt mit den Knochen des Handgelenks verbunden.

3-SEKUNDEN-SCHNITT
Dank der oberen Gliedmaßen kann der Mensch große, schwere Objekte heben und tragen, aber auch komplizierte Feinarbeiten ausführen.

3-MINUTEN-SEKTION
Bei einer ausgerenkten Schulter löst sich der Kopf des Oberarmknochens vom Schulterblatt. Eine unvollständige Ausrenkung eines Gelenks nennt man Subluxation. Bei beiden muss das Gelenk eingerenkt werden, um Schaden an Blutgefäßen und Nerven in diesem Bereich zu vermeiden. Die häufigsten Verletzungen des Ellenbogens, der »Tennisarm« und der »Golferarm«, sind die Folge von Überbeanspruchung. Beide Leiden sind schmerzhaft und werden durch übermäßigen Zug der Unterarmsehnen am Oberarmknochen verursacht.

VERWANDTE THEMEN
DIE GELENKE DER KNOCHEN
Seite 18

BÄNDER, KNORPEL & SEHNEN
Seite 20

DIE UNTEREN GLIEDMASSEN
Seite 30

HÄNDE & FÜSSE
Seite 34

BEWEGUNGEN
Seite 42

30-SEKUNDEN-TEXT
Judith Barbaro-Brown

Der Oberarmknochen ist gewöhnlich etwa 36 Zentimeter lang. An seiner Basis kann man zwei Epikondylen (Knochenvorwölbungen) spüren, eine an jeder Seite des Ellenbogens.

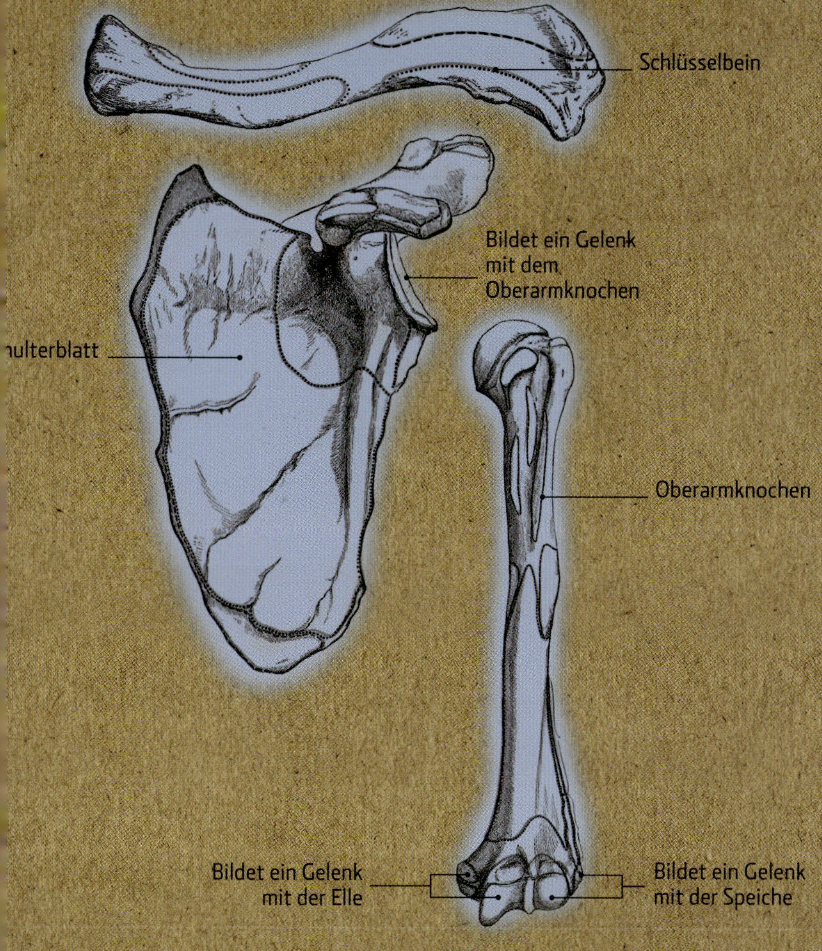
Schlüsselbein
Bildet ein Gelenk mit dem Oberarmknochen
ulterblatt
Oberarmknochen
Bildet ein Gelenk mit der Elle
Bildet ein Gelenk mit der Speiche

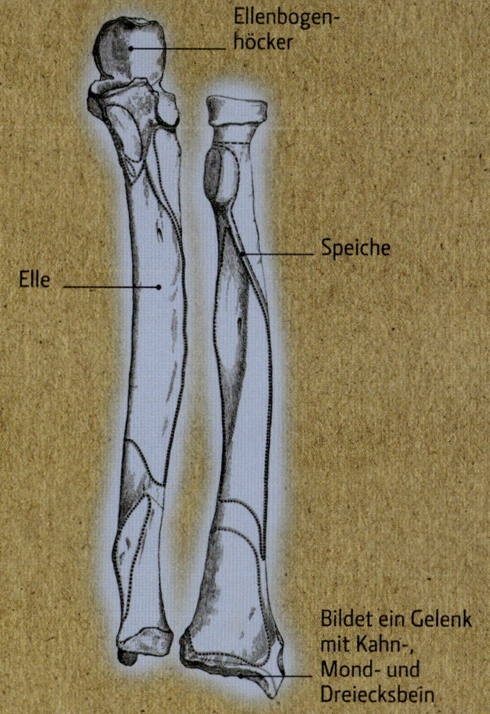
Ellenbogen-höcker
Speiche
Elle
Bildet ein Gelenk mit Kahn-, Mond- und Dreiecksbein

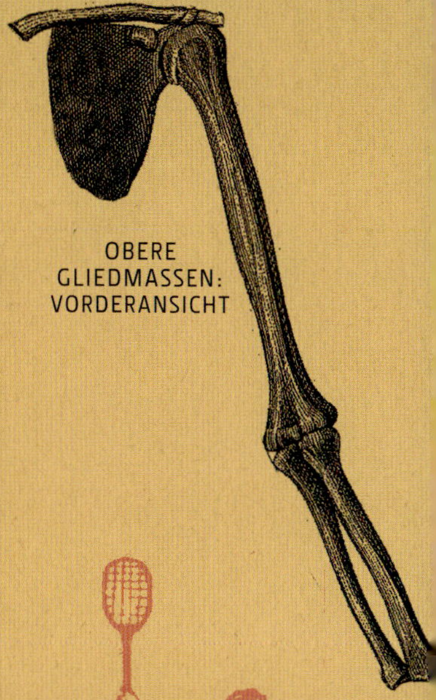
OBERE GLIEDMASSEN: VORDERANSICHT

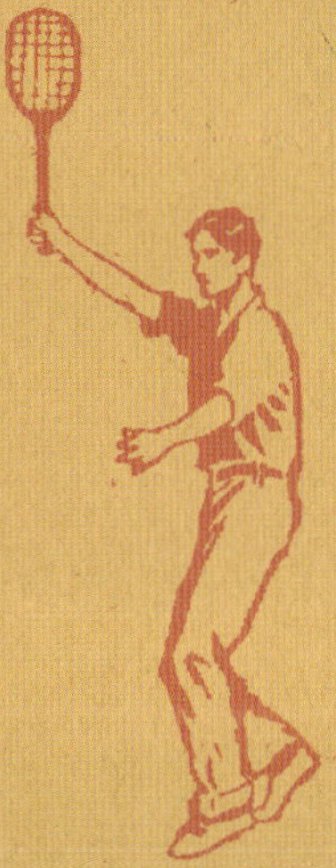

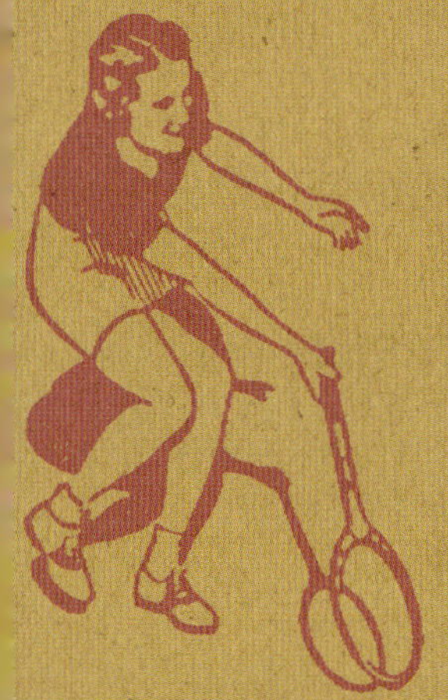

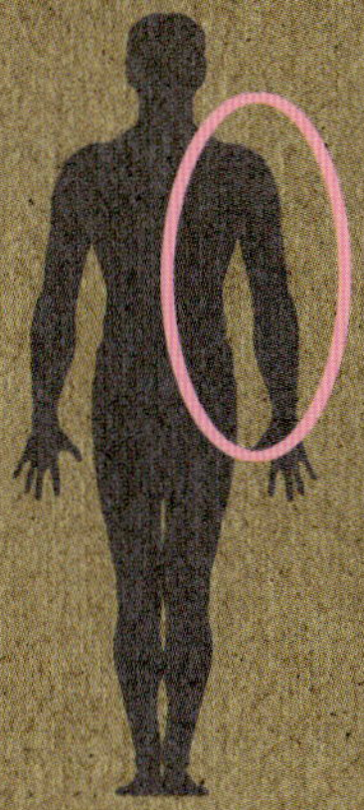

HÄNDE & FÜSSE

30 Sekunden Anatomie

3-SEKUNDEN-SCHNITT
Die Handknochen sorgen für Fingerfertigkeit, während die Fußknochen als stabiler Unterbau den Körper stützen und die Fortbewegung ermöglichen.

3-MINUTEN-SEKTION
Die durchschnittliche Handlänge beim Mann beträgt 18,9 Zentimeter, bei der Frau 17,2 Zentimeter. Die Hand beginnt sich in der siebten Schwangerschaftswoche auszubilden, der Fuß in der achten. Bereits in der zwölften Woche sind Hände und Füße samt Fingern und Zehen ausgebildet. Fuß- und Fingerabdrücke unter der Bauchdecke sind ab der 24. Woche bemerkbar, und die Nägel erreichen in der 34. Woche die Fingerspitzen.

Jede Hand enthält 27 Knochen:

acht im Handgelenk, fünf in der Handfläche und 14 in den Fingern. Beim Menschen ermöglicht der Daumen dank seiner Opponierbarkeit die Handhabung sowohl kleiner, filigraner als auch großer, schwerer Objekte. Die Hand ist reichlich mit Nerven ausgestattet, mit der höchsten Dichte von Nervenendungen in den Fingerspitzen. Die linke Hand wird von der rechten Gehirnhälfte kontrolliert und umgekehrt. Deshalb lässt die beim Schreiben bevorzugte Hand auf die funktionsdominierende Gehirnhälfte schließen. Jeder Fuß enthält 28 Knochen: zwei im Rückfuß, fünf im Mittelfuß, 19 im Vorfuß und zwei Sesambeine in einer Sehne unter dem Großzehengelenk. Die Zehen und die Mittelfußknochen sind nicht dafür geschaffen, Objekte zu ergreifen, sondern stützen als stabiler Unterbau den Körper gut ab. Dank seiner Gelenke kann der Fuß sich beim Gehen an unebenen Untergrund anpassen. Zugleich funktioniert er wie ein unbiegsamer Hebel, der den Körper vorwärts treibt. Dagegen muss die Hand kein Körpergewicht stützen und ist somit auf maximale Flexibilität ausgerichtet. Hände und Füße werden von Muskelgruppen kontrolliert, die von den Armen beziehungsweise Beinen ausgehen, sowie von kleineren Muskeln in Händen und Füßen.

VERWANDTE THEMEN
KNOCHENGEWEBEARTEN
Seite 16

DIE UNTEREN GLIEDMASSEN
Seite 30

DIE OBEREN GLIEDMASSEN
Seite 32

MUSKELGEWEBEARTEN
Seite 40

30-SEKUNDEN-BIOGRAFIE
WILHELM RÖNTGEN
1845–1923
Deutscher Physiker, der als Erster mithilfe einer Kathodenstrahlröhre eine – heute so bezeichnete – Röntgenaufnahme (von der Hand seiner Frau) machte.

30-SEKUNDEN-TEXT
Judith Barbaro-Brown

Daumen und große Zehe besitzen zwei Phalangen, die übrigen Finger und Zehen drei; insgesamt hat der Mensch somit 56 Phalangen.

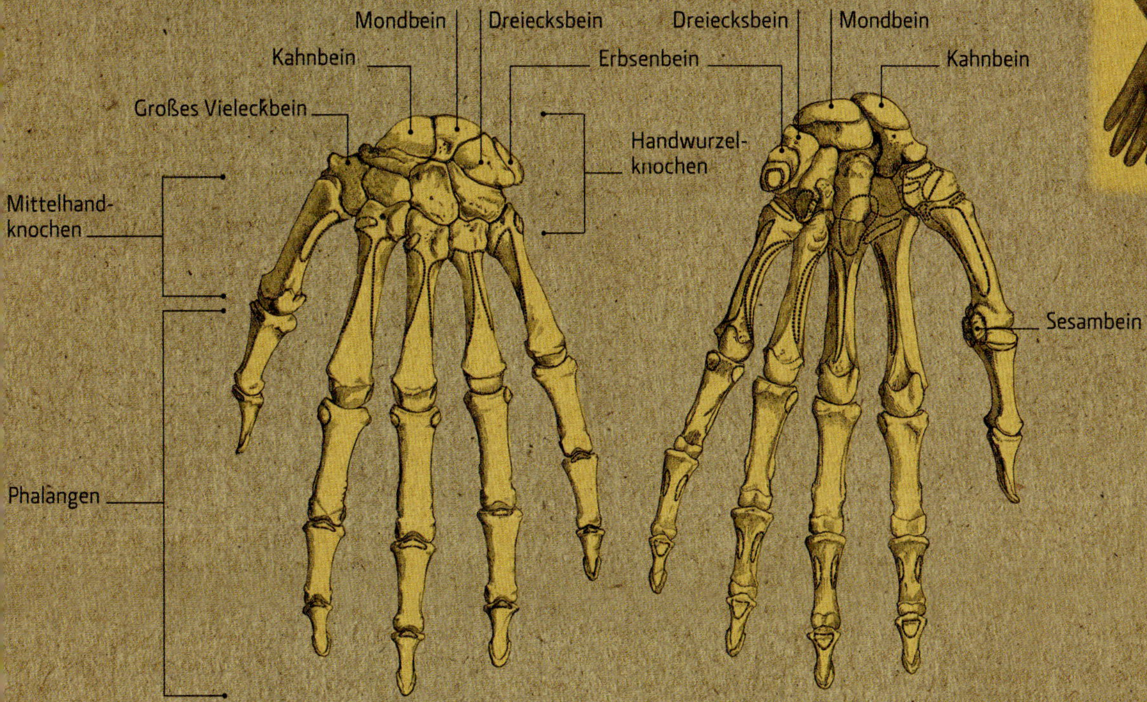

HAND: DORSAL
(RÜCKENSEITIG)

HAND: PALMAR
(FLÄCHENSEITIG)

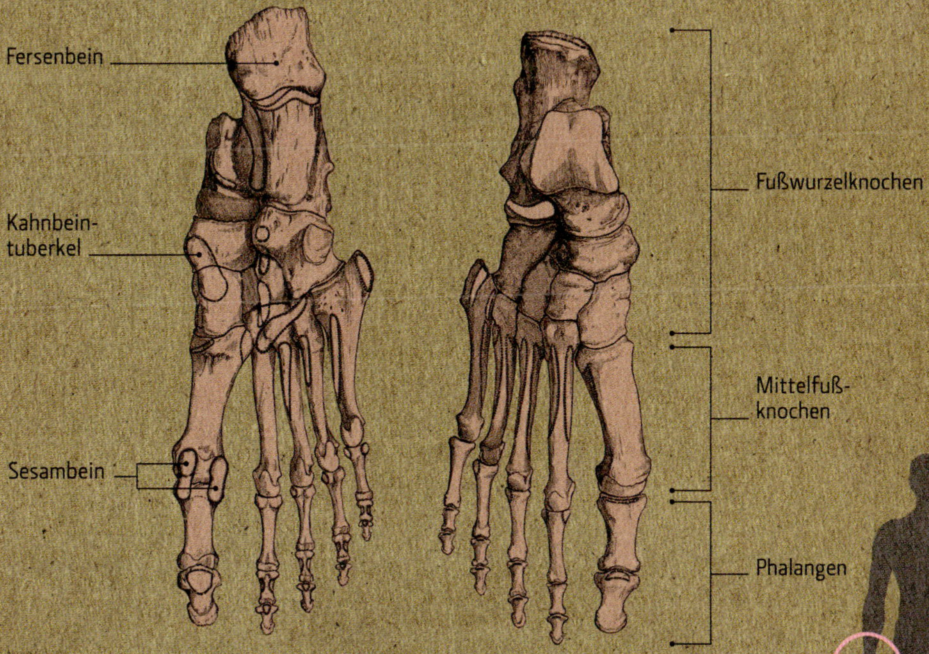

FUSS: PLANTAR
(SOHLENSEITIG)

FUSS: DORSAL
(RÜCKENSEITIG)

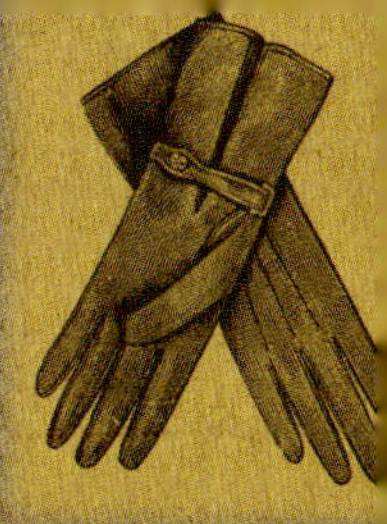

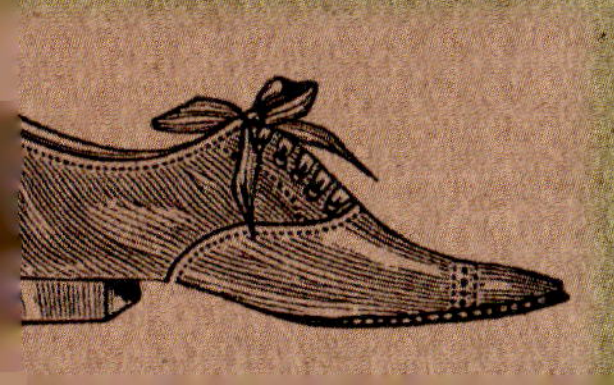

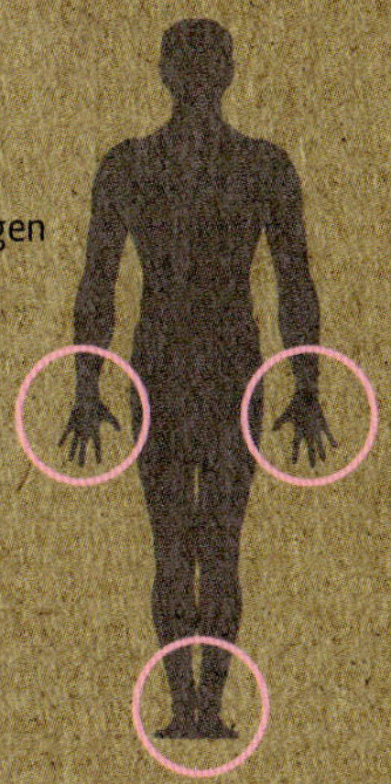

DAS MUSKELSYSTEM

DAS MUSKELSYSTEM
GLOSSAR

Abduktor/Adduktor Muskeln, die in Paaren agieren, um einen Körperteil zu bewegen; der Abduktor bewegt den Körperteil vom Körper und seiner Mittelachse weg. Die gegensätzliche Bewegung zum Körper hin oder quer über seine Mittelachse wird von Adduktoren ausgeführt.

Biceps brachii Muskel an der Vorderseite des Oberarms, der in seiner Hauptfunktion als Beugemuskel den Arm am Ellenbogengelenk beugt. Der zweiköpfige Oberarmmuskel (biceps brachii) wird vom dreiköpfigen Oberarmmuskel (triceps brachii) an der Rückseite des Oberarms ausbalanciert, der in seiner Hauptfunktion als Streckmuskel den Arm streckt. Ein Bizeps hat zwei Köpfe (er ist oben an zwei Punkten befestigt), ein Trizeps dagegen drei. Ein weiterer bemerkenswerter Bizeps ist der Biceps femoris, der zweiköpfige Muskel an der Rückseite des Oberschenkels, der das Kniegelenk beugt und das Hüftgelenk streckt.

Einwärts-/Auswärtsdreher Hierbei handelt es sich um Rotationsmuskeln. Der Einwärtsdreher rotiert den Unterarm so, dass die Handfläche nach hinten oder nach unten zeigt, der Auswärtsdreher so, dass die Handfläche nach vorne oder nach oben zeigt.

Gesäßmuskulatur Auch Glutealmuskeln genannt. In jeder Backe befinden sich neun dieser Muskeln. Der größte Gesäßmuskel, der *Glutaeus maximus,* verleiht dem Gesäß seine rundliche Form. Er und zwei andere Gesäßmuskeln, der *Glutaeus medius* und der *Glutaeus minimus*, sind die drei Muskeln, die der Körperoberfläche am nächsten liegen. Sie dienen zum Strecken der Oberschenkel, ermöglichen die Auswärtsbewegung des Oberschenkelknochens und seine Rotation am Hüftgelenk.

Glatter Muskel Einer von drei Muskeltypen im Körper – neben dem Herzmuskel und dem Skelettmuskel. Glatte Muskeln sind zum Beispiel im Magen und im Darm oder an der Harnblase für unwillkürliche Körperbewegungen verantwortlich, so für die Peristaltik, die rhythmischen Kontraktionen, die die Nahrung durch den Verdauungstrakt bewegen.

Herzmuskel Einer von drei Muskeltypen im Körper – neben dem Skelettmuskel und dem glatten Muskel. Der Herzmuskel befindet sich im Myokard (der Muskelschicht des Herzens) und zieht sich während des ganzen Lebens eines Menschen unablässig rhythmisch zusammen.

Schließmuskel Ein Muskel, der einen Körperteil zusammenzieht oder zusammendrückt, beispielsweise, um eine Körperöffnung zu verschließen. Muskeln, die Öffnungen aufmachen und schließen, werden auch Ringmuskeln genannt.

Senker/Heber Wie der Name vermuten lässt, senken oder heben diese Muskeln Körperteile. Ein *Musculus depressor* senkt sie, ein *Musculus levator* hebt sie.

Skelettmuskel Einer von drei Muskeltypen im Körper – neben dem Herzmuskel und dem glatten Muskel. Die Skelettmuskeln werden vom Nervensystem gesteuert – jeder Skelettmuskel ist über Nerven mit dem Rückenmark und dem Gehirn verbunden. Der Körper führt mit Skelettmuskeln bewusste Bewegungen aus. So kann er damit ein Bein heben oder einen Arm beugen. Ein Skelettmuskel kann auch der unterbewussten Kontrolle unterliegen – er stützt zum Beispiel den Kopf und die Beine einer aufrecht stehenden Person.

Streck-/Beugemuskel Streckmuskeln vergrößern den Winkel zwischen den Knochen an einem Gelenk, Beugemuskeln verringern ihn. Wenn Streckmuskeln den Winkel zwischen den Knochen des Ober- und Unterschenkels am Kniegelenk vergrößern, strecken sie damit das Bein. Dagegen verringern Beugemuskeln den Winkel zwischen den Knochen des Ober- und Unterarms am Ellenbogen und beugen damit den Arm.

Zwerchfell Eine sehr dünne Konstruktion, die sowohl Sehnengewebe als auch Muskeln enthält. Sie trennt die Brusthöhle von der Bauchhöhle. Das Zwerchfell spielt eine entscheidende Rolle bei der Atmung. Wenn es sich zusammenzieht und abflacht, vergrößert sich das Volumen der Brusthöhle erheblich, wenn es sich entspannt und hebt, reduziert dies das Volumen. Zugleich hebt und senkt die Zwischenrippenmuskulatur den Brustkorb.

MUSKEL-GEWEBEARTEN

30 Sekunden Anatomie

Die Skelettmuskeln werden wegen ihrer unter dem Mikroskop auf den Zellfasern erkennbaren abwechselnd dunklen und hellen Bänder (Streifen oder Striae) auch gestreifte Muskeln genannt. Diese Bänder sind darauf zurückzuführen, dass die muskelbildenden Proteine aus dicken und dünnen, sich überlappenden Proteinfilamenten bestehen. Die dicken Filamente enthalten nur Myosin, die dünnen die drei Proteine Aktin, Tropomyosin und Troponin. Das dunkle Band entspricht den dicken Filamenten, die sich an jedem Ende mit dünnen Filamenten überlappen, das helle Band den dünnen Filamenten. Der Muskel zieht sich zusammen, wenn die dicken und dünnen Filamente übereinandergleiten, da sich dabei der Muskel verkürzt. Auch die Zellen des Herzmuskels arbeiten auf diese Art und Weise, sind jedoch kleiner als die Zellen des Skelettmuskels. Außerdem sind sie über sogenannte Glanzstreifen miteinander verbunden, die dafür sorgen, dass sich die Herzmuskelzellen gleichzeitig zusammenziehen. Aktin und Myosin kommen in allen drei Muskeltypen vor. Bei Skelett- und Herzmuskelzellen sind diese Proteine in Verbänden, sogenannten Sarkomeren, mit dünnen und dicken Filamenten organisiert. Die Zellen glatter Muskeln sind nicht in Sarkomeren angeordnet und haben keine Streifen. Sie enthalten zwar auch Aktin und Myosin, aber die Proteine sind multidirektional angeordnet und die Kontraktion findet in alle Richtungen statt.

3-SEKUNDEN-SCHNITT
Die drei Muskeltypen sind die Skelettmuskeln, der Herzmuskel und die glatten Muskeln in Blutgefäßen, Organen und Eingeweiden.

3-MINUTEN-SEKTION
Die Skelettmuskeln unterliegen der willkürlichen Steuerung. Herzmuskeln und glatte Muskeln dagegen stehen unter unwillkürlicher Kontrolle, und ihre Steuerung geschieht über das vegetative Nervensystem, ohne unser bewusstes Zutun. So können sich Herzfrequenz, Blutdruck, Blutfluss und Atmung je nach den Umständen sehr schnell verändern, und der Körper funktioniert auch in Stresssituationen.

VERWANDTE THEMEN

BEWEGUNGEN
Seite 42

DAS KREISLAUFSYSTEM
Seite 62

DAS HERZ
Seite 64

DIE LUNGE
Seite 76

30-SEKUNDEN-BIOGRAFIE
GUILLAUME DUCHENNE
1806–1875
Französischer Neurologe, der als erster Kliniker eine Muskelbiopsie durchführte. Nach ihm sind mehrere Krankheiten benannt, so die Muskeldystrophie Duchenne.

30-SEKUNDEN-TEXT
Judith Barbaro-Brown

Der Herzmuskel arbeitet unermüdlich. Im Alter von 70 Jahren hat er bereits zweieinhalb Milliarden Mal kontrahiert.

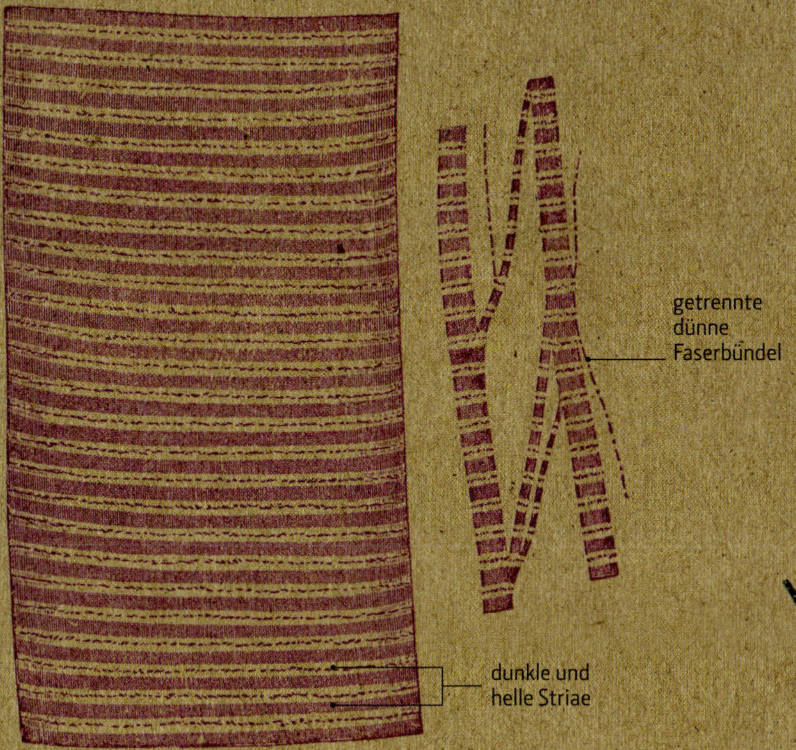

SKELETTMUSKELFASER

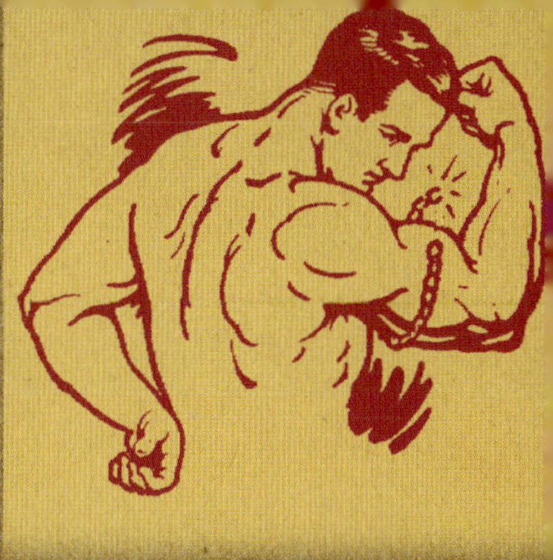

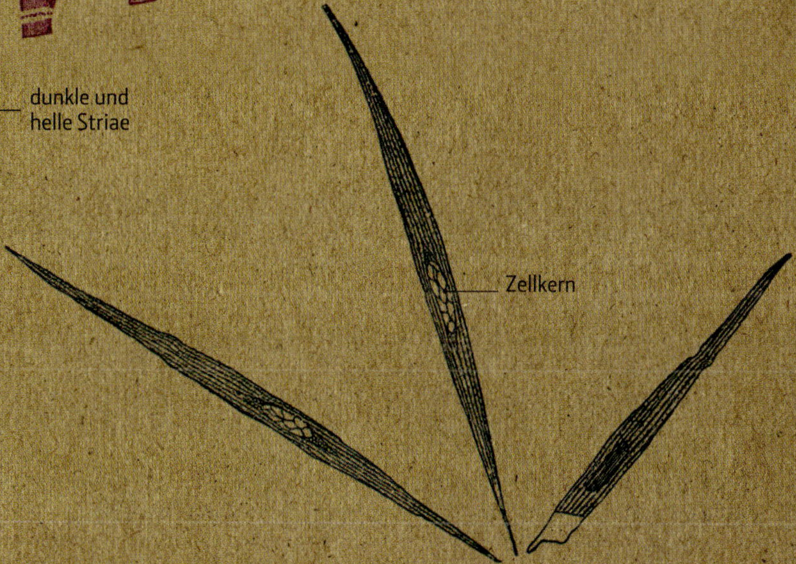

FASERN GLATTER MUSKELN

HERZMUSKELFASERN

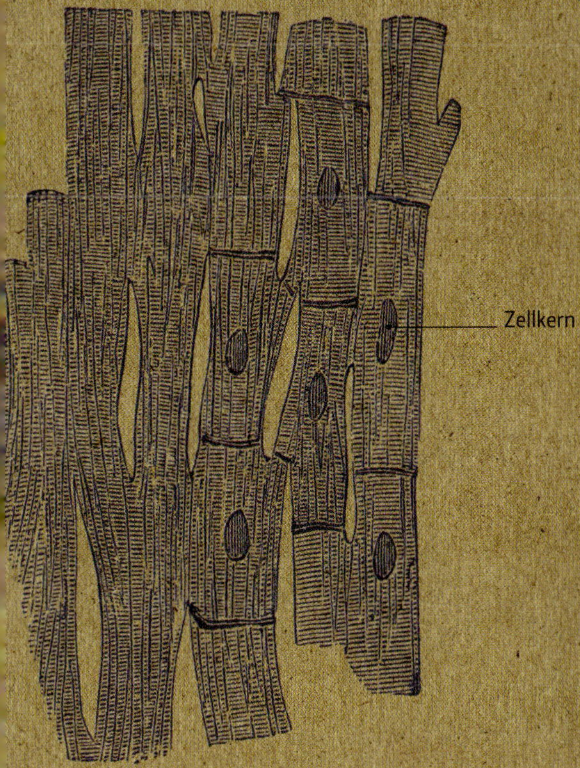

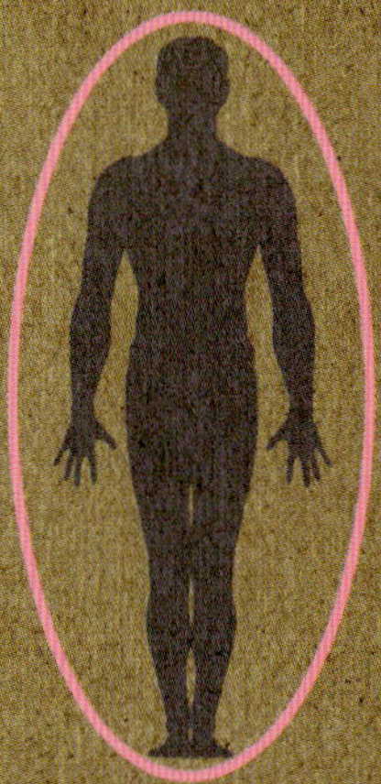

BEWEGUNGEN

30 Sekunden Anatomie

Die drei Bewegungsebenen des Muskel-Skelett-Systems sind die Sagittal-, die Frontal- oder Coronal- und die Transversalebene. Jede dieser Ebenen stellt einen Schnitt durch den Körper dar. Die Sagittalebene verläuft von vorne nach hinten, und es entstehen ein linker und ein rechter Abschnitt. Auf dieser Ebene finden Vorwärts- und Rückwärtsbewegungen statt – Flexion (Inklination) und Extension (Reklination). Die Frontalebene verläuft von einer Seite zur anderen und teilt den Körper in Vorder- und Rückseite. In diesem Fall erfolgen Bewegungen seitwärts – Abduktion und Adduktion. Die Transversalebene teilt den Körper in Ober- und Unterseite auf, und die Bewegungen erfolgen als Rotation. Die Bewegungen an den Gelenken werden in Bezug auf diese Ebenen kategorisiert: Uniplanare Gelenke wie die Interphalangealgelenke in den Fingern lassen Bewegungen in nur einer Ebene zu, biplanare Gelenke wie das Atlantoaxialgelenk im Nacken in zwei Ebenen und multiplanare Gelenke wie das Schultergelenk in allen drei Ebenen gleichzeitig. Muskeln und Sehnen erleichtern die Bewegung, während die Bänder sie einschränken und so Schaden am Skelettsystem verhindern.

3-SEKUNDEN-SCHNITT
Der Mensch kann sich in mehreren Dimensionsebenen bewegen. Durch Kombination der Bewegungen ist er sehr flexibel.

3-MINUTEN-SEKTION
Bei manchen Menschen weist der Bewegungsapparat eine gesteigerte Beweglichkeit und Mobilität auf. Dieses Phänomen ist als Hypermobilität bekannt. So können einige ein Bein hinter den Kopf legen und andere ihre Kniegelenke vor- und zurückbiegen.

VERWANDTE THEMEN
DIE GELENKE DER KNOCHEN
Seite 18

BÄNDER, KNORPEL & SEHNEN
Seite 20

30-SEKUNDEN-TEXT
Judith Barbaro-Brown

Manchmal agieren Muskeln nur in einer einzigen Bewegungsebene wie beim Kopfnicken. Möglich ist aber auch eine Aktion in allen drei Bewegungsebenen wie bei der Kreisbewegung des Kopfes.

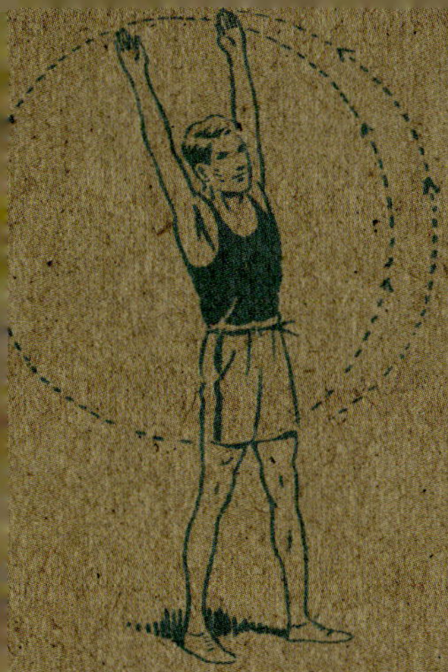

DIE DREI BEWEGUNGSEBENEN

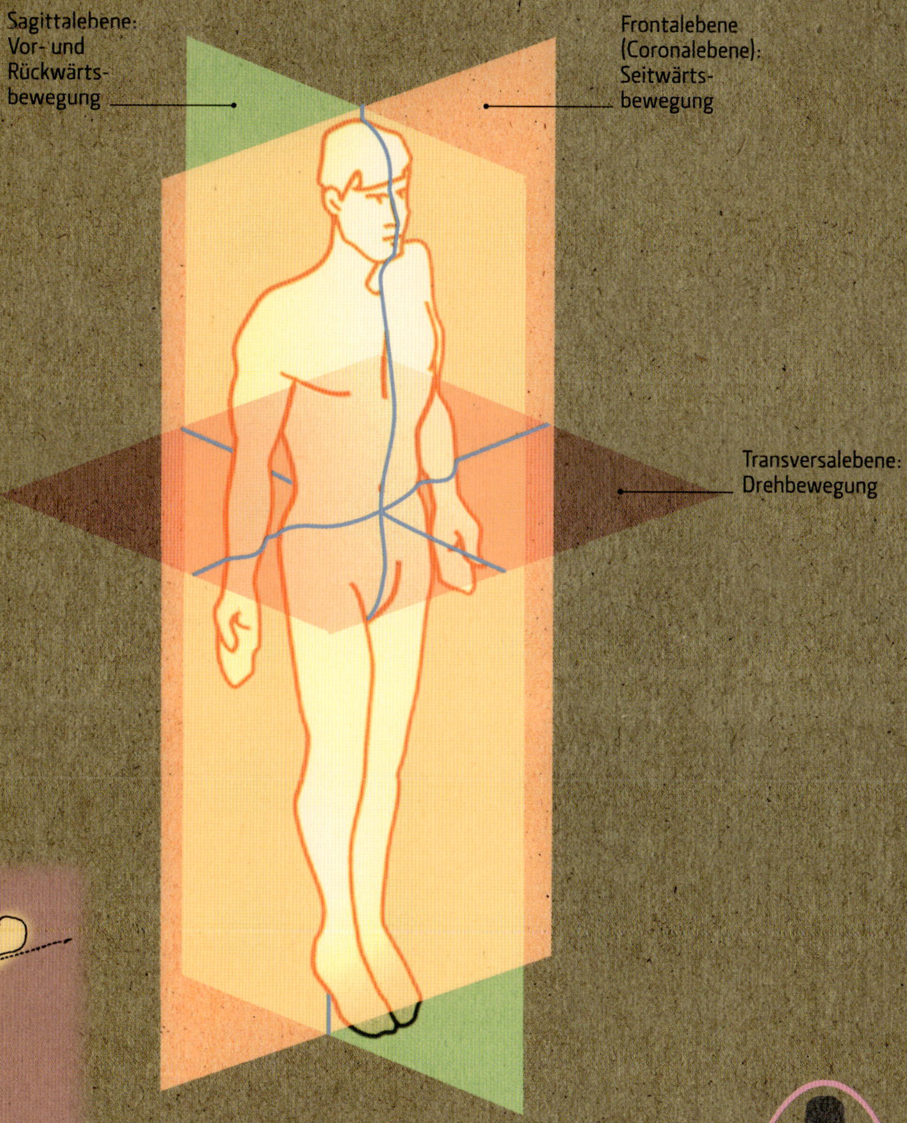

ZUGRICHTUNG DES MUSKELS
IN UNIPLANAREN GELENKEN

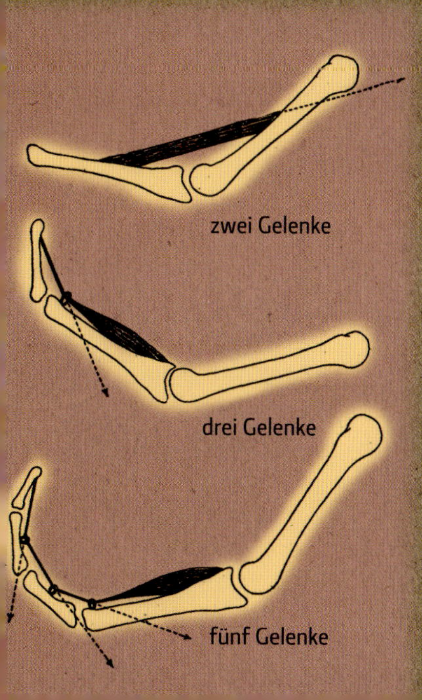

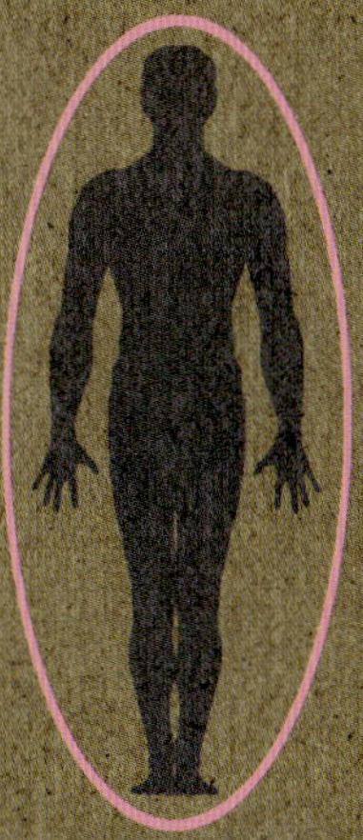

DIE GESICHTS-MUSKULATUR

30 Sekunden Anatomie

3-SEKUNDEN-SCHNITT
Der Mensch besitzt über 20 Gesichtsmuskeln, mit denen er seine Emotionen vermitteln und das Öffnen und Schließen von Augen und Mund steuern kann.

3-MINUTEN-SEKTION
Einige Erkrankungen schädigen den Gesichtsnerv und führen zu einer Lähmung der Gesichtsmuskeln – kurzzeitig oder auch für immer. Kann keine bekannte Ursache für die Schädigung des Gesichtsnervs festgestellt werden, ist die Lähmung unter dem Namen idiopathische Fazialisparese bzw. Bell'sche Parese bekannt. Gewöhnlich ist nur eine Gesichtshälfte davon betroffen. Die Lähmung kann einige Tage bis mehrere Jahre andauern.

Mit den Augen blinzeln, die Wangen aufblasen oder einen Schmollmund ziehen – all das können wir nur dank der Gesichtsmuskeln. Die Gesichtsmuskulatur liegt auf den Gesichtsknochen des Schädels auf. Diese Muskeln bewegen sich nach Stimulation durch den Gesichtsnerv, dessen Impulse eine Kontraktion der Muskelfasern bewirken. Nach ihrer Hauptfunktion werden die Gesichtsmuskeln in drei Kategorien eingeteilt: Dilatatoren, die weiten, zum Beispiel die Nasenlöcher aufblähen, mimische Muskeln, die für die Gesichtsausdrücke verantwortlich sind, so die Augenbrauen heben, sowie Schließmuskeln, die ein Gefüge wie die Augen oder den Mund öffnen und schließen. Die Namen der Gesichtsmuskeln wie Hebemuskeln, Niederziehmuskeln und Runzlermuskeln geben Auskunft über ihre Funktion. So runzeln Letztere die darüberliegende Haut, bewegen aber auch weitere dafür erforderliche Muskeln. Die muskelbildenden Fasern verlaufen in einer Hautschicht (Faszie). Ziehen sich die Muskelfasern zusammen, bewegt sich die Haut darüber. Zieht sich beispielsweise der Muskel um die Augen (*orbicularis oculi*) zusammen, schließen sich die Augenlider und verhalten sich wie ein Schließmuskel um den Augapfel. Das Schließen der Augenlider schützt die Augäpfel vor grellem Licht und Verletzungen. Die Gesichtsmuskeln steuern auch den Öffnungsgrad und die Form des Mundes. Wäre dem nicht so, könnten wir nicht sprechen.

VERWANDTE THEMEN
DER SCHÄDEL
Seite 22

MUSKELGEWEBEARTEN
Seite 40

30-SEKUNDEN-BIOGRAFIE
CHARLES BELL
1774–1842
Schottischer Anatom und Chirurg, nach dem die Bell-Lähmung (Bell'sche Parese), die einseitige Lähmung des Nervus facialis, benannt ist.

30-SEKUNDEN-TEXT
Gabrielle M. Finn

Der ›musculus mentalis‹ im Kinn hebt die Unterlippe an und wird deshalb mitunter auch als »Schmollmuskel« bezeichnet.

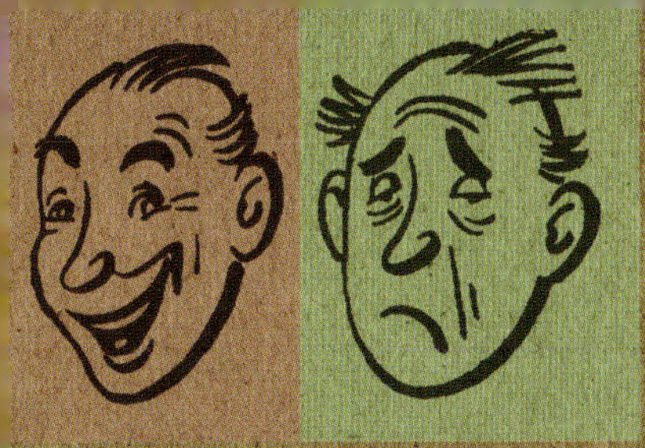

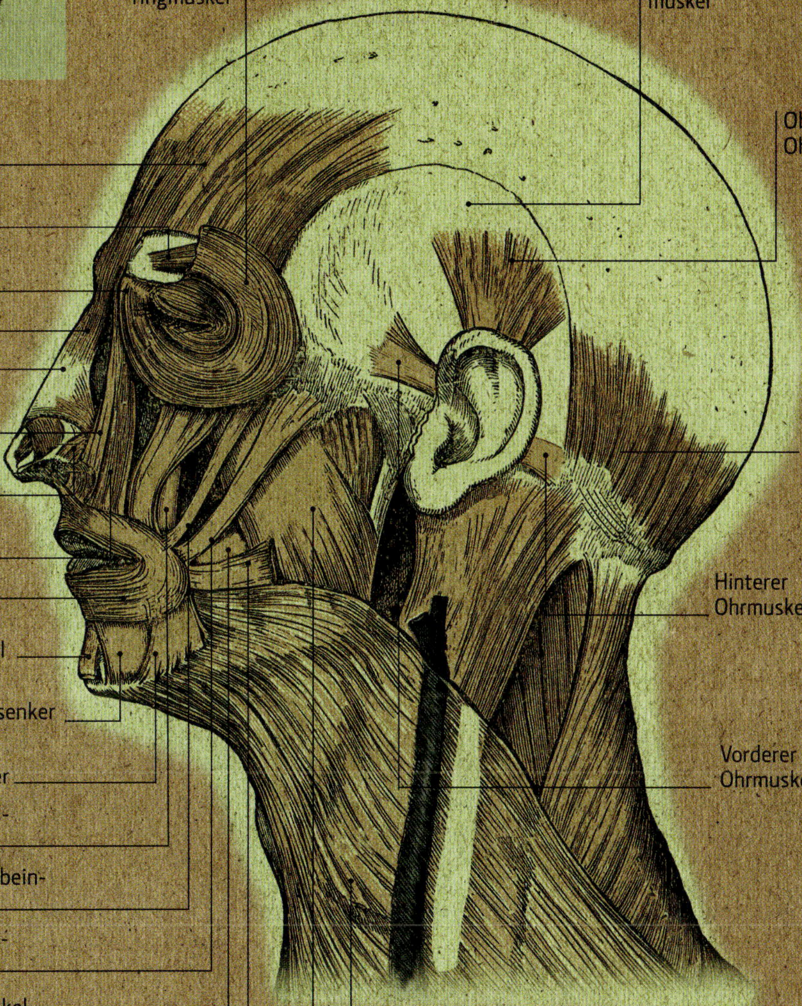
Augen-
ringmuskel
Stirnmuskel
Augenbrauenrunzler
Augenbrauensenker
Nasenwurzelrunzler
Nasenmuskel
Oberlippen- und
Nasenflügelheber
Nasenscheide-
wandsenker
Oberlippenheber
Mundringmuskel
Kinnmuskel
Unterlippensenker
Mund-
winkelsenker
Mundwinkel-
heber
Kleiner Jochbein-
muskel
Großer Joch-
beinmuskel
Wangenmuskel
Lachmuskel
Kaumuskel
Platysma
Schläfen-Scheitel-
muskel
Oberer
Ohrmuskel
Hinter-
haupt-
muskel
Hinterer
Ohrmuskel
Vorderer
Ohrmuskel

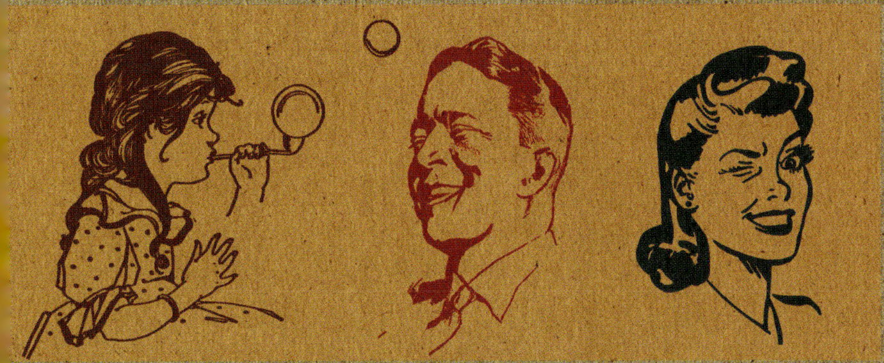

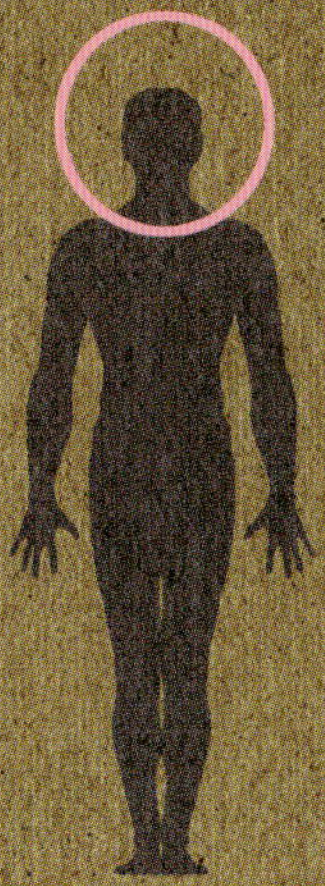

HALS- & NACKEN-MUSKULATUR

30 Sekunden Anatomie

3-SEKUNDEN-SCHNITT
Dank der Hals- und Nackenmuskulatur können wir nicken, schlucken und atmen.

3-MINUTEN-SEKTION
Im Wachzustand schluckt der Mensch bewusst, denn diese Handlung ist komplex. Im Schlaf dagegen schluckt ein normaler Erwachsener durchschnittlich drei bis sieben Mal in der Stunde, ohne es zu wissen – insgesamt 25 Mal pro Nacht oder auch öfter, und trotzdem wachen wir hungrig auf!

Hals und Nacken sind eine faserige Röhre zwischen Kopf und Brustkorb, die vier weitere Bereiche enthält: Wirbel-, Viszeral- und zwei Karotisbereiche – einen auf jeder Seite. Durch den Hals verlaufen ferner die Speiseröhre, die Luftröhre, die innere Karotisarterie (Halsschlagader) und die innere Drosselvene. Auf jeder Seite teilt der Kopfnicker oder Kopfwender den Hals in ein hinteres und ein vorderes Dreieck mit je acht Muskeln. Die hinteren werden beim Kopfnicken beansprucht. Vier davon, nämlich der vordere und der seitliche gerade Kopfmuskel, der lange Halsmuskel und der lange Kopfmuskel, sind mit den Knochen der Wirbelsäule verbunden, die anderen vier, der vordere, mittlere und hintere Rippenhaltermuskel sowie der Schulterblattheber, dagegen mit den Knochen der Gliedmaßen. Von den acht vorderen Muskeln liegen die vier »suprahyalen Muskeln« Kinn-Zungenbein-, Griffelzungenbein-, Kiefer-Zungenbein-Muskel und zweibäuchiger Muskel oben und sind für das Heben des Zungenbeins zwischen Kinn und Schilddrüsenknorpel verantwortlich. Sie ziehen das Zungenbein auch vor und zurück, heben den Mundboden oder senken den Unterkiefer beim Kauen und Schlucken. Die »infrahyalen Muskeln« unter dem Zungenbein heißen Brustbein-Zungenbein-, Schildknorpel-Zungenbein-, Schulter-Zungenbein- sowie Brustbein-Schildknorpel-Muskel. Sie drücken das Zungenbein oder den Schilddrüsenknorpel herunter und sind dienlich beim Atmen und Sprechen.

VERWANDTE THEMEN
DIE GESICHTSMUSKULATUR
Seite 44

30-SEKUNDEN-BIOGRAFIE
PIERRE AUGUSTIN BÉCLARD
1785–1825
Französischer Anatom, der das kleine Dreieck am Hals beschrieb, das die Zungenarterie (*arteria lingualis*) und den Unterzungennerv (*nervus hypoglossus*) enthält.

30-SEKUNDEN-TEXT
December S. K. Ikah

Die Hauptmuskeln zur Beugung von Hals und Nacken sind der Kopfnicker (›musculus sternonocleidomastoideus‹) und der Trapezmuskel.

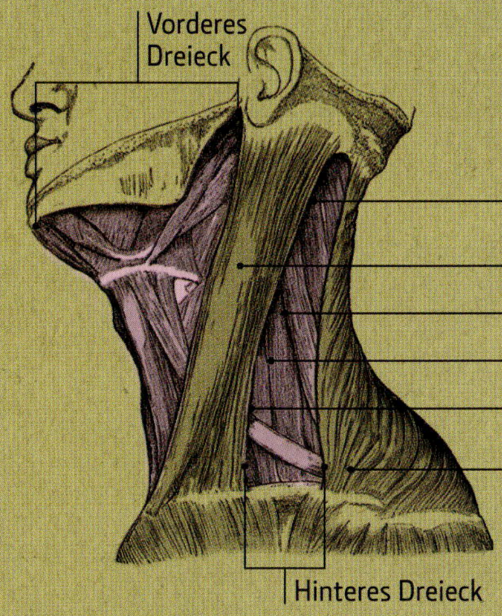

OBERFLÄCHLICHE MUSKELN: SEITENANSICHT

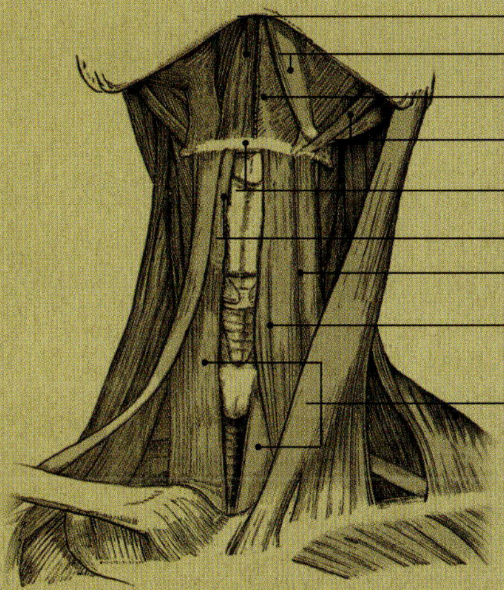

OBERFLÄCHLICHE MUSKELN: VORDERANSICHT

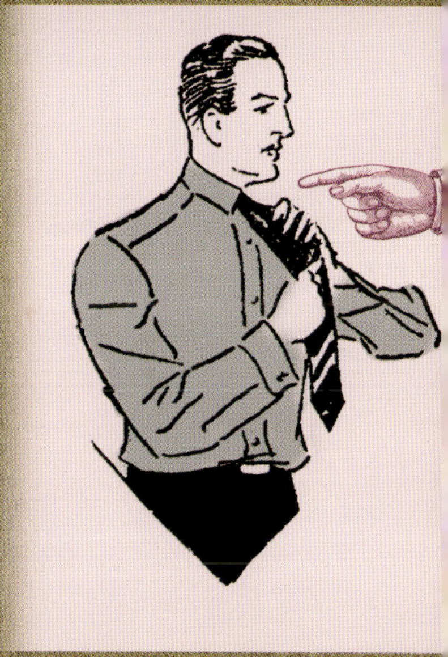

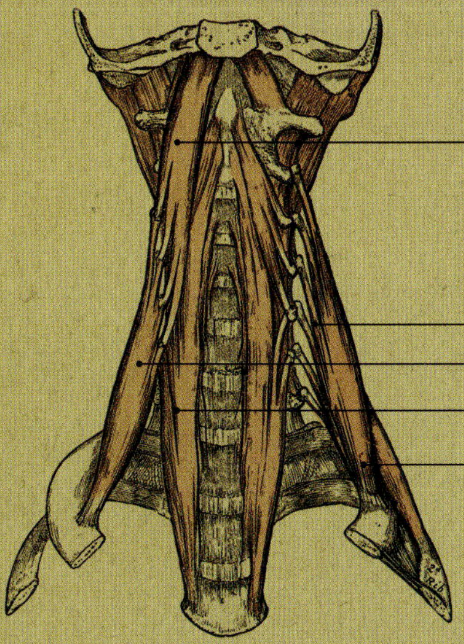

TIEFLIEGENDE MUSKELN: VORDERANSICHT

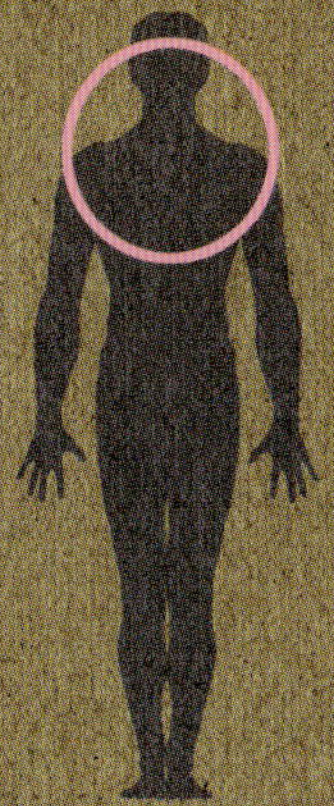

MUSKELGRUPPEN DER OBEREN GLIEDMASSEN

30 Sekunden Anatomie

Die Muskulatur der oberen Gliedmaßen funktioniert wie ein Hebelsystem: Die Muskelbewegung verursacht eine Aktion im nahe gelegenen Gelenk. Der Muskel vorne am Oberarm von der Schulter bis zum Ellenbogen (Bizeps) hat primär die Aufgabe, den Arm am Ellenbogen zu beugen. Dagegen streckt der Muskel hinten am Oberarm (Trizeps) den Arm am Ellenbogen. Bizeps und Trizeps sind starke Muskeln und werden durch den Humerus (den langen Oberarmknochen) getrennt. Die Muskeln, die das Ellenbogengelenk überspannen, wirken auf das Gelenk, den Unterarm, das Handgelenk oder die Finger ein. Generell gilt für die Unterarmmuskulatur: Die Beugemuskeln befinden sich an der Vorderseite, die Streckmuskeln an der Rückseite. Die Muskeln an der Vorderseite sind meist größer und stärker als die auf der Rückseite. Die Muskeln des Unterarms erzeugen Bewegungen wie Beugung (Flexion), Streckung (Extension), Abspreizen (Abduktion) oder Heranführen an die Körper- bzw. Gliedmaßenachse (Adduktion), sowie Drehung, nach der die Handflächen zurück oder nach unten zeigen (Pronation beziehungsweise Einwärtsdrehung), und entgegengesetzte Rotation, nach der sie nach vorn oder nach oben zeigen (Supination beziehungsweise Auswärtsdrehung). Alle Muskeln der oberen Gliedmaßen werden von Nerven versorgt, die dem Armgeflecht (Brachialplexus) entspringen.

3-SEKUNDEN-SCHNITT
Mit den Muskeln der oberen Gliedmaßen zwischen Schulter und Fingerspitzen können wir ein breites Spektrum von Bewegungen erzeugen.

3-MINUTEN-SEKTION
Haben Sie sich jemals gewundert, was der Karpaltunnel ist? Stellen Sie sich ein Stromkabel vor: In einer Kunststoffhülle enthält es mehrere Adern. Der Karpaltunnel, in dem Blutgefäße, Nerven und Muskelsehnen durch das Handgelenk verlaufen, ist ähnlich konstruiert. Dieses Gefüge kann sich im Tunnel entzünden oder zwischen Dach (eine Scheide aus hartem Gewebe) und Boden (Knochen) eingeklemmt werden.

VERWANDTE THEMEN
DIE OBEREN GLIEDMASSEN
Seite 32

HÄNDE & FÜSSE
Seite 34

DIE NERVENGEFLECHTE
Seite 138

30-SEKUNDEN-TEXT
Gabrielle M. Finn

Der ›biceps brachii‹ an der Vorderseite des Oberarms ist der Muskel, den Bodybuilder zu einer imposanten Wölbung trainieren.

OBERARM: VORDERANSICHT

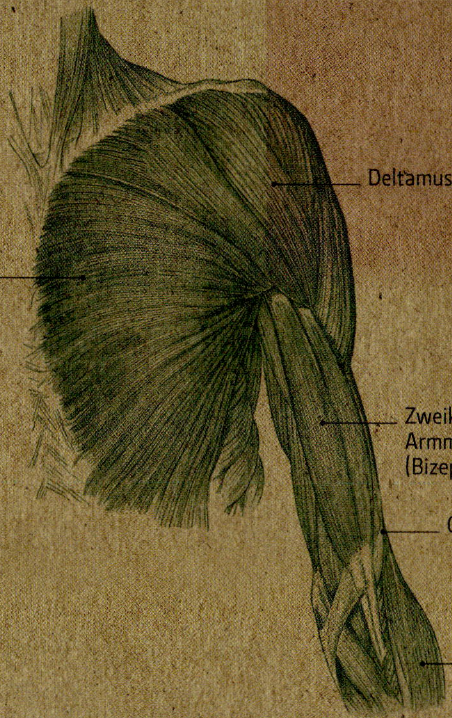

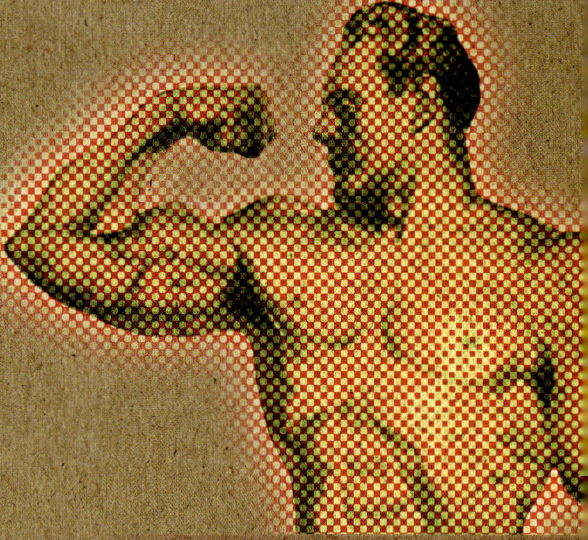

UNTERARM: RÜCKANSICHT

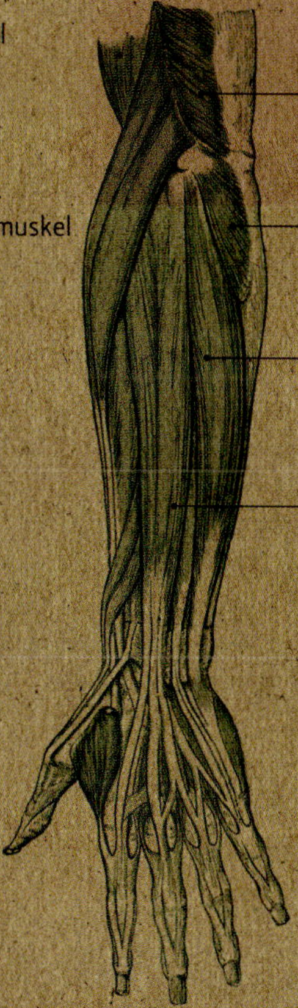

OBERARM: RÜCKANSICHT

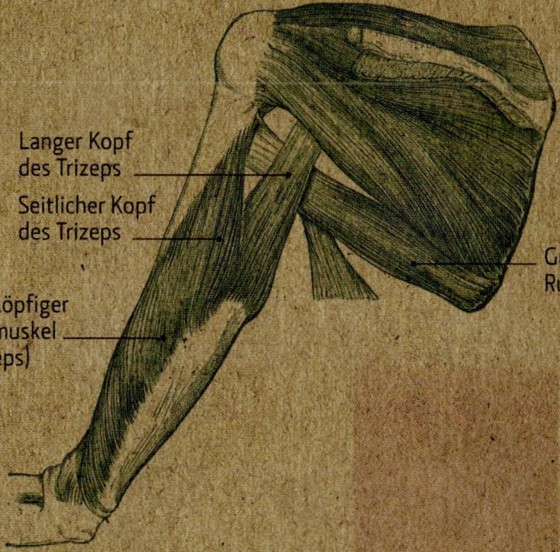

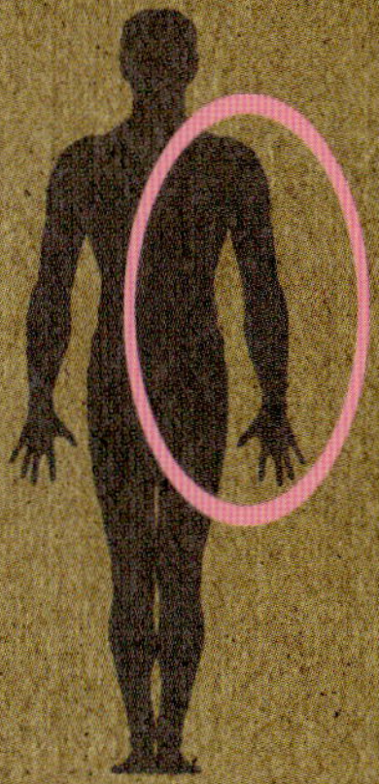

MUSKELGRUPPEN DER UNTEREN GLIEDMASSEN

30 Sekunden Anatomie

Auf der Vorderseite der Oberschenkel liegen zwei große Muskelgruppen: die Hüftbeuger und die Kniestrecker. Zu den Ersteren gehören Kamm-, Schneider- und Lenden-Darmbeinmuskel, verantworlich für das Beugen (Flexion) des Oberschenkelknochens am Hüftgelenk. Auch an der Drehbewegung des Oberschenkels sind sie beteiligt. Die vorderen Streckmuskeln des Oberschenkels, die den vierköpfigen *Musculus quadriceps femoris* ausmachen, sind der gerade Oberschenkelmuskel sowie der äußere, innere und mittlere breite Schenkelmuskel. Sie strecken das Bein am Kniegelenk und wirken bei der Beugung des Oberschenkels am Hüftgelenk mit. Die Antagonisten (Gegenmuskeln) des Quadriceps sind die hinteren Oberschenkelmuskeln: der zweiköpfige Oberschenkelmuskel, der Halbsehnenmuskel und der halbmembranöse Muskel. Ihre Hauptfunktion ist die Beugung und Drehung des Beins. Die Gesäßmuskeln strecken gleichfalls den Oberschenkel, bewegen den Oberschenkelknochen nach außen (Abduktion) und drehen ihn am Hüftgelenk. Die Muskeln auf der Vorderseite des Unterschenkels beugen den Fuß dorsal (rückwärts): Die Ferse sinkt zu Boden und die Zehen zeigen nach oben, so beim Gehen. Die Muskeln auf der Hinterseite des Beins beugen den Fuß plantar (fußsohlenseitig): Die Zehen werden zum Boden hin gedrückt und die Ferse hebt sich vom Boden.

3-SEKUNDEN-SCHNITT
Die Muskulatur der unteren Gliedmaßen lässt sich in die Muskeln der Oberschenkel, des Gesäßes, der Unterschenkel und der Füße einteilen.

3-MINUTEN-SEKTION
Muskelverletzungen an den unteren Gliedmaßen sind bei etlichen Sportarten häufig. An den Oberschenkelmuskeln verletzen sich Sportler am meisten, die viel laufen müssen, wie Fußballer oder Basketballer. Zu starke Muskelanspannung kann zum Riss der Muskelfasern und in Extremfällen gar zur Ablösung der Muskeln von ihren Ansatzpunkten am Knochen führen. Solche Verletzungen können das Ergebnis mangelhaften Aufwärmens oder einer Krafteinwirkung von außen wie dem Zusammenstoß mit einem anderen Spieler sein.

VERWANDTE THEMEN

KNOCHENGEWEBEARTEN
Seite 16

DIE GELENKE DER KNOCHEN
Seite 18

DIE UNTEREN GLIEDMASSEN
Seite 30

HÄNDE & FÜSSE
Seite 34

BEWEGUNGEN
Seite 42

30-SEKUNDEN-TEXT
Gabrielle M. Finn

Der vordere Schienbeinmuskel (›tibialis anterior‹) und der lange Großzehenstrecker (›extensor hallucis longus‹) spielen beide eine Rolle bei der Dorsalflexion des Fußes (beim Heben der Zehen).

OBERSCHENKEL: RÜCKANSICHT

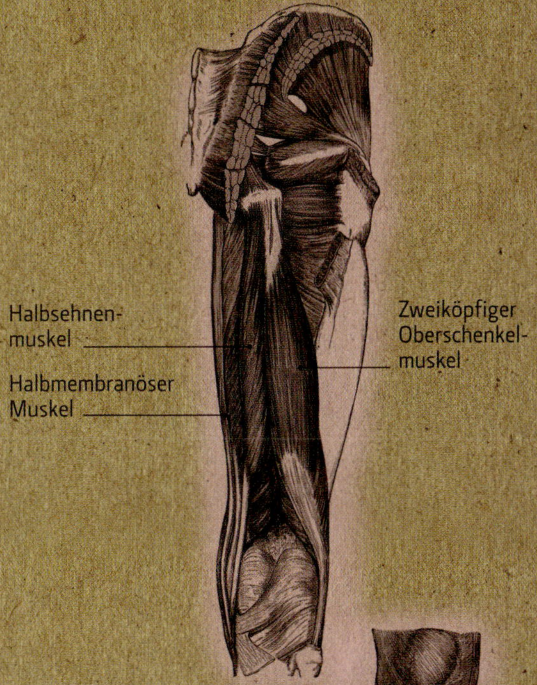

OBERSCHENKEL: VORDERANSICHT

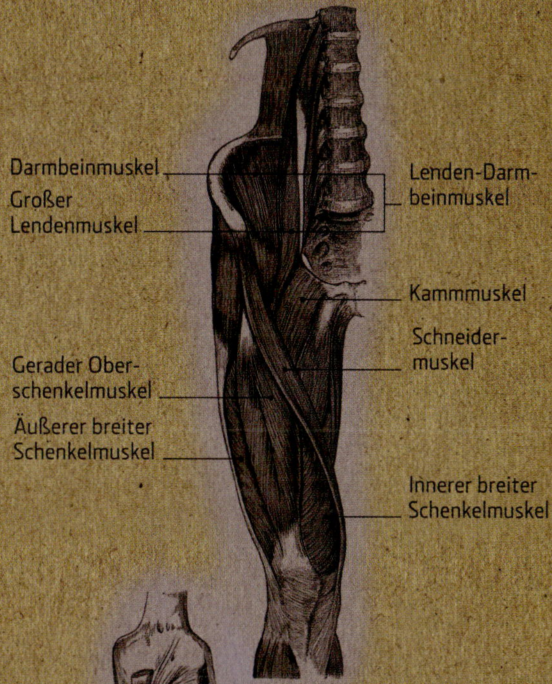

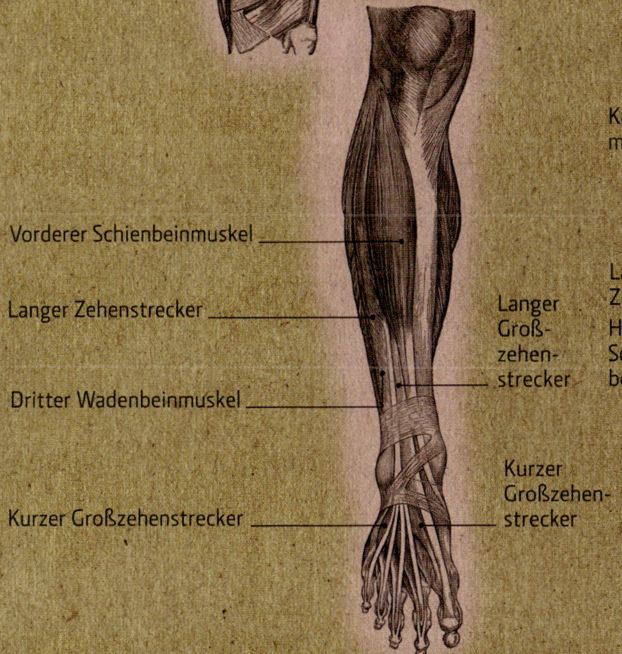

UNTERSCHENKEL: VORDERANSICHT

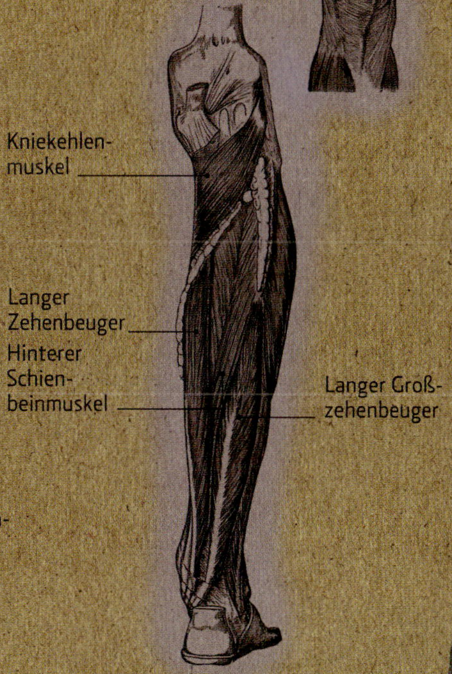

UNTERSCHENKEL: RÜCKANSICHT

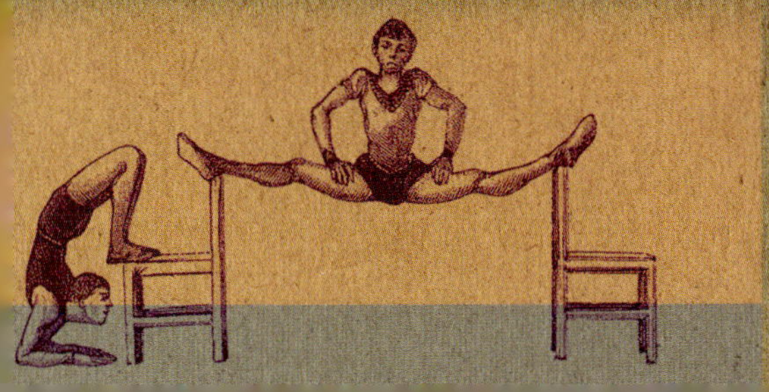

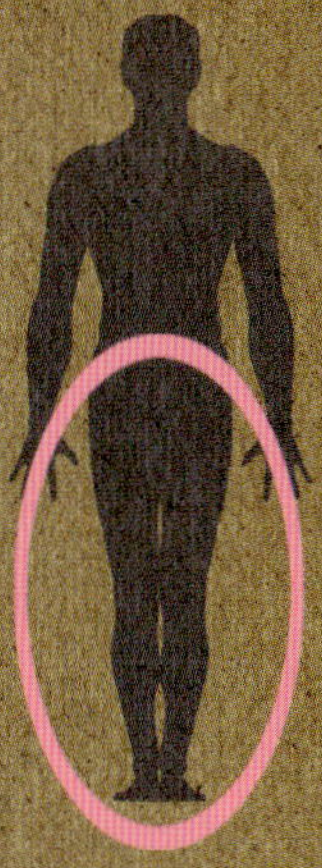

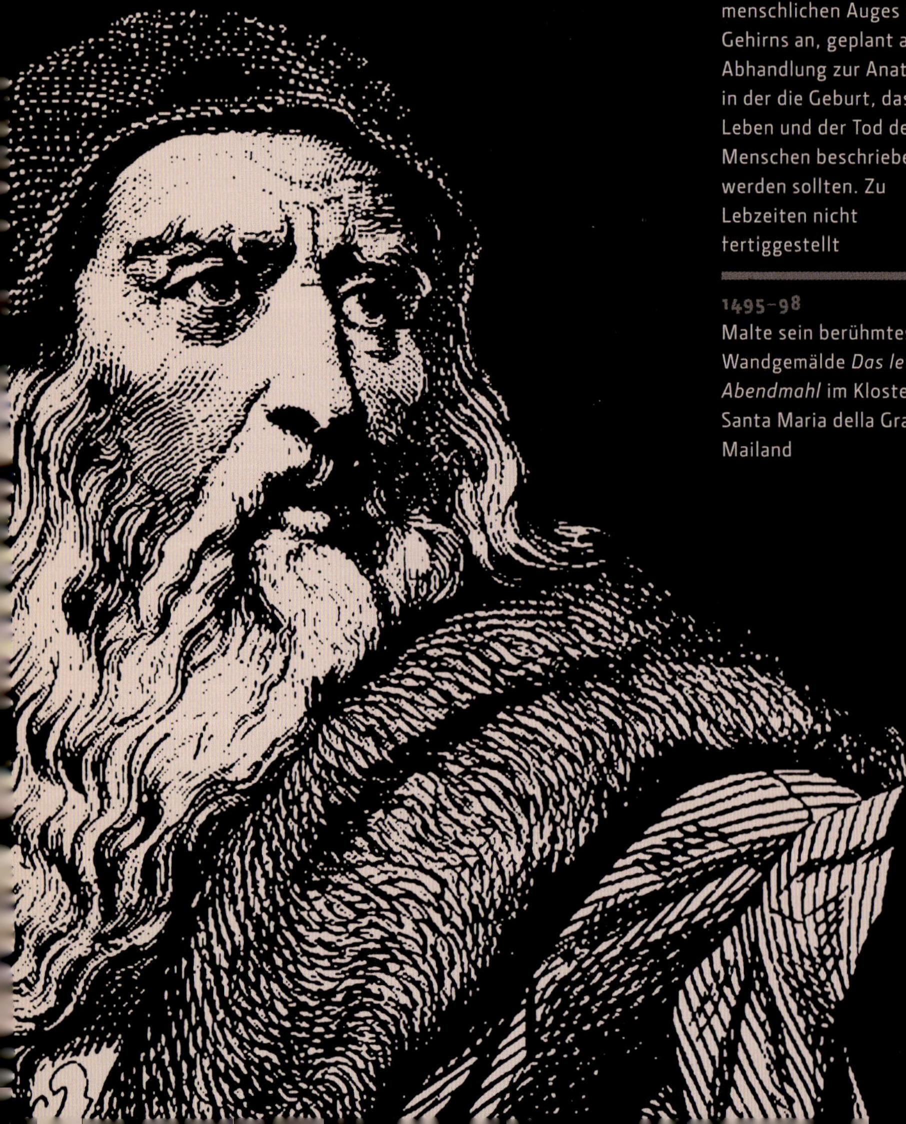

1452
Geboren in der Nähe des Ortes Vinci, dem er seinen Namen verdankt

1466
Lehre bei Andrea del Verrocchio, der ihn in Anatomie ausbildete

1472
Meisterprüfung in der Lukasgilde für Künstler und Doktoren

1478
Verlässt das Atelier von Verrocchio und das Haus seines Vaters

1482–99
Arbeitete in Mailand für Ludovico Sforza, Herzog von Mailand

1489
Legt ein neues Notizbuch mit Skizzen und Zeichnungen des menschlichen Auges und Gehirns an, geplant als Abhandlung zur Anatomie, in der die Geburt, das Leben und der Tod des Menschen beschrieben werden sollten. Zu Lebzeiten nicht fertiggestellt

1495–98
Malte sein berühmtes Wandgemälde *Das letzte Abendmahl* im Kloster Santa Maria della Grazie in Mailand

1499
Als die Franzosen in Mailand einfallen, Flucht nach Venedig

1502
Eintritt in den Dienst von Cesare Borgia als Ingenieur

1508
Rückkehr nach Mailand, wo er weitere anatomische Skizzen anfertigte. Diese wurden nach seinem Tod zu Notizbüchern vereint

1510–11
Zusammenarbeit mit Doktor Marcantonio della Torre bei anatomischen Studien

1519
Gestorben in Clos Luce in Frankreich

1632
Veröffentlichung von *Eine Abhandlung über Kunst* mit einigen von Leonardos anatomischen Werken aus seinen Notizbüchern

Leonardo da Vinci der Inbegriff eines Renaissancemenschen war, ein Universalgelehrter, der Grenzen ignorierte, die Fähigkeiten und die Talente eines Künstlers, Ingenieurs, Musikers, Wissenschaftlers, Architekten, Erfinders, Kartografen, Geologen, Anatomen und anderer vereinte. Aber hinter jedem Klischee steckt auch ein Funken Wahrheit: Leonardo (oder Leonardo di ser Piero da Vinci) war ein außergewöhnlicher Mann, außerehelich und heimlich geboren in Vinci, einer kleinen Stadt in der Nähe von Florenz. Der Legende nach starb er in den Armen des französischen Königs, seines letzten Schutzherrn. Seine Talente waren bei Königen und Prinzen gefragt, und wie man sieht, überdauerte er auch die Schirmherrschaft der Päpste und der berüchtigten Borgia unversehrt. Nach einem von Kreativität und Erfindungen erfüllten Leben starb er dennoch im Bedauern, kein einziges Projekt zu Ende gebracht zu haben.

Die seiner künstlerischen Ausbildung zu verdankenden anatomischen Zeichnungen waren nur ein Aspekt seiner außergewöhnlichen Lebensleistung. Der florentinische Künstler und Lehrmeister Leonardos Andrea del Verrocchio bestand darauf, dass all seine Schüler Anatomie studierten. Leonardo lernte so, dass Beobachtung und sorgfältige optische Wiederbale Beschreibungen. Er wurde zum Meister der topografischen Anatomie, der Aufzeichnung sichtbarer Muskeln und Sehnen. Schließlich entstand 1490 seine Zeichnung *Der vitruvianische Mensch*. Als ausgebildeter Künstler durfte er der Sektion menschlicher Körper beiwohnen und arbeitete in Krankenhäusern in Florenz und Mailand mit dem Arzt Marcantonio della Torre zusammen, um höchst detailgetreue anatomische Zeichnungen vom Inneren des menschlichen Körpers anzufertigen. Skelett, Herz, Blutgefäße, Geschlechtsorgane und Fötus im Uterus – alles wurde genauestens aufgezeichnet, bis zur dünnsten Kapillare und aus verschiedenen Blickwinkeln – eine unschätzbare Quelle für die Anatomen der Zukunft. Leonardo trug für eine geplante Abhandlung zur Anatomie mehr als 200 Seiten mit Zeichnungen und Notizen zusammen, vollendete aber, wie für ihn typisch, auch dieses Projekt nicht. Das Material überließ er seinem Schüler Francesco Melzi, der sich damit überfordert fühlte. Erst 1632, 50 Jahre nach Melzis und 113 Jahre nach Leonardos Tod, wurden einige Zeichnungen in einer Abhandlung zur Kunst veröffentlicht. Der Rest wurde aufbewahrt und ihr Wert erst im 18. Jahrhundert von William Hunter erkannt (Seiten 148–149), der sie als Modell für seine eigenen anatomischen Abbildungen nutzte.

BAUCH- & RÜCKEN-MUSKULATUR

30 Sekunden Anatomie

3-SEKUNDEN-SCHNITT
Die Bauch- und Rückenmuskulatur stabilisiert die Wirbelsäule und stützt Wirbelsäule, Brust-, Bauch- und Beckenorgane.

3-MINUTEN-SEKTION
Das Zusammenziehen der Muskeln der Bauchdecke erhöht den Druck im Bauchraum. Dies erzeugt die benötigte Kraft für Stuhlgang, Harnabgang, Erbrechen, Heben schwerer Lasten und die Entbindung. Da die Bauchdecke insbesondere um den Nabel schwach ist, kann erhöhter Druck aber auch zu einer Hernie (Eingeweidebruch) führen, bei der der Bauchinhalt zur Haut vordringt. Um den Inhalt wieder in die Bauchhöhle zu bringen, muss in diesem Fall oft ein chirurgischer Eingriff vorgenommen werden.

Die Bauch- und Rückenmuskulatur sorgt für die Körperhaltung, bewegt den Rumpf oder Oberkörper und hält den Inhalt der Bauchhöhle zusammen. Die Rückenmuskulatur stützt und bewegt Wirbelsäule, Schultern, Arme und Nacken. Zu den am dichtesten unter der Körperoberfläche liegenden Muskeln (oberflächliche Muskeln) gehören der Trapezmuskel, der große Rückenmuskel und die Rautenmuskeln, die für die Bewegung des appendikulären Skeletts (Schultergürtel, Becken und Gliedmaßen) und insbesondere des Schulterblatts zuständig sind. Die Rückenmuskeln in mittlerer Tiefe (intermediäre Muskeln), der vordere und hintere Sägemuskel, sind mit für die Bewegung der Rippen beim Atmen verantwortlich. Die tiefliegenden Rückenmuskeln, zu denen die spinotransversalen Muskeln und der Rückenstrecker gehören, bewegen den Kopf und strecken die Wirbelsäule. Die Bauchdecke beherbergt vier flache Muskeln: den äußeren und den inneren schrägen Bauchmuskel, den quer verlaufenden Bauchmuskel und den geraden Bauchmuskel. Sie beugen den Rumpf und halten den Bauchinhalt zusammen. Der gerade Bauchmuskel liegt der Körperoberfläche am nächsten. Durch die Linea alba (faserige Bindegewebsnaht) ist er an der Mittellinie in rechte und linke Muskeln aufgeteilt; Zwischensehnen unterteilen den geraden Bauchmuskel auch horizontal.

VERWANDTE THEMEN
BEWEGUNGEN
Seite 42

DIE ATEMMUSKULATUR
Seite 56

30-SEKUNDEN-TEXT
Gabrielle M. Finn

Bei Menschen mit athletischem Körperbau sind die Zwischensehnen sichtbar. Die dabei entstehende Aufteilung des geraden Bauchmuskels ist das wohlbekannte »Sixpack«.

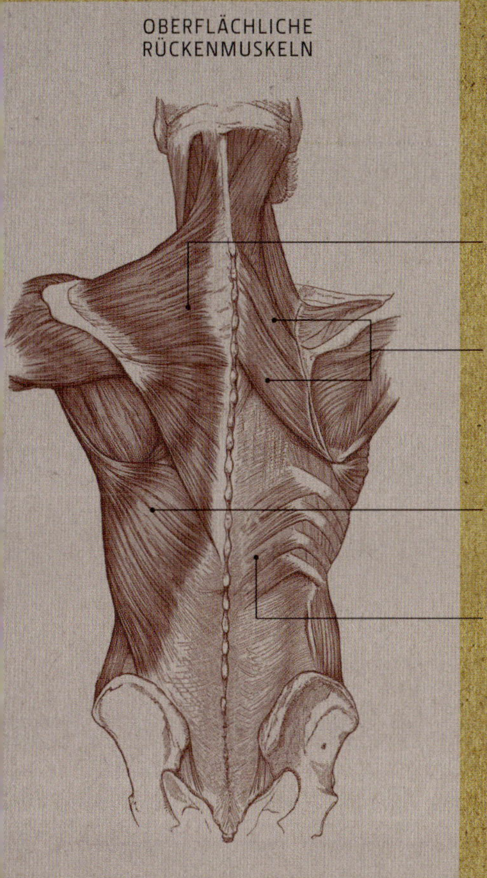
OBERFLÄCHLICHE RÜCKENMUSKELN
Trapezmuskel
Rautenmuskeln
Breitester Rücken-muskel
Hinterer unterer Sägemuskel

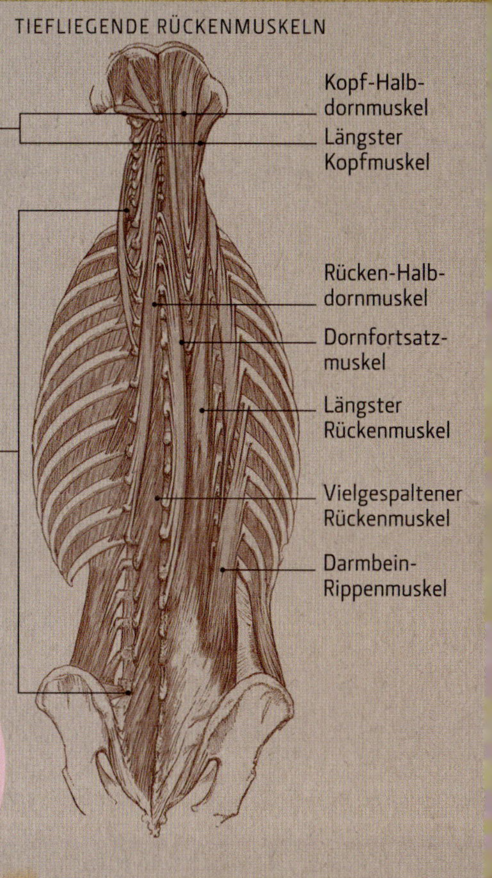
TIEFLIEGENDE RÜCKENMUSKELN
Spinotransversale Muskeln
Kopf-Halb-dornmuskel
Längster Kopfmuskel
Rücken-Halb-dornmuskel
Dornfortsatz-muskel
Rücken-strecker
Längster Rückenmuskel
Vielgespaltener Rückenmuskel
Darmbein-Rippenmuskel

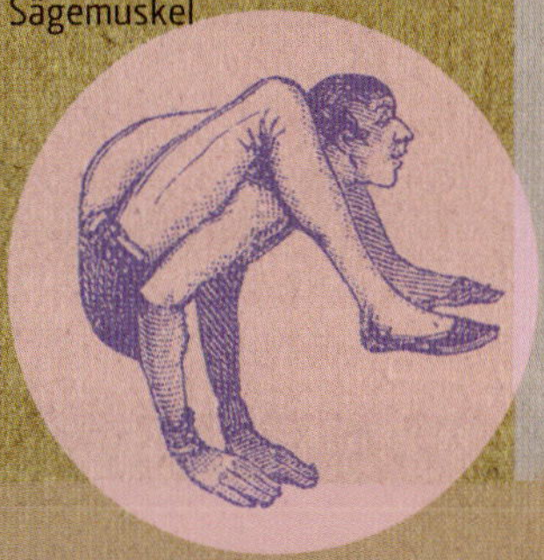

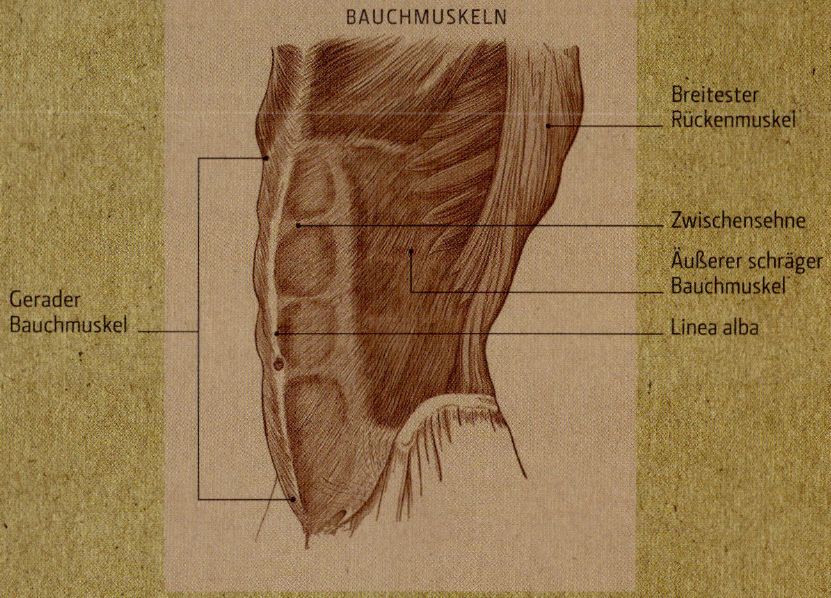
BAUCHMUSKELN
Breitester Rückenmuskel
Zwischensehne
Äußerer schräger Bauchmuskel
Gerader Bauchmuskel
Linea alba

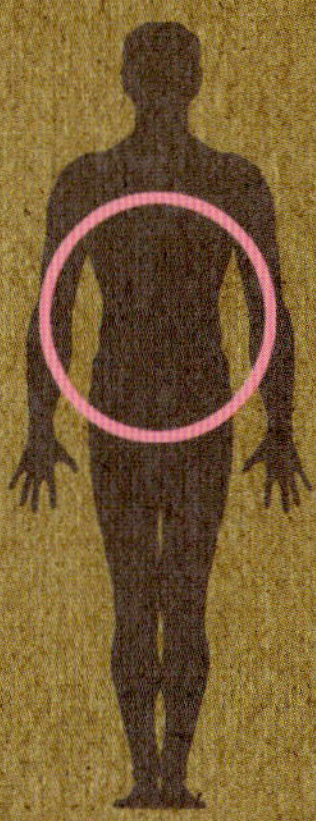

DIE ATEMMUSKULATUR

30 Sekunden Anatomie

3-SEKUNDEN-SCHNITT
Wenn sich die Atemmuskulatur zusammenzieht, kann sich der Brustkorb bewegen. Dadurch wird Luft in die Lungen und aus ihnen heraus befördert.

3-MINUTEN-SEKTION
Die Bewegungen des Brustkorbs kann spüren, wer beim Ein- und Ausatmen je eine Hand auf beide Seiten des Brustkorbs legt. Seitlich gleicht sie der Bewegung eines Eimerhenkels, der angehoben wird: Der Henkel (die Rippen) bewegt sich nach oben und nach außen. Die Zunahme der anteroposterioren Dimension ist vergleichbar mit dem Heben eines Pumpenschwengels – eine Vorwärts- und Aufwärtsbewegung. Das Fleisch auf Spareribs, die wir uns im Restaurant schmecken lassen, ist der Zwischenrippenmuskel eines Tiers.

Die wichtigsten Atemmuskeln sind das Zwerchfell sowie die äußeren und inneren Zwischenrippenmuskeln. Das Zwerchfell ist eine dünne, kuppelartige, an der Bauchwand und am Brustkorb befestigte Muskel-Sehnen-Platte. Es trennt Brust- und Bauchhöhle voneinander und wird unter anderem von so wichtigen Körperbestandteilen wie der Speiseröhre, der Brustaorta und der unteren Hohlvene durchlaufen. Bei ruhiger Atmung zieht sich das Zwerchfell zusammen und flacht ab, seine Mitte wird nach unten gezogen, und das vertikale Volumen der Brusthöhle nimmt zu. Wenn es sich entspannt und hebt, nimmt das vertikale Volumen ab. Elf Zwischenrippenmuskelpaare verlaufen in unterschiedlichen Winkeln in zwei Schichten zwischen den Rippen. Wenn der Mensch einatmet, weiten die äußeren Zwischenrippenmuskeln den Brustkorb, indem sie die Rippen nach oben und außen drücken. Beim Ausatmen senken die inneren Zwischenrippenmuskeln die Rippen, indem sie den Brustkorb verengen. Das vordere Ende einer Rippe hat Anschluss an das Brustbein oder eine benachbarte Rippe und befindet sich unter deren hinterem Ende mit Anschluss an die Wirbelsäule. Wird eine Rippe gehoben, bewegt sich das Brustbein auf- und vorwärts, was die anteroposteriore Ausdehnung des Brustkorbs (von vorn nach hinten) vergrößert. Luft wird in die Lungen gesogen, wenn der Druck in der Brusthöhle fällt und der Brustkorb sich weitet.

VERWANDTE THEMEN
DIE LUNGE
Seite 76

30-SEKUNDEN-BIOGRAFIE
VESALIUS (ANDREAS VESAL)
1514–1564
Flämischer Anatom, der 1543 die Zahl der Rippen ermittelte.

30-SEKUNDEN-TEXT
Jo Bishop

Die Muskelfasern des Zwerchfells sind rund um den unteren Brustraum befestigt und umschließen einen Bereich aus Fasergewebe von der Form eines dreiblättrigen Kleeblatts.

DIE ATEMMUSKULATUR: OBERFLÄCHENANSICHT

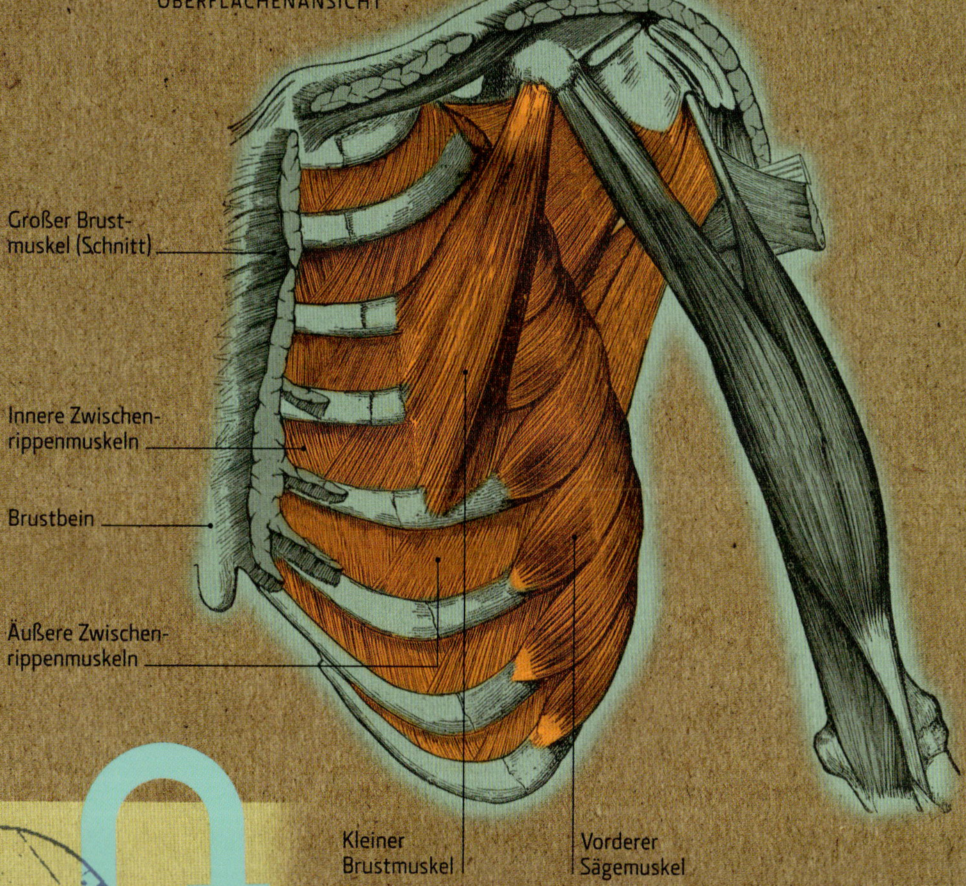

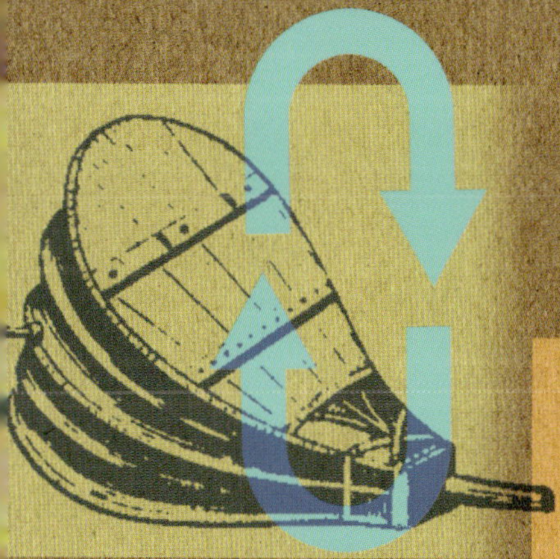

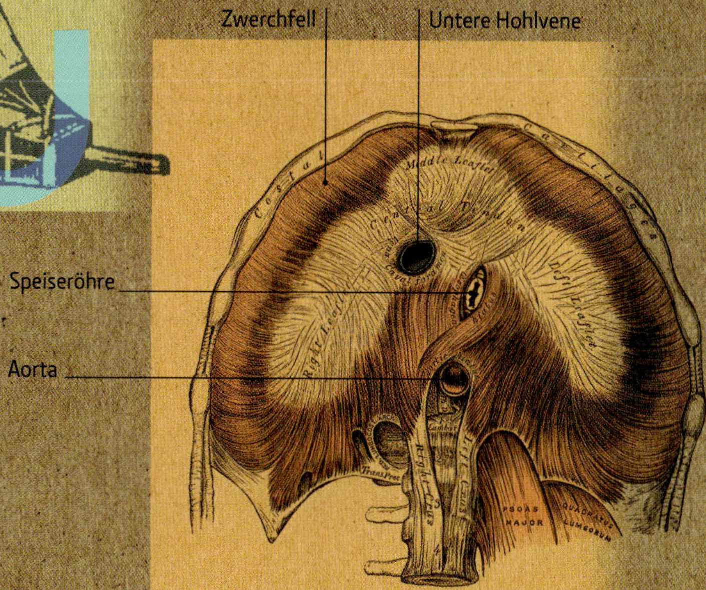

DAS ZWERCHFELL

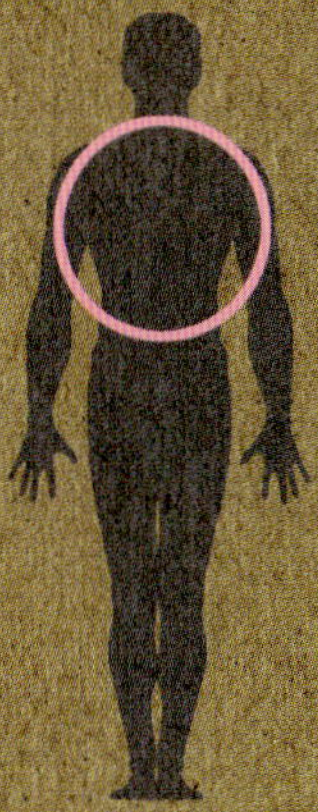

HERZ-KREISLAUF- & ATMUNGSSYSTEM

HERZ-KREISLAUF- & ATMUNGSSYSTEM
GLOSSAR

Herzbeutel Ein doppelwandiges Hohlorgan, auch Perikard genannt, das das Herz umschließt und so schützt. Weiter bietet es auch den Wurzeln der oberen Hohlvene, der unteren Hohlvene, der Lungenarterie und der Aorta Schutz – diese vier Gefäße befördern das Blut zum Herzen und vom Herzen weg.

Herzmuskel Ist für Dauerbetrieb ausgelegt. Auch Myokard genannt, bildet er die Mittelschicht in der Muskelwand des Herzens – zwischen dem äußeren Epikard und dem inneren Endokard.

Herzzyklus Eine Abfolge von Herzmuskelkontraktionen, während derer das Blut aus den Venen einfließt, das Herz durchläuft und in die Arterien gepumpt wird. Seine grundlegenden Phasen sind die Diastole (das Blut strömt ein) und die Systole (das Blut wird zuerst von den Vorhöfen in die Herzkammern und dann von dort hinaus in die Lungenarterie und die Aorta gepresst).

Hilum Eine Öffnung an der Lunge, durch die der Hauptbronchus (Atemweg) und die Blutgefäße Zugang zur Lunge finden; derselbe Terminus wird auch für einen ähnlichen Zugang zu anderen Organen verwendet, so bei der Milz.

Kapillaren Winzige Blutgefäße, Teil der Mikrozirkulation des Körpers. Durch die Wände der Kapillaren gelangen Sauerstoff und Nährstoffe aus dem Blutstrom in die Körpergewebe, während Kohlendioxid und Abfallprodukte aus dem Gewebe ins Blut abgegeben werden.

Körperkreislauf Auch »Großer Blutkreislauf« genannt. Der Teil des Kreislaufsystems, der sauerstoffreiches Blut vom Herzen zu den Organen und Geweben des Körpers befördert und sauerstoffarmes Blut zum Herzen zurückführt. Lunge und Herz haben ihre eigenen Systeme, die entsprechend Pulmonal- und Koronarkreislauf genannt werden.

Leberpfortader Eine Vene, die über Kapillaren Blut vom Magen, Dünn- und Dickdarm, von der Gallenblase, Milz und der Bauchspeicheldrüse zur Leber befördert. Sie ist ein Zusammenschluss der oberen Mesenterialvene und der Milzvene und hat bei Erwachsenen für gewöhnlich eine Länge von etwa acht Zentimetern.

Luftröhre Auch Trachea genannt. Eine biegsame Röhre aus Faserknorpel, die vom Kehlkopf zur Lunge verläuft und sich zum rechten und linken Bronchus verzweigt. Jeder Bronchus verzweigt sich bis zu 25 Mal in immer kleinere Atemwege, die in winzigen Säcken enden – den Lungenbläschen (Alveolen). Dort findet der Gasaustausch über die dünnen membranartigen Wände der Lungenbläschen statt.

Lunge Zwei »Säcke« in der Brusthöhle, die gemeinsam das wichtigste Organ des Atmungssystems bilden. Beim sogenannten »Gasaustausch« gelangt der Sauerstoff aus der eingeatmeten Luft über die Lunge in den Blutstrom, und Kohlendioxid gelangt aus dem Blutstrom in die Lunge, um ausgeatmet zu werden. Der rechte Lungenflügel ist größer als der linke, denn auf der linken Brustseite muss das Herz Platz finden. Beide Organe werden vom Brustkorb geschützt. Der durchschnittliche Mensch macht pro Tag 25 000 Atemzüge und atmet etwa 10 000 Liter Luft ein.

Lungenkreislauf Auch »Kleiner Blutkreislauf« genannt. Der Teil des Kreislaufsystems, der sauerstoffreiches Blut von den Lungen zum Herzen und sauerstoffarmes Blut zurück zur Lunge befördert.

Pleura Eine zweischichtige Membran, die beide Lungenflügel bedeckt und schützt. Ein Teil davon (das Brustfell) ist an der Wand der Brusthöhle befestigt, der andere Teil (das Lungenfell) ist mit der Oberfläche der Lungen verbunden. Beide Pleurae berühren einander aufgrund des geringen Raumes hinter dem Brustbein.

Septum Die zentral gelegene Scheidewand, die die Herzkammern voneinander trennt. (Dasselbe Wort wird zur Beschreibung einer Scheidewand in anderen Körperteilen benutzt, so für den Bereich aus Knorpel und Knochen, der die Nasenlöcher voneinander trennt.)

Sinoatrialknoten Auch als Sinusknoten bekannt. Eine Gruppe spezialisierter Zellen in der Wand des rechten Vorhofs, die elektrische Impulse freisetzen, um die Kontraktionen des Herzzyklus zu stimulieren und zu regulieren. Wird oft als natürlicher Herzschrittmacher bezeichnet.

Ventrikel Eine der beiden unteren Herzkammern.

Vorhof Eine von zwei oberen Kammern des Herzens, auch Atrium genannt.

DAS KREISLAUFSYSTEM

30 Sekunden Anatomie

3-SEKUNDEN-SCHNITT
Das Kreislaufsystem besteht aus Kanälen und Gefäßen, durch die das Blut durch den menschlichen Körper strömt.

3-MINUTEN-SEKTION
Das Blut fließt normalerweise ruhig. Das regt die Zellwände der Arterien zur Freisetzung chemischer Stoffe an, die die Gefäße schützen und sie offen halten. Wo sich jedoch Arterien teilen, gestaltet sich der Blutfluss chaotisch, und die schützenden Stoffe gehen verloren. So haben es Fettablagerungen leichter, aus dem Blut in die Arterienwand zu gelangen, sich dort anzulagern und schließlich den Blutfluss zu blockieren. Geschieht dies in einer Arterie, die den Herzmuskel versorgt, kann ein Herzinfarkt die Folge sein.

Das Blut wird durch den Körper gepumpt, um die Gewebe und Organe mit Nährstoffen und Sauerstoff zu versorgen, und transportiert unerwünschte Stoffe und Kohlendioxid zu den Körperteilen, in denen diese Stoffe abgebaut oder ausgestoßen werden. Es gelangt über Venen zum Herzen und über Arterien vom Herzen weg. Das Kreislaufsystem lässt sich grob in zwei Bereiche aufteilen: Das Pulmonarsystem oder der Lungenkreislauf (kleine Kreislauf) umfasst die Gefäße, die sauerstoffarmes Blut von der rechten Seite des Herzens zu den Lungen transportieren. Dort wird der Sauerstoffgehalt des Blutes wiederhergestellt, bevor es zurück zur linken Seite des Herzens gelangt. Der Kreislauf transportiert dann dieses Blut zum Rest des Körpers, um das Gewebe mit Sauerstoff und Nährstoffen zu versorgen, bevor es zur rechten Seite des Herzens zurückgeführt wird. Das Ganze geht wieder von vorne los, und das Blut wird unablässig durch den Körper gepumpt. Der Herzschlag sorgt für den Antrieb, der den Kreislauf aufrechterhält.

VERWANDTE THEMEN
DAS HERZ
Seite 64

DIE GROSSEN ARTERIEN & VENEN
Seite 66

DIE MIKROZIRKULATION
Seite 68

30-SEKUNDEN-BIOGRAFIE
WILLIAM HARVEY
1578–1657
Englischer Arzt, der das Kreislaufsystem entdeckte.

30-SEKUNDEN-TEXT
Andrew T. Chaytor

Das Blut in den Arterien, die zum Körper führen, ist meist hellrot, denn es enthält Sauerstoff. Das Blut in den Venen dagegen ist eher dunkelrot.

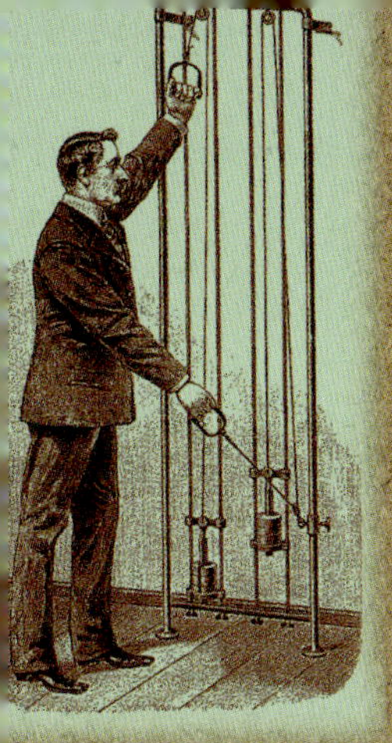

GROSSE ARTERIEN VON GESICHT & KOPFHAUT

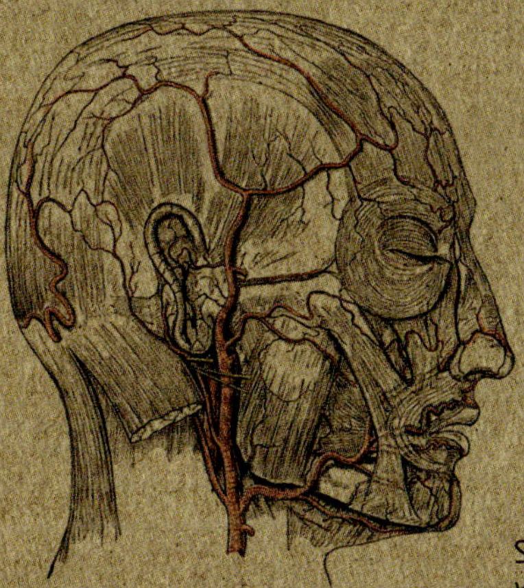

GROSSE ARTERIEN VON KOPF & HALS

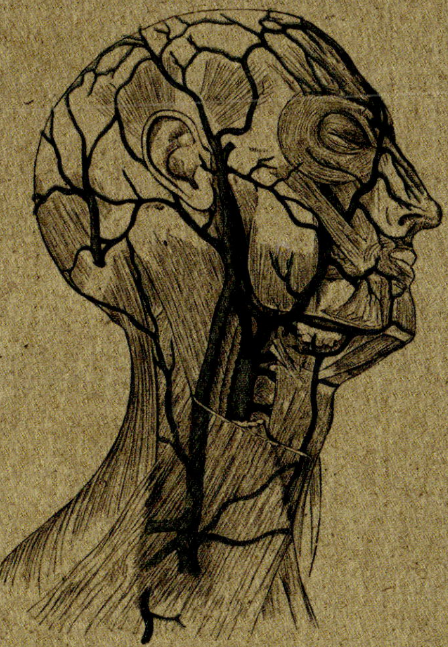

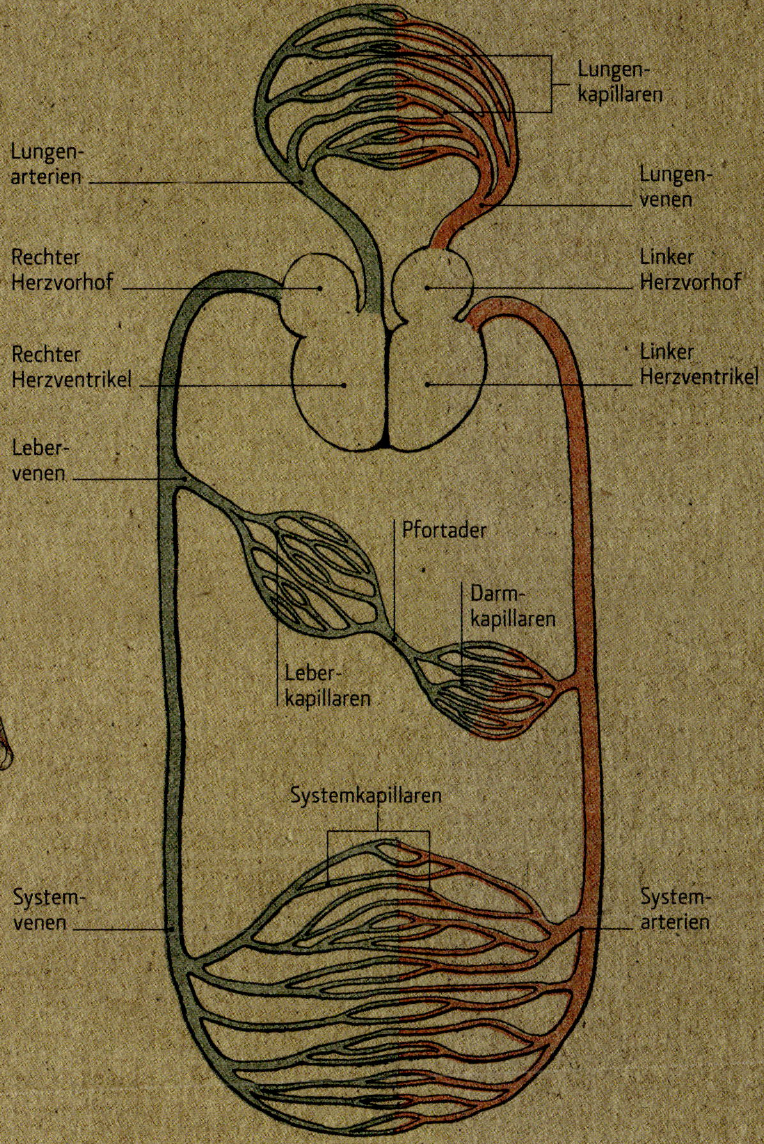

ALLGEMEINER BLUTKREISLAUF

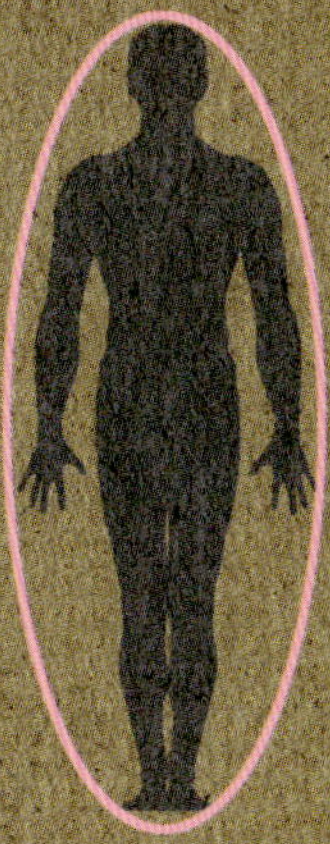

DAS HERZ

30 Sekunden Anatomie

3-SEKUNDEN-SCHNITT
Das Herz ist ein Muskelorgan. Es nimmt das Blut aus den Venen auf, zieht sich dann zusammen und pumpt das Blut unter Druck in die Arterien, die es durch den Körper transportieren.

3-MINUTEN-SEKTION
Der Herzschlag ist das Geräusch der sich schließenden Herzklappen. Der erste Ton (»lub«) markiert das Schließen der Mitralklappe zwischen linkem Vorhof und Ventrikel sowie der Tricuspidalklappe zwischen rechtem Vorhof und Ventrikel, der zweite (»dup«) das Schließen der Aortenklappe zwischen linkem Ventrikel und Aorta sowie der Pulmonalklappe zwischen rechtem Ventrikel und Lungenarterie. Im Durchschnitt schlägt das menschliche Herz 72 Mal pro Minute und damit 4320 Mal pro Stunde oder 37 843 200 Mal im Jahr.

Das menschliche Herz, ein Muskel von der Größe einer geballten Faust, hat seinen Platz in der vorderen linken Seite der Brust. Im Inneren des Herzmuskels befinden sich zwei obere (der linke und der rechte Vorhof) und zwei untere Herzkammern (der linke und der rechte Ventrikel), die mit Blut gefüllt sind. Verbunden sind jeweils der linke Vorhof mit dem linken Ventrikel und der rechte Vorhof mit dem rechten Ventrikel. Keine Verbindung besteht jedoch zwischen den Kammern auf der linken und der rechten Seite des Herzens. Über die Venen, die in die Vorhöfe münden, gelangt das Blut ins Herz. Es bewegt sich darauf weiter in die Ventrikel und verlässt das Herz über die Arterien. Das Herz hat die Aufgabe, das Blut in die zwei Ventrikel zu pumpen, und zwar genug, damit es von dort aus dem Herzen hinaus in die Arterien befördert wird und den Körper durchläuft. Das Blut bewegt sich stets nur in einer Richtung durch das Herz – von den Venen über die Vorhöfe zu den Ventrikeln und in die Arterien. Dies ist den Klappen am Verbindungspunkt zwischen Vorhof und Ventrikel sowie zwischen Ventrikel und Arterie zu verdanken, die den Rückstrom verhindern.

VERWANDTE THEMEN
DAS KREISLAUFSYSTEM
Seite 62

DIE GROSSEN ARTERIEN & VENEN
Seite 66

DAS VEGETATIVE NERVENSYSTEM
Seite 134

30-SEKUNDEN-BIOGRAFIE
LUDWIG REHN
1849–1930
Deutscher Chirurg, der 1896 erstmals erfolgreich einen chirurgischen Eingriff am Herzen vornahm.

30-SEKUNDEN-TEXT
Andrew T. Chaytor

Der Muskel auf der linken Seite des Herzens, der das Blut in den Körper pumpt, ist drei bis sechs Mal dicker als der Muskel auf der rechten.

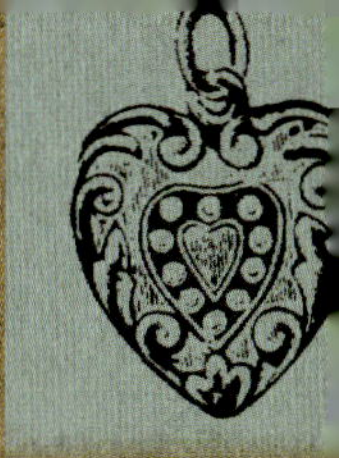

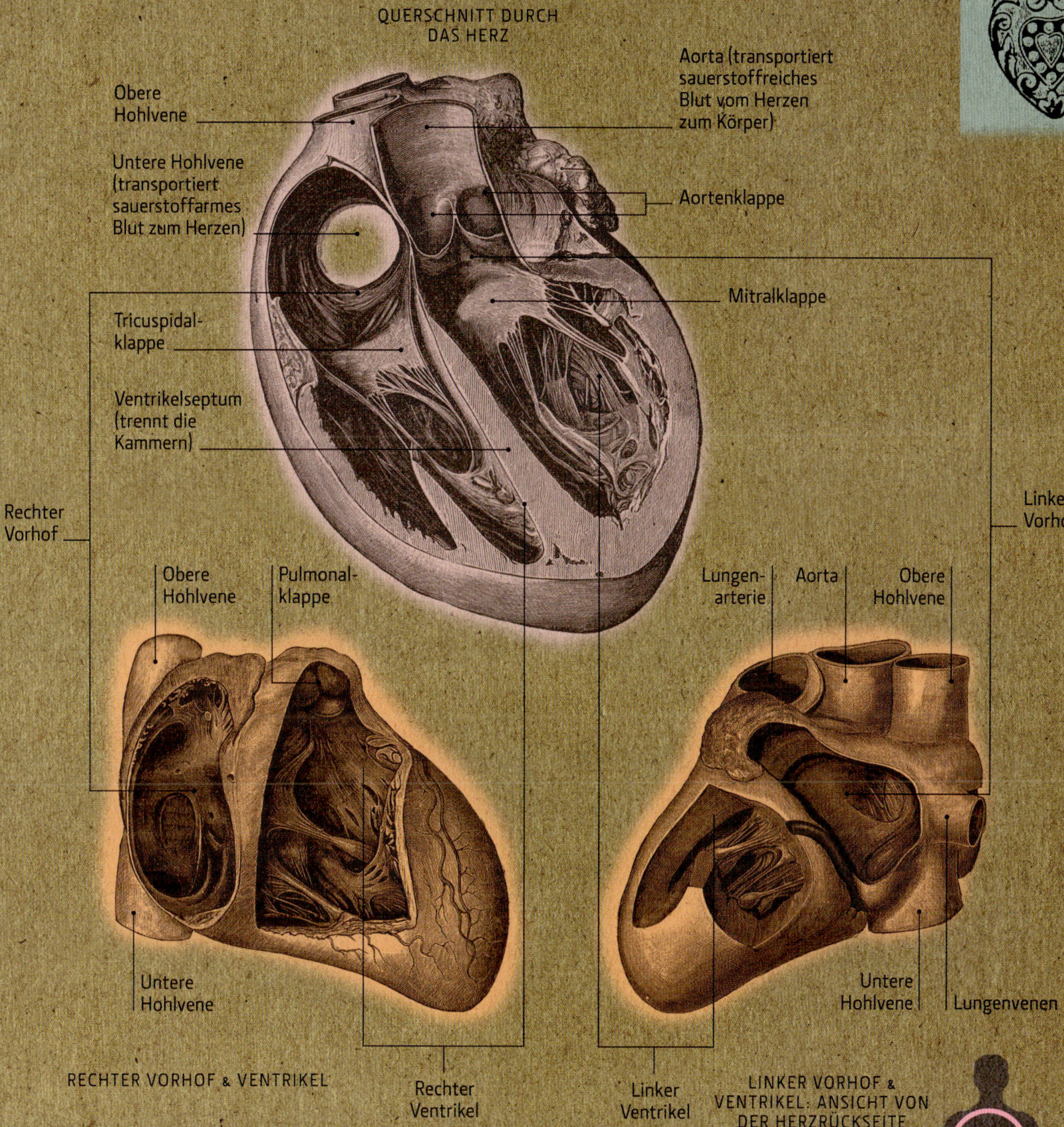
QUERSCHNITT DURCH
DAS HERZ
Obere
Hohlvene
Aorta (transportiert
sauerstoffreiches
Blut vom Herzen
zum Körper)
Untere Hohlvene
(transportiert
sauerstoffarmes
Blut zum Herzen)
Aortenklappe
Mitralklappe
Tricuspidal-
klappe
Ventrikelseptum
(trennt die
Kammern)
Rechter
Vorhof
Linker
Vorhof
Obere
Hohlvene
Pulmonal-
klappe
Lungen-
arterie
Aorta
Obere
Hohlvene
Untere
Hohlvene
Untere
Hohlvene
Lungenvenen
RECHTER VORHOF & VENTRIKEL
Rechter
Ventrikel
Linker
Ventrikel
LINKER VORHOF &
VENTRIKEL: ANSICHT VON
DER HERZRÜCKSEITE

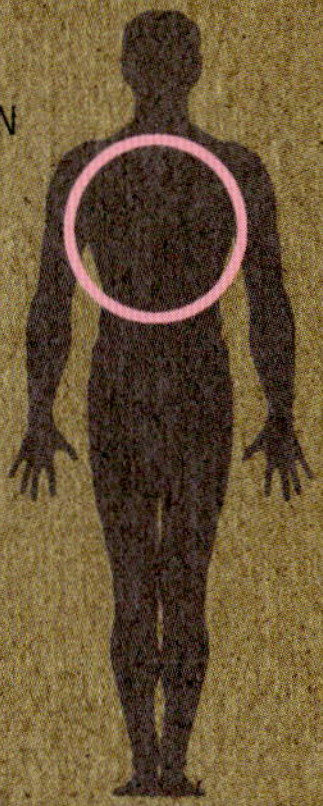

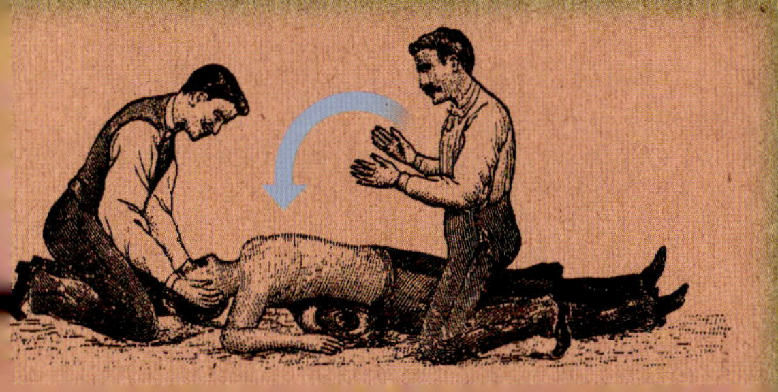

DIE GROSSEN ARTERIEN & VENEN

30 Sekunden Anatomie

3-SEKUNDEN-SCHNITT
Die großen Arterien transportieren das Blut vom Herzen weg, während die großen Venen es zum Herzen befördern.

3-MINUTEN-SEKTION
Die Venen beinhalten ungefähr zwei Drittel des Blutes im Körper und dienen als Blutreservoir. Möglich macht dies die Dehnbarkeit ihrer Wände. Venen sind generell weniger muskulär als Arterien und liegen meist dichter unter der Haut. Manche Arterien liegen dicht genug unter der Haut, um den Puls des Blutes spüren zu können. Am besten eignen sich dafür die Speichenarterie am Handgelenk und die Armarterie auf der Seite des Ellenbogens.

Die großen Arterien des menschlichen Körpers befördern alle sauerstoffreiches Blut vom Herzen weg – mit einer Ausnahme: Die Lungenarterie transportiert *sauerstoffarmes* Blut von der rechten Seite des Herzens zur Lunge. Die größte Arterie im Körper ist die Aorta, durch die das Blut fließt, das unter hohem Druck aus der linken Seite des Herzens herausgepumpt wird. Die Aorta hat eine dicke, elastische Muskelwand. Deren Dehnbarkeit hält das Blut unter hohem Druck und hilft mit, es zu den entfernteren Körperteilen zu pumpen.
Die Aorta verzweigt sich in kleinere Arterien, deren Wände geringere Mengen des elastischen Materials enthalten, dafür aber einen höheren Muskelanteil aufweisen. Fließt Blut durch ein Gewebe, so steht es unter geringem Druck und tritt in die kleinen Venen ein. Die kleinen Venen führen zu größeren Venen, die über dünne, dehnbare Wände mit einem geringeren Muskelanteil verfügen. Die obere und die untere Hohlvene führen das sauerstoffarme Blut zur rechten Seite des Herzens zurück, während die Lungenvene die einzige Vene ist, die sauerstoffreiches Blut transportiert – sie verläuft von der Lunge zur linken Seite des Herzens.

VERWANDTE THEMEN
DAS KREISLAUFSYSTEM
Seite 62

DAS HERZ
Seite 64

DIE MIKROZIRKULATION
Seite 68

30-SEKUNDEN-BIOGRAFIE
PRAXAGORAS VON KOS
geboren um 340 v. Chr.
Einflussreicher antiker griechischer Mediziner, dem die Unterscheidung zwischen Arterien und Venen zugeschrieben wird.

30-SEKUNDEN-TEXT
Andrew T. Chaytor

Die Karotisarterien transportieren sauerstoffreiches Blut zum Kopf, während die Drosselvenen das sauerstoffarme Blut zum Herzen zurückbefördern.

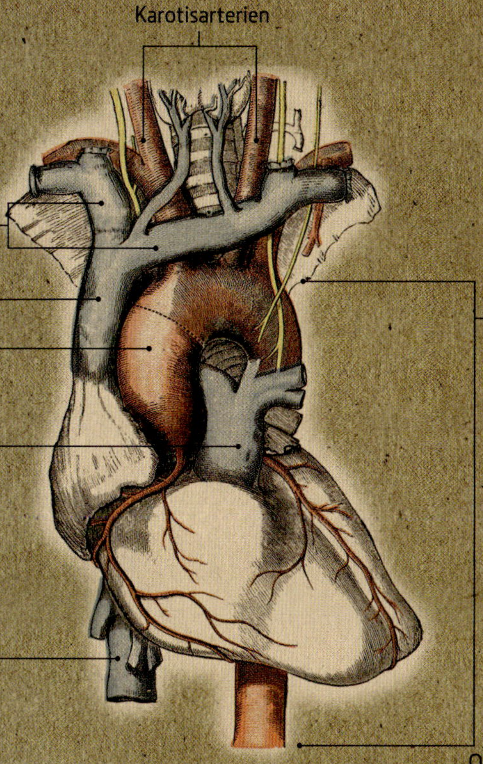

GROSSE BLUTGEFÄSSE DES HERZENS

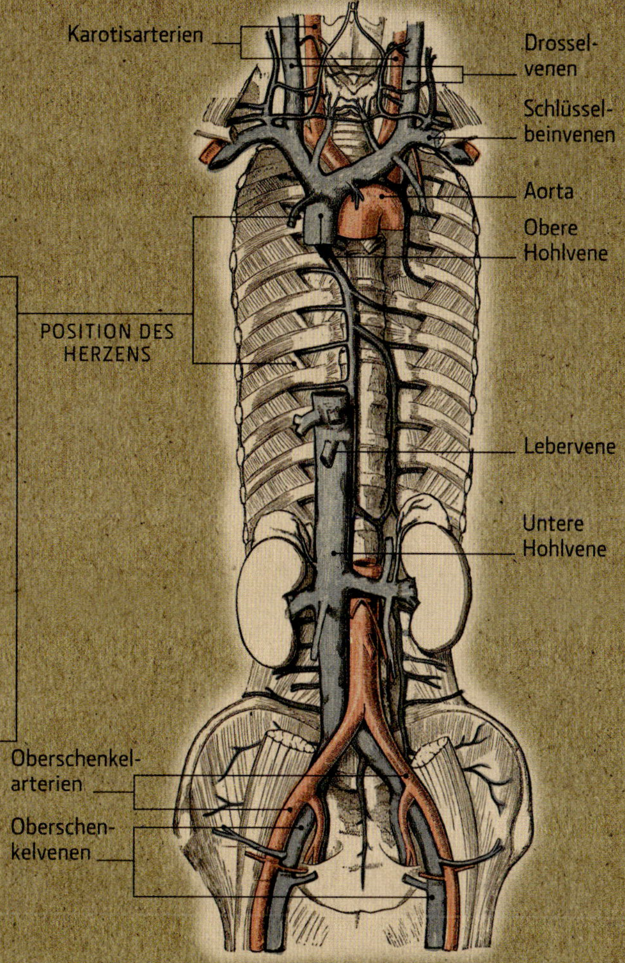

GROSSE BLUTGEFÄSSE VON BRUST & BAUCH

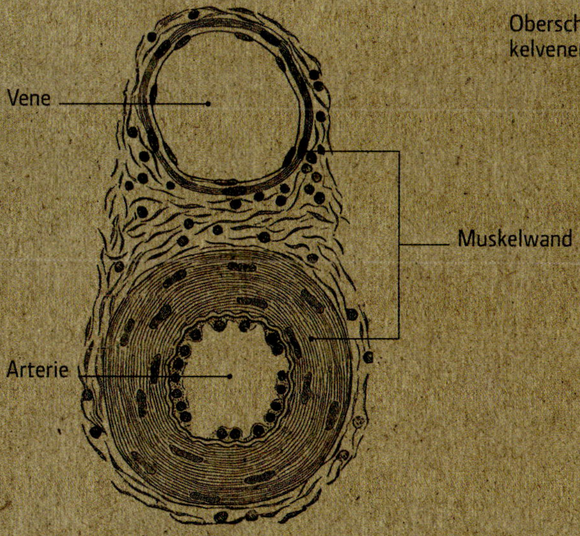

QUERSCHNITT DURCH EINE ARTERIE & EINE VENE

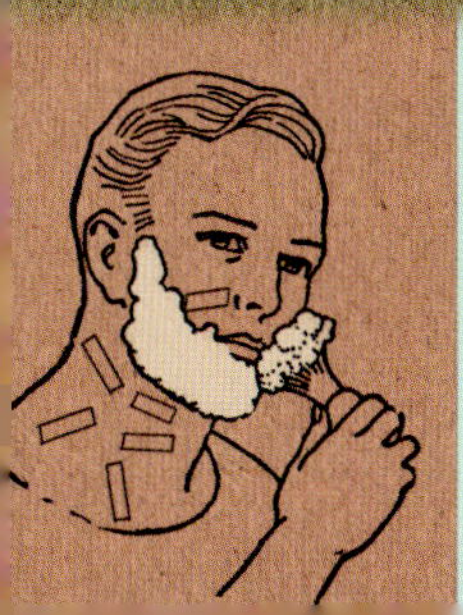

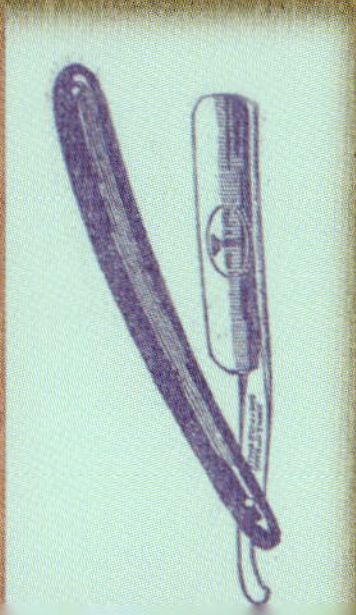

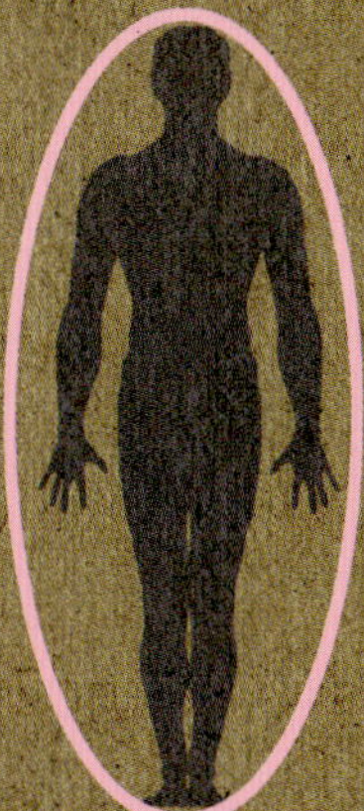

DIE MIKROZIRKULATION

30 Sekunden Anatomie

3-SEKUNDEN-SCHNITT

Die Mikrozirkulation, ein Verbund kleinster Blutgefäße im Körper, steuert den Blutfluss durch ein Organ.

3-MINUTEN-SEKTION

Findet keine Bewegung von Flüssigkeiten durch die Mikrozirkulation mehr statt, kann dies zur Dehydrierung von Gewebe oder zu Schwellungen (Ödemen) führen. Die Elephantiasis ist eine von Stechmücken übertragene parasitäre Wurminfektion. Dabei blockiert der Parasit das Lymphdrainagesystem, was zu einer extremen Schwellung führt – besonders am Unterkörper. Im Gegensatz dazu können bei einer Hämorrhagie, einer Blutung aus den Gefäßen, bis zu 500 Milliliter Gewebeflüssigkeit in die Kapillaren fließen, um das Blutvolumen zu erhöhen. Dieser Vorgang wird Autotransfusion genannt.

Die Mikrozirkulation besteht aus Arteriolen, Kapillaren und Venolen, die zusammen die Organe mit Blut versorgen und Blut daraus abtransportieren. Die Arteriolen haben einen Durchmesser von etwa 5–100 Mikrometer und eine Außenschicht aus dickem, glattem Muskel, eine dünnere Adventitialschicht (Membran) und eine innere Haut aus dünnen Endothelzellen. Das Ausmaß der Kontraktion des glatten Muskels (Dilatation) bestimmt den Durchmesser der Arteriole und somit den Blutfluss durch das Gefäß in die Kapillaren. Die Kapillaren haben einen Durchmesser von 5–10 Mikrometern und bestehen nur aus einer dünnen Endothelzellschicht. Der Durchmesser einiger Kapillaren ist geringer als der einer roten Blutzelle, sodass die Blutkörperchen sich verformen müssen, um durch diese winzigen Gefäße zu fließen. Der Aufbau der Kapillaren ist gut an ihre Funktion angepasst. Sie bilden eine dünne Barriere, durch die Sauerstoff und Nährstoffe (etwa Glukose) eindringen und Kohlendioxid nach außen treten kann. Dieser Blutfluss wird »Nährstofffluss« genannt. Die Venolen sind in erster Linie Sammelkanäle, die sich in die größeren Venen ergießen. Flüssigkeit wird durch die Wände der Kapillaren und Venolen gefiltert, um die Wasseranlagerung (Hydrierung) im Gewebe zu regulieren.

VERWANDTE THEMEN

DAS LYMPHSYSTEM
Seite 100

30-SEKUNDEN-BIOGRAFIE

MARCELLO MARPIGHI
1628–1694
Italienischer Physiologe, der die Existenz der Kapillarzirkulation vier Jahre nach dem Tod von William Harvey nachweisen konnte.

30-SEKUNDEN-TEXT

Marina Sawdon

In einem Kapillarbett versorgt ein Netz aus Kapillaren die Körpergewebe mit sauerstoffreichem Blut und entzieht ihnen sauerstoffarmes Blut.

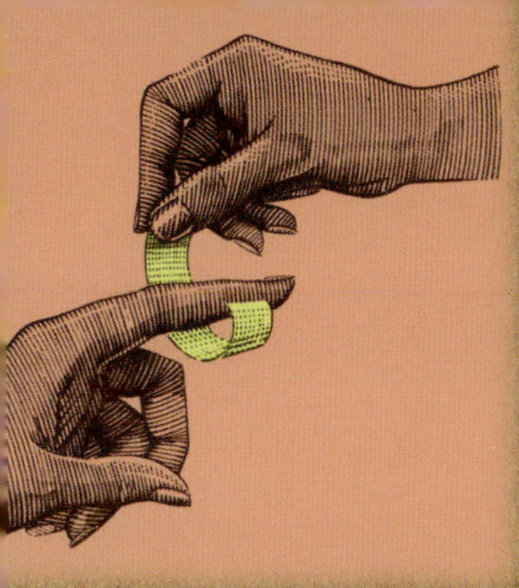

DICKDARMSCHLEIFE

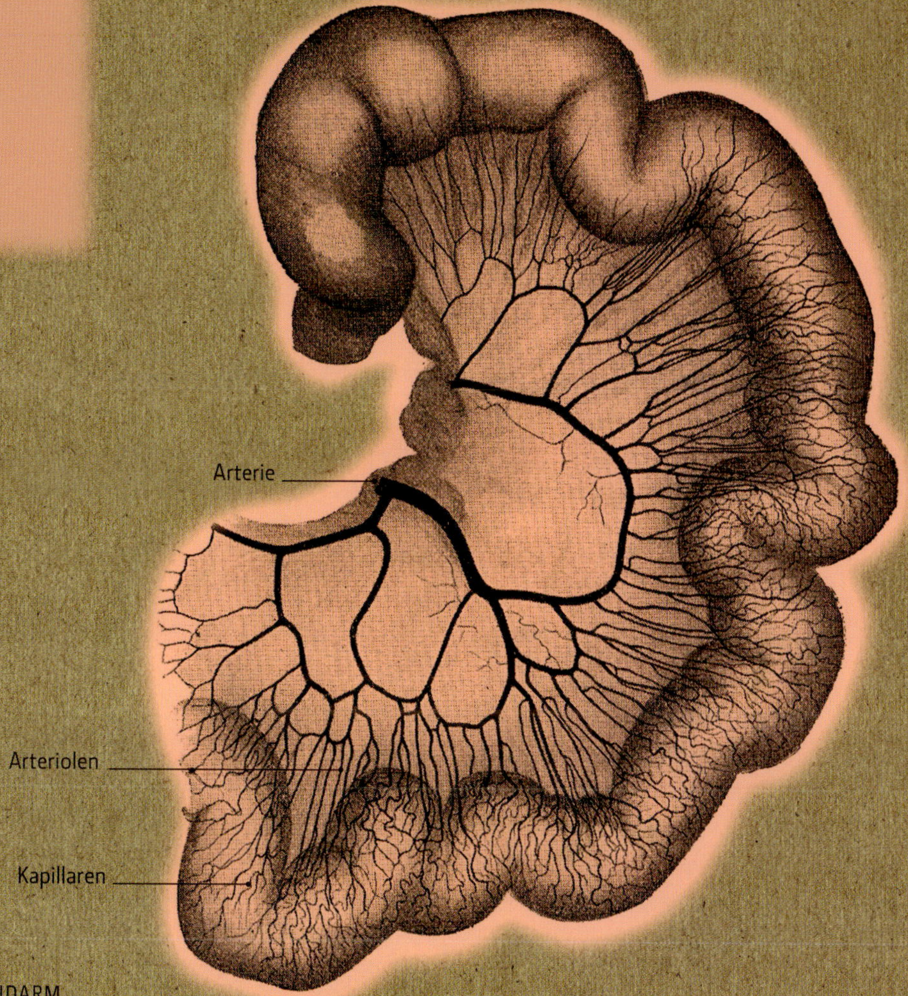

KAPILLARNETZ IM DÜNNDARM

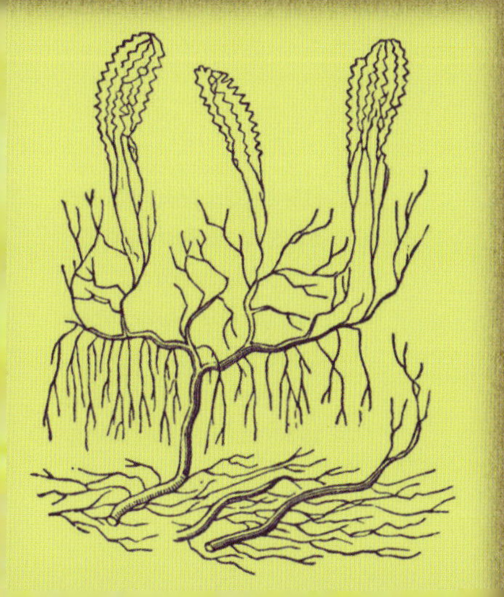

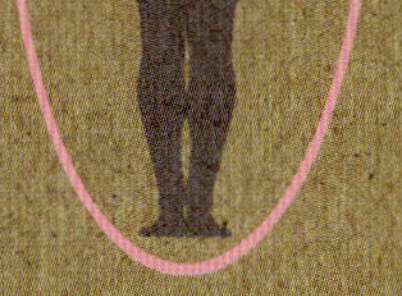

DIE PFORTADER-ZIRKULATION

30 Sekunden Anatomie

3-SEKUNDEN-SCHNITT
Die Pfortadersysteme im menschlichen Körper verbinden entfernte Organe und sind für den Transport von Nähr- und Signalstoffen verantwortlich.

3-MINUTEN-SEKTION
Auslöser einer Leberzirrhose sind mehrheitlich übermäßiger Alkoholkonsum oder Virusinfektionen. Die Krankheit beschädigt die Leber, sodass sie nicht mehr ordnungsgemäß funktioniert und sich Narbengewebe bildet. Die Vernarbung stört den Blutfluss in der Pfortader und verursacht einen Blutstau im Pfortadersystem. Dadurch wird Flüssigkeit aus der Pfortader herausgedrängt und der Bauch schwillt an – gut zu sehen bei Leberzirrhose-Patienten.

Die Pfortadersysteme bestehen aus einer Vene, die in einem Verbund kleinster Blutgefäße des Körpers (einem Kapillarbett) entspringt und direkt zu einem zweiten Kapillarbett in einem anderen Gewebe verläuft. Das größte Pfortadersystem in unserem Körper ist das Leberpfortadersystem, das sauerstoffarmes, aber nährstoffreiches Blut vom Darm über die Leberpforte (die *Porta Hepatis*) zur Leber befördert. Da der Herzschlag kaum Einfluss auf die Leberpfortader oder Portalvene ausübt, bleibt das Blut unter niedrigem Druck. Ein grundlegender Vorteil der Leberpforte besteht darin, dass nützliche Stoffe direkt zwecks Einlagerung oder Weiterverarbeitung zur Leber transportiert werden. Weitere Pfortadersysteme befinden sich im Gehirn und in der Niere. So produziert der Hypothalamus im Gehirn freisetzende Hormone (Releasing-Hormone), die durch ein Pfortensystem direkt zur Hirnanhangdrüse (Hypophyse) gelangen, wo sie die Freisetzung anderer Hormone steuern. Und in der Niere verbindet ein Pfortensystem die Teile der Niere, die für die Blutfilterung zuständig sind, mit dem Teil, der übermäßigen Flüssigkeitsverlust verhindert.

VERWANDTE THEMEN
DIE GROSSEN ARTERIEN & VENEN
Seite 66

30-SEKUNDEN-TEXT
Andrew T. Chaytor

Die Leberpfortader ist etwa acht Zentimeter lang und befördert drei Viertel des Blutes in der Leberpforte, während der Rest über die Leberarterien geleitet wird.

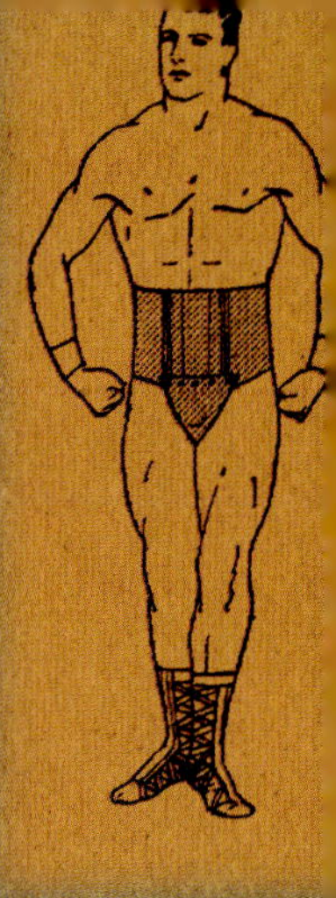

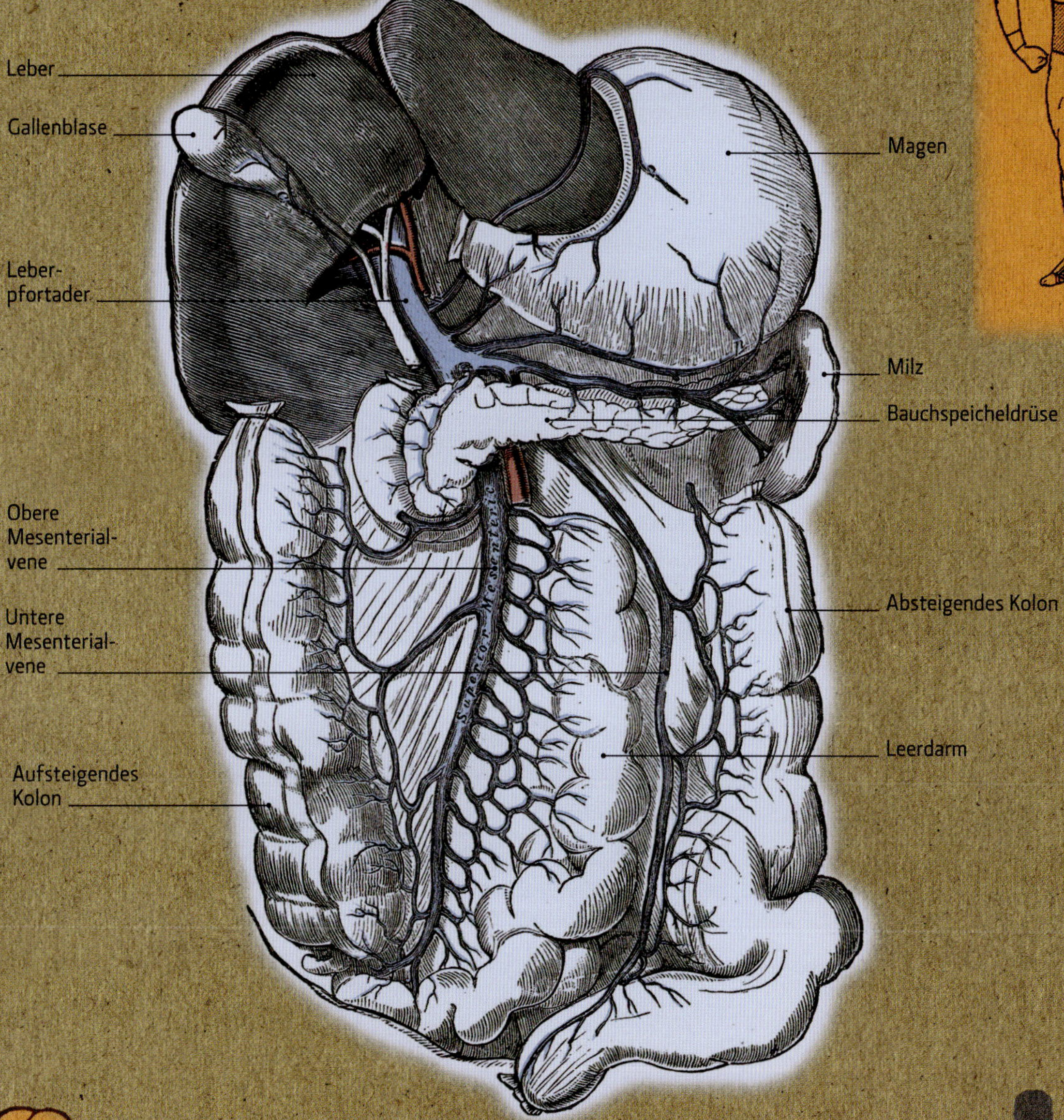

VERSORGUNGSZWEIGE DER LEBERPFORTADER

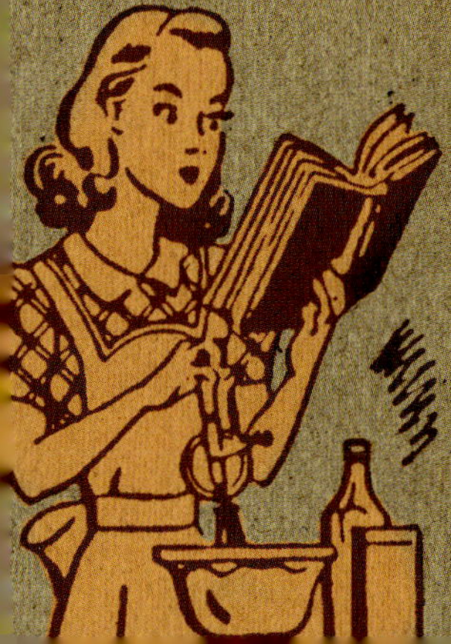

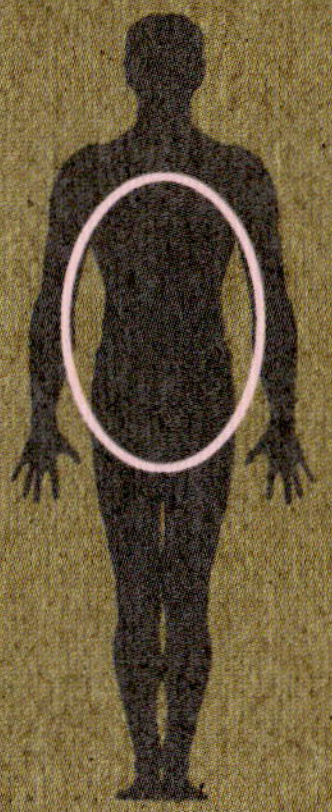

DIE MILZ

30 Sekunden Anatomie

Die Milz befindet sich zwischen Zwerchfell, Magen und der linken Niere, unter der neunten und zehnten Rippe im linken oberen Bauchquadranten. Sie ist das größte Lymphorgan im Körper, wiegt bis zu 150 g und hat mit zwölf Zentimetern Länge etwa die Größe einer geballten Faust. Ihre tiefrote Farbe verdankt sie dem außergewöhnlich hohen Blutgehalt. In der Milz durchläuft das Blut ähnliche Prozesse wie die Lymphe in den Lymphknoten. Ein Netzwerk arterieller Kanäle und Hohlräume wirkt wie ein Sieb, das den Blutfluss durch die Milz verlangsamt. So kann das Blut gefiltert und bei Bedarf eine Immunreaktion ausgelöst werden. Das Milzhilum ist eine Öffnung, die der Milzarterie Zutritt zur Milz verschafft, während die Milzvene und die Lymphdrainagegefäße durch sie austreten. Der Zellinhalt der Milz wird Pulpa genannt. Die rote Pulpa enthält eine große Zahl roter Blutkörperchen, wogegen die weiße Pulpa aus Ansammlungen von Lymphknoten besteht, die Antikörper synthetisieren. Bei Bauchverletzungen ist die Milz anfällig für Risse. Eine beschädigte Milz muss unverzüglich behandelt werden, weil sonst große Mengen Blut in die Bauchhöhle austreten.

3-SEKUNDEN-SCHNITT
Die Milz baut überalterte oder beschädigte Blutkörperchen ab und filtert zirkulierende Pathogene aus dem Blut heraus. Sie besteht aus roter und weißer Pulpa.

3-MINUTEN-SEKTION
Bei beeinträchtigter Funktion des Knochenmarks nimmt die Milz die Herstellung von roten Blutkörperchen wieder auf, an der sie sonst nur beim Fötus und Kleinkindern beteiligt ist. Bei einer Verletzung mit schwerem Blutverlust zieht sich die Milz zusammen und pumpt das eingelagerte Blut in den Blutkreislauf. Eine erkrankte oder verletzte Milz kann entfernt werden, denn der Körper funktioniert auch ohne dieses Organ. Menschen ohne Milz sind jedoch anfälliger für Infektionen.

VERWANDTE THEMEN
DAS LYMPHSYSTEM
Seite 100

30-SEKUNDEN-BIOGRAFIE
RUDOLF VIRCHOW
1821–1902
Deutscher Pathologe, der 1847 das medizinische Fachwort Leukämie einführte und die Krankheit beschrieb.

30-SEKUNDEN-TEXT
Jo Bishop

Zwei Bänder im oberen linken Bauchbereich, die mit dem Magen und der linken Niere verbunden sind, halten die Milz an Ort und Stelle.

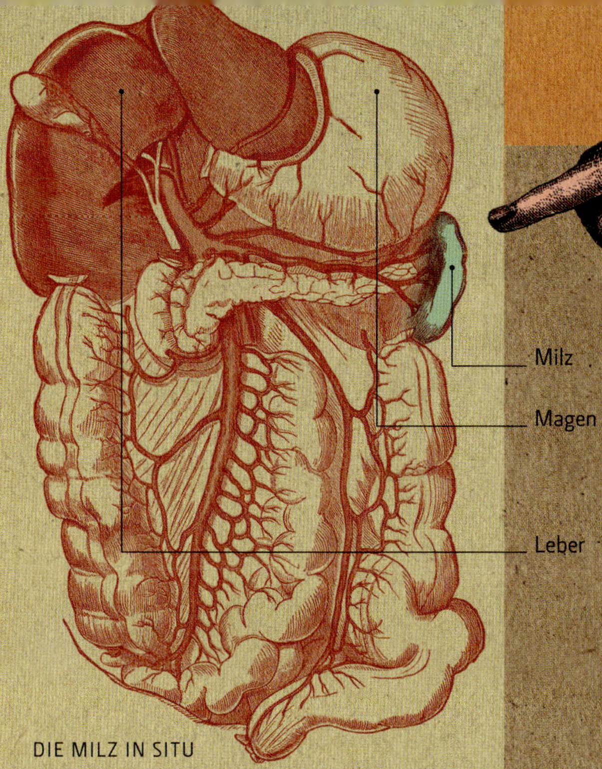

DIE MILZ IN SITU

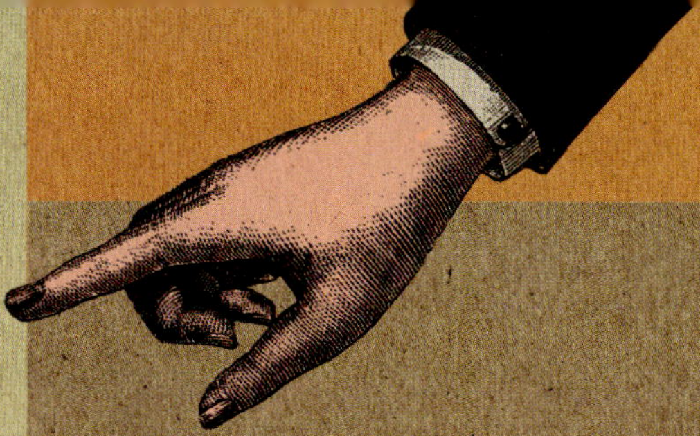

QUERSCHNITT DURCH DIE MILZ

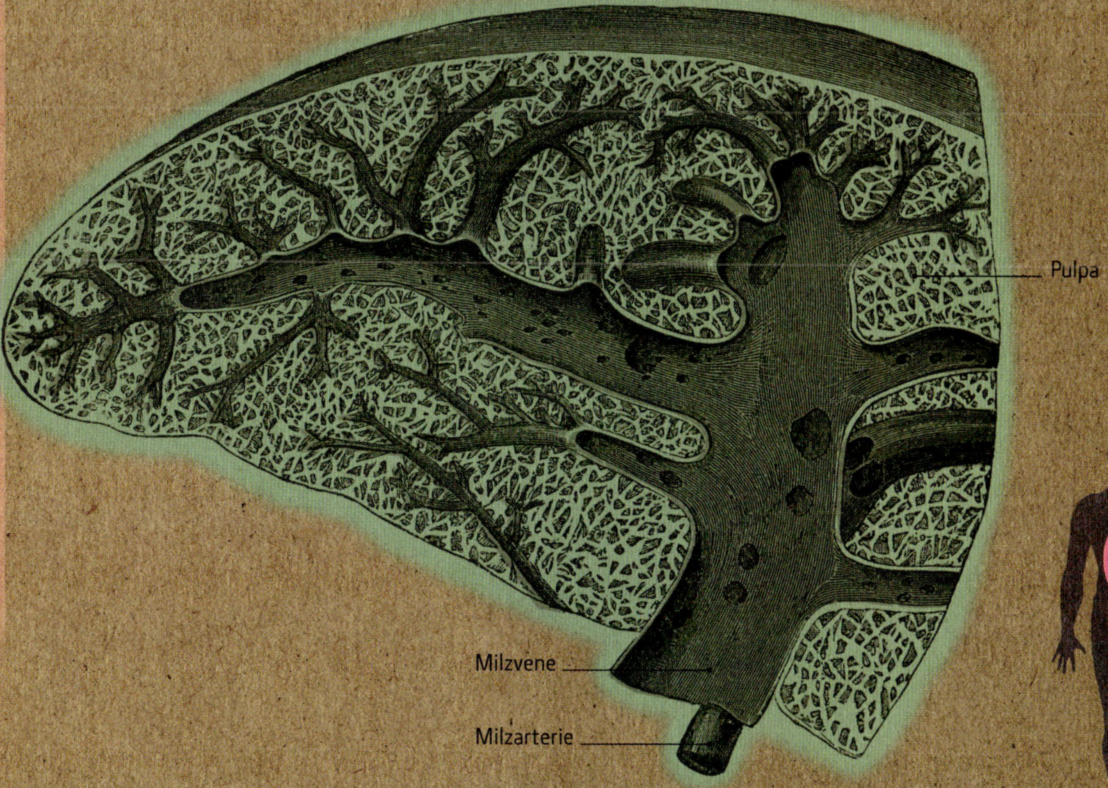

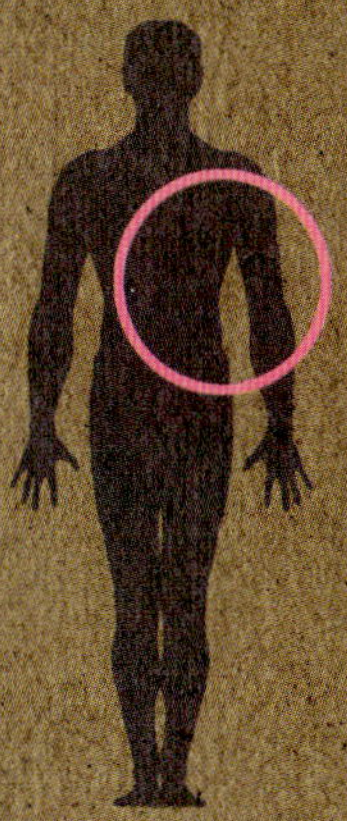

1578
Geboren in Folkestone, Grafschaft Kent

1597
Abschluss des Studiums der klassischen Sprachen an der Universität von Cambridge

1604
Mitglied des Royal College of Physicians, London

1609
Ernennung zum Arzt am St. Bartholomew's Hospital, London

1613
Wahl zum Zensor des Royal College of Physicians. Der Zensor prüfte die Bewerber, die um Aufnahme am College ansuchten, und sorgte für die Aufrechterhaltung der medizinischen Standards

1615–1656
Ernennung zum Dozenten am Royal College of Physicians mit der Verpflichtung, sieben Jahre lang öffentliche Vorlesungen zu halten

1616
In seinen Anatomievorlesungen präsentiert er erstmals seine Vorstellungen zum Blutkreislauf

1618
Leibarzt von König Jakob I.

1625
Wiederwahl zum Zensor des Royal College of Physicians

1628
Veröffentlichung der eigenen Theorien in *Exercitatio Anatomica de Motu Cordis et Sanguinis in Animalibus* (»Eine anatomische Studie der Bewegung des Herzens und des Blutes bei Tieren«)

1632
Ernennung zum Leibarzt von König Karl I.

1654
Wahl zum Präsidenten des Royal College of Physicians. Konnte die Wahl wegen seines schlechten Gesundheitszustands jedoch nicht annehmen

1657
Gestorben in Roehampton, London, begraben in Hempstead, Grafschaft Essex

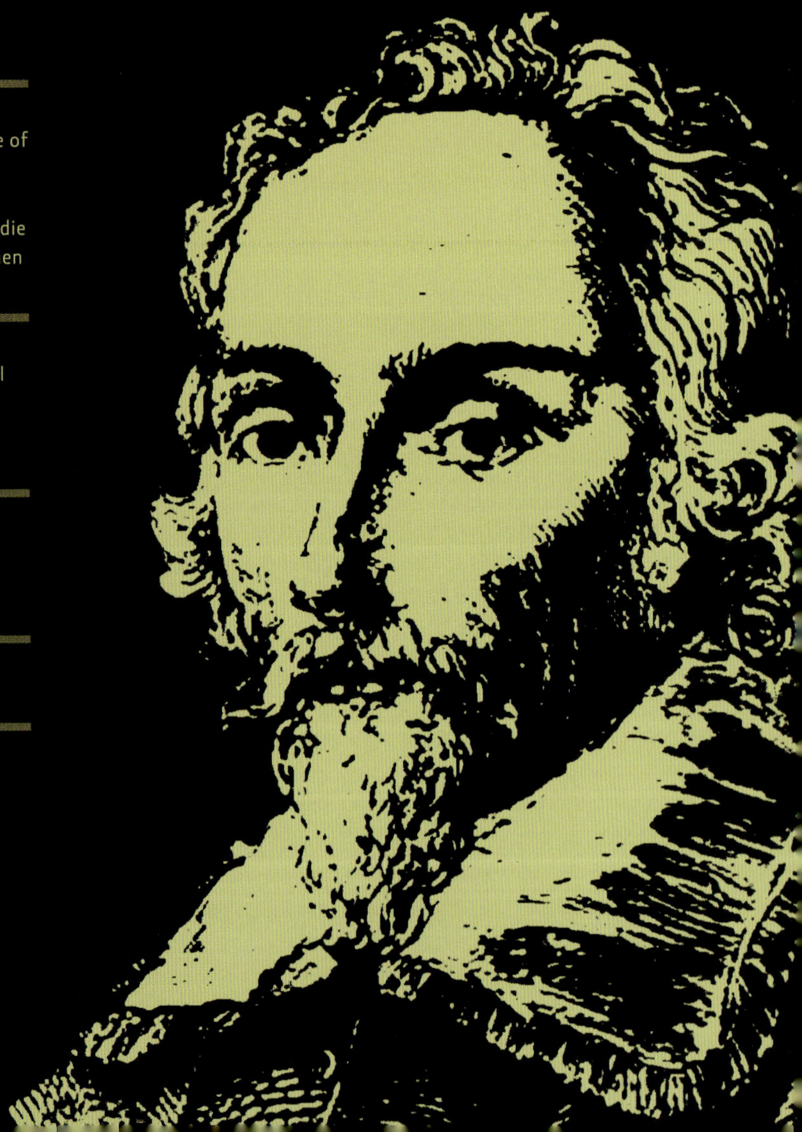

WILLIAM HARVEY

Man könnte William Harvey als Galileo Galilei der Medizin bezeichnen. Der Gedanke, dass die beiden sich begegnet sein könnten, ist verlockend. Harvey hielt sich nämlich 1636, also zur selben Zeit wie Galilei, in Rom auf, doch leider existieren für eine Begegnung keine Beweise. Harvey ist für die erste genaue Beschreibung des Kreislaufsystems und der Rolle des Herzens als Pumpe in diesem System verantwortlich. Damit stellte er die damals allein gültigen, auf den Theorien von Galenos (Seite 114–115) basierenden Ansichten in Frage. Seine Theorie vom Herzen im Zentrum des Systems besaß die stringente Eleganz von Galileos Theorie der Sonne im Zentrum des Universums und verursachte genauso erbitterte Kontroversen.

Harvey zog zwar nicht wie Galilei den Ärger der Päpste auf sich, sehr wohl aber die Feindschaft der etablierten Mediziner. Viele Ärzte wollten »lieber mit Galenos irren als mit Harvey die Wahrheit verkünden«. Obwohl dies mit finanziellen Einbußen und der Behinderung seiner Arbeit verbunden war, machte er erfolgreich Karriere. Nach einer wohlüberlegten Heirat mit Elizabeth Browne, der Tochter von Lancelot Browne, dem früheren Hofarzt von Königin Elisabeth I. und ihres Nachfolgers Jakob I., im Jahre 1604 hatte Harvey zur Zeit der Veröffentlichung seiner Ideen selbst das Amt des Hofarztes von König Karl I. inne und zählte deshalb einen erheblichen Teil der Aristokratie zu seiner Kundschaft. Außerdem bekleidete er in seinem Leben angesehene Posten am Royal College of Physicians, leitete faktisch das St. Bartholomew's Hospital und rief eine kostenlose Beratung für die Armen ins Leben.

Zu seinen Ideen beflügelte Harvey sein Mentor an der Universität von Padua, Hieronymus Fàbricius, der in einer Studie zu Klappen, die nur in eine Richtung funktionierten, folgerte, dass sie im Venensystem von zentraler Bedeutung sein müssen. Harvey schloss daraus, dass das Venensystem das Blut zum Herzen zurückbeförderte (und es nicht über die Haut verteilte), dass die Lunge ein Sauerstoffbeschaffer und nicht nur ein Kühlaggregat sein musste und dass arterielles Blut folglich nicht immer neu hergestellt, sondern nur erneut mit Sauerstoff angereichert wurde. Zwar konnte Harvey in Ermangelung leistungsstarker Mikroskope nicht sehen, wie die Kapillaren funktionieren, aber er leitete ihre Existenz ab (Seite 62–67). Außerdem konnte er den Herzschlag und die durch den Kreislauf gepumpte Blutmenge berechnen.

Ironischerweise starb Harvey an einer durch die Gicht hervorgerufenen Hirnblutung. Am St. Bartholomew's Hospital ist ein Forschungsinstitut nach ihm benannt und im englischen Ashford ein modernes Krankenhaus.

DIE LUNGE

30 Sekunden Anatomie

3-SEKUNDEN-SCHNITT
In der Lunge gelangen der Sauerstoff aus der eingeatmeten Luft ins Blut und das Kohlenstoffdioxid vom Blut in die Lunge, um ausgeatmet zu werden.

3-MINUTEN-SEKTION
Jeden Lungenflügel bedeckt ein durchgehendes zweischichtiges Fell – die Pleura. Als Brustfell kleidet sie die Brustwand aus, als Lungenfell überzieht sie die Lungenoberfläche. Der Pleuraspalt zwischen den beiden Schichten ist mit einem Schmiermittel gefüllt, dem sogenannten Surfactant. Frühgeborenen fällt das Atmen schwer, weil ihr Körper kein Surfactant produziert. Sie erhalten es künstlich und werden beatmet, bis ihre Lunge voll entwickelt ist.

Über winzige Lungenbläschen, sogenannte Alveolen, findet der »Gasaustausch« statt, bei dem der eingeatmete Sauerstoff ins Blut übergeht, um zum Herzen transportiert zu werden, während das vom Herzen zurückbeförderte Kohlendioxid im Blut in die Lunge gerät, um dort ausgeatmet zu werden. Die beiden Lungenflügel liegen beidseits des Herzens in der Brusthöhle. Ihre Unterseite liegt auf dem Zwerchfell, die Oberseite (Apex) läuft spitz zu und ragt in den Hals hinein. Dazwischen befinden sich die Rippen und die mittlere Oberfläche. Das Lungengewebe (Parenchym) enthält elastische Fasern, glatten Muskel sowie Lymphgefäße und ist in Lappen aufgeteilt, die über Zweige der Lungenarterien und -venen sowie von den Atemwegen versorgt werden. Am Hilum führen unter anderem die Lungenarterie, die sauerstoffarmes Blut vom Herzen zur Lunge transportiert, zwei Lungenvenen, die sauerstoffreiches Blut von der Lunge zum Herzen befördern, sowie der Hauptbronchus, die Bronchialadern, Nerven und Lymphgefäße in die Lunge hinein beziehungsweise aus ihr heraus. Die rechte Lunge besitzt drei durch Furchen getrennte Lappen – den Ober-, Mittel- und Unterlappen. Die Horizontalfissur trennt den Oberlappen vom Mittellappen. Die linke Lunge ist kleiner und wird wie die rechte durch eine Fissur in Ober- und Unterlappen geteilt.

VERWANDTE THEMEN
DIE ATEMMUSKULATUR
Seite 56

DER BRONCHIALBAUM
Seite 78

30-SEKUNDEN-BIOGRAFIE
KURT VON NEERGAARD
1887–1947
Dänischer Arzt, der 1929 die Funktion des Surfactants beschrieb.

30-SEKUNDEN-TEXT
Jo Bishop

Das Herz liegt in der Brusthöhle zwischen den Lungenflügeln, mit denen es über die Lungenarterie und zwei Lungenvenen verbunden ist.

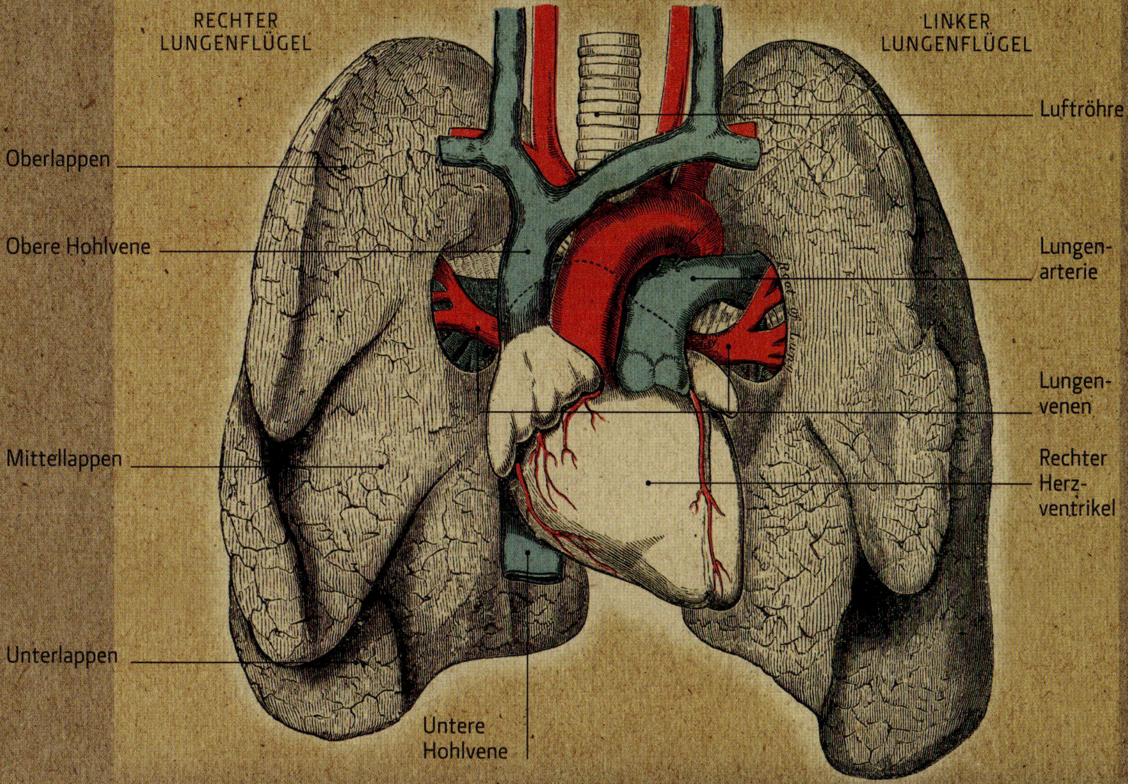

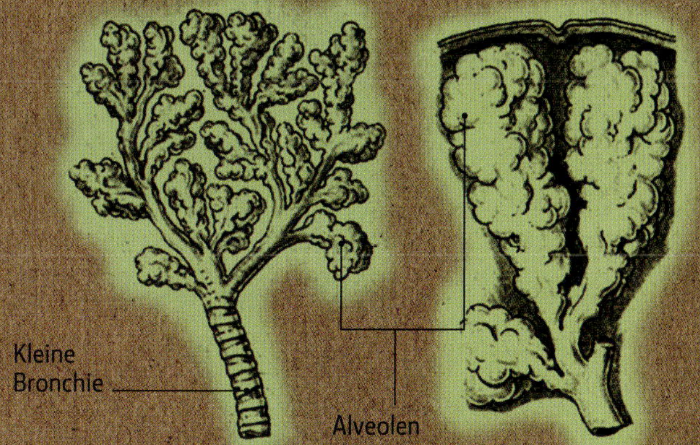

BRONCHIE & ALVEOLEN

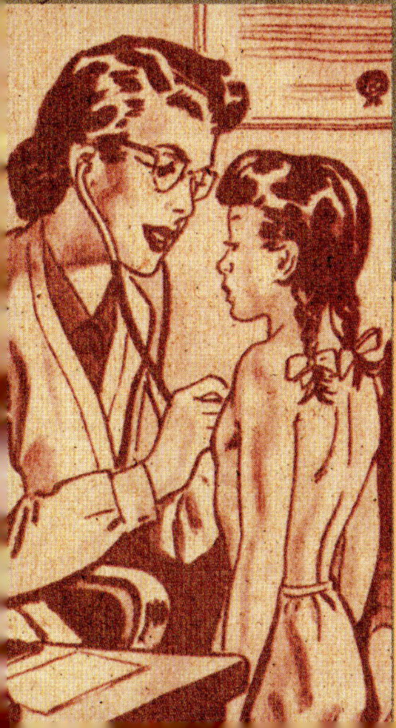

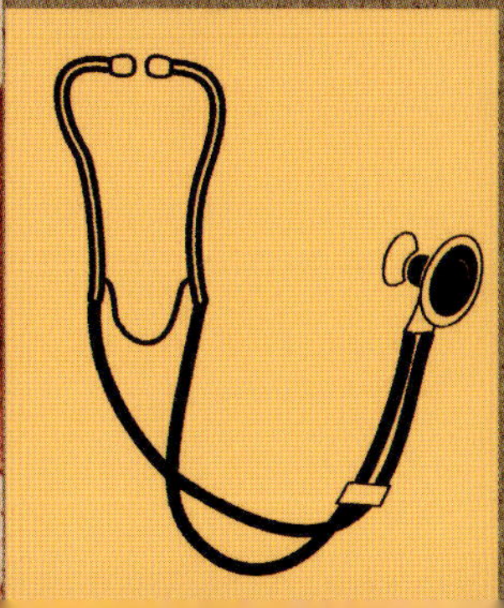

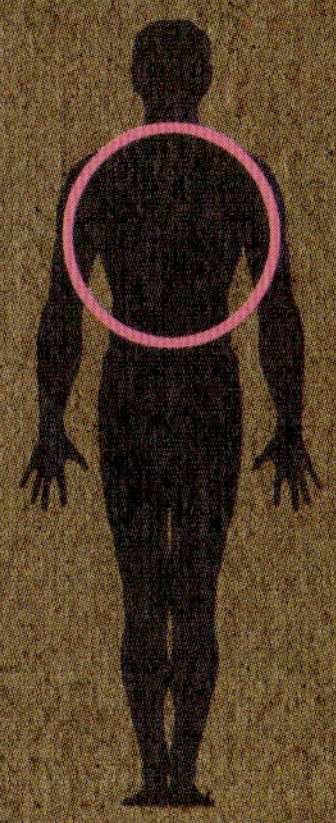

DER BRONCHIALBAUM

30 Sekunden Anatomie

3-SEKUNDEN-SCHNITT
Durch den Bronchialbaum gelangt die Luft in die Lunge. Er besteht aus der Luftröhre, dem rechten und linken Hauptbronchus, den Sekundärbronchien, den Segmentbronchien und den Endbronchiolen.

3-MINUTEN-SEKTION
Eine Lunge enthält ungefähr 300 Millionen Alveolen. Ihre Oberfläche beträgt etwa 60 m². Ein durchschnittlicher Mensch atmet etwa 25 000 Mal am Tag. Die Lunge ist sehr leicht und schwimmt auf dem Wasser.

Die Luftröhre, auch Trachea genannt, leitet die Luft vom Kehlkopf in die Lunge. Flexibel und im Durchschnitt etwa elf Zentimeter lang, hat sie einen Durchmesser von 2,5 Zentimetern. Eine Reihe C-förmiger Knorpel hält sie offen und stützt sie. Dank ihrer unvollständigen Ringform kann die Nahrung leicht in die dahinter liegende Speiseröhre gelangen. Die Luftröhre verzweigt sich zum linken und rechten Hauptbronchus, die ebenfalls Stützknorpel enthalten und in den linken beziehungsweise rechten Lungenflügel führen. Im Inneren des Lungengewebes kommt es zu weiteren Verzweigungen. Der Stamm- bzw. Primärbronchus verzweigt sich in die Sekundärbronchien, zwei links und drei rechts, die sich weiter in die Segmentbronchien (Tertiärbronchien) verästeln. Die Segmentbronchien leiten die Luft in spezifische Bereiche der Lunge – zum bronchopulmonalen Segment oder einfach Lungensegment. Die Verzweigung setzt sich im Lungengewebe fort, wobei die Übergänge bei jeder Stufe zunehmend kleiner werden. Die Ähnlichkeit mit den Ästen und Zweigen eines Baumes erklärt den Namen »Bronchialbaum«. Je kleiner die Bronchiole, desto weniger Stützknorpel enthält sie, die kleinsten bestehen nur aus glattem Muskelgewebe. Der Gasaustausch findet an der Endbronchiole in kleinen Bläschen, den Alveolen, statt. Hier gelangt der eingeatmete Sauerstoff ins Blut und Kohlendioxid hinaus. Darauf wird das Kohlendioxid beim Ausatmen aus dem Körper ausgestoßen.

VERWANDTE THEMEN
DIE ATEMMUSKULATUR
Seite 56

DIE LUNGE
Seite 76

RACHEN, KEHLKOPF & STIMMBÄNDER
Seite 120

30-SEKUNDEN-BIOGRAFIE
ROBERT BOYLE
1627–1691
Englisch-irischer Chemiker, der eine allgemeine Gasgleichung zur Berechnung des Gasaustauschs aufstellte.

30-SEKUNDEN-TEXT
Jo Bishop

Der rechte Hauptbronchus ist breiter und fällt in einem steileren Winkel ab als der linke. Beide Bronchien verzweigen sich weiter bis zu den Endbronchiolen.

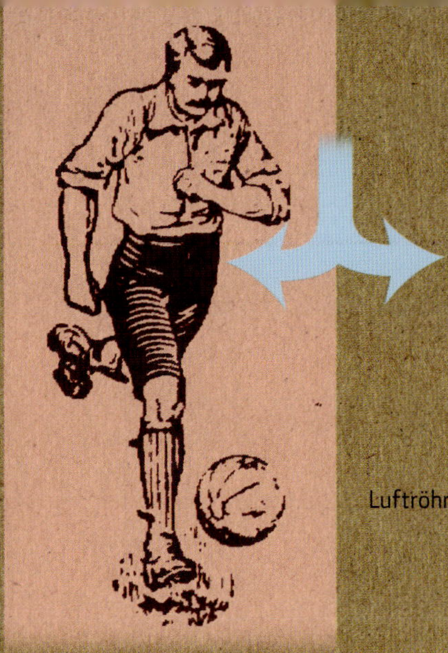

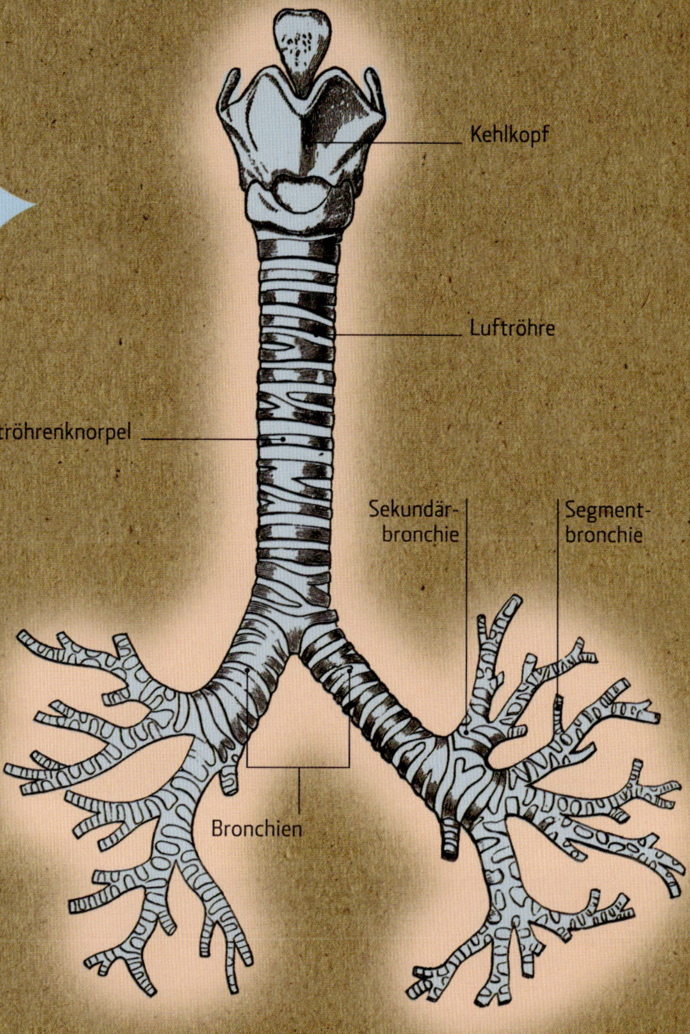

DER BRONCHIALBAUM IN SITU

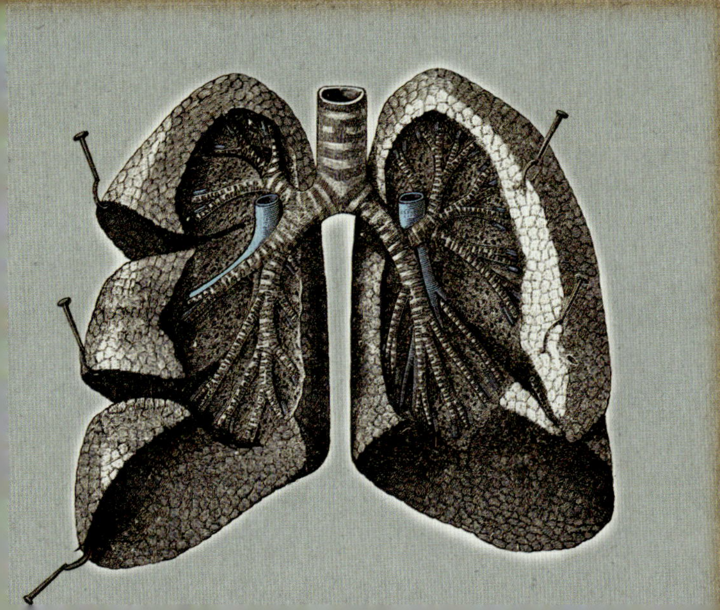

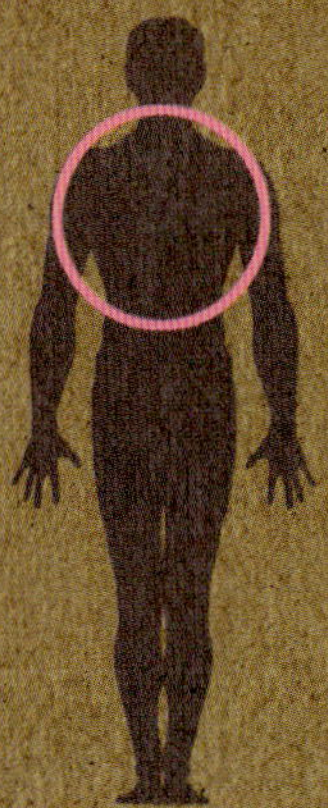

DAS VERDAUUNGSSYSTEM

DAS VERDAUUNGSSYSTEM
GLOSSAR

Gallengang Führt von der Gallenblase zum Zwölffingerdarm. Durch den Gallengang fließt die Galle, eine bittere, grün-bräunliche Flüssigkeit, die von der Leber produziert und in der Gallenblase eingelagert wird. Die Galle spielt eine Schlüsselrolle bei der Verdauung, besonders bei der Fettaufspaltung im Dünndarm.

Harnleiter Zwei Röhren, die den Urin aus den Nieren zur Harnblase leiten. Es gibt je einen Harnleiter für jede Niere. Die Harnleiter sind etwa 30 Zentimeter lang.

Ileozäkaler Übergang Auf der rechten Seite des Beckens, an der Stelle, wo der letzte Abschnitt des Dünndarms, das Ileum (Hüftdarm), in den Blinddarm (Zäkum) am Anfang des Dickdarms übergeht. Der Dickdarm verfügt über fünf Abschnitte: Blinddarm, aufsteigendes Kolon, Querkolon, absteigendes Kolon und Sigma. Hier wird die Nahrung weiter verdaut, und der Körper nimmt Wasser auf.

Langerhans-Inseln Spezialisierte Zellen in der Bauchspeicheldrüse, die Hormone produziert, und zwar Insulin, das den Blutzuckerspiegel senkt, Glucagon, das ihn anhebt, und Somatostatin, das die Freisetzung der Wachstumshormone steuert.

Lymphknoten Auch als Lymphdrüsen bekannt. Bohnenförmige Schwellungen in bestimmten Abständen im System der Lymphgefäße. Lymphknoten enthalten weiße Blutkörperchen, die Bakterien angreifen und Infektionen bekämpfen.

Magenpförtner Auch Pylorus genannt. Der dritte Teil des Magens nach dem Magengrund (Fundus) und dem Magenkörper. Vom Pylorus gelangt der vorverdaute und verflüssigte Speisebrei (Chymus) durch den Schließmuskel des Magenpförtners in den Zwölffingerdarm, den ersten Abschnitt des Dünndarms. Darauf schließt sich der Muskel und hält weitere verflüssigte Nahrungspartikel vom Eindringen in den Dünndarm ab. Die Weitergabe der Nahrung an den Dünndarm geschieht etwa eine Stunde nach dem Verspeisen eines leichten Mahls und bis zu sieben Stunden nach einem ausgiebigen und schwer verdaulichen Mahl.

Nierenmark Der innere Teil der Niere, der aus den Nierenpyramiden, dem kleinen und dem großen Nierenkelch besteht.

Nierenrinde Bereich der Niere, wo das Blut gefiltert wird und der Urin entsteht. Letzterer wird im Nierenmark gefiltert, bevor er über die Harnleiter in die Harnblase gelangt. Die Nierenrinde enthält 1,2 Millionen Tubuli (Kanälchen) – die Nephronen. Die Nieren filtern nicht nur das Blut und erzeugen den Urin, sondern resorbieren auch viele nützliche Substanzen. Ein Nephron besteht aus einem Verbund von Blutkapillaren, dem sogenannten Glomerulus im Inneren der Bowman-Kapsel. Es gibt zwei Nieren, je eine auf jeder Seite der Wirbelsäule. Die Nieren filtern 1,3 Liter Blut pro Minute.

Pankreasgang Ein Gang, der an der Bauchspeicheldrüse beginnt und an der Vater-Ampulle auf den Gallengang trifft, bevor er in den Zwölffingerdarm mündet. Der Gang befördert Enzyme, die bei der Verdauung behilflich sind.

Rektum Auch Enddarm genannt. Der letzte Abschnitt des Dickdarms, der durch das Becken nach unten führt. Das Rektum ist etwa 23 Zentimeter lang; es verläuft durch den Analkanal zum Anus.

Sinusoide Winzige Zwischenräume in der Leber, die mit Hepatozyten (Leberzellen) ausgekleidet sind. Diese entgiften das Blut und produzieren Galle. Die Galle wird in der Gallenblase an der Unterseite der Leber eingelagert und fließt von hier den Gallengang entlang in den Dünndarm.

Speiseröhre Der erste Abschnitt des Verdauungstrakts – eine Muskelröhre, die vom Hals zum Magen verläuft.

Vater-Ampulle Auch *Ampulla Vateri*. Der Teil des Gallengangs, der auf den Pankreasgang trifft und sich dann in den Zwölffingerdarm, den ersten Teil des Dünndarms, öffnet.

Verdauungstrakt Auch Gastrointestinal- oder Magen-Darm-Trakt genannt. Eine vom Mund durch die Speiseröhre, den Magen, den Dünn- und Dickdarm und das Rektum bis zum Anus führende Röhre, in der die Nahrung durch Muskelbewegung, Hormone und Enzyme verdaut wird. Die wellenartigen Muskelkontraktionen, die den Nahrungsbrei durch die Röhre bewegen, bezeichnet man als Peristaltik.

Zotten Auch Villi genannt. Fortsätze an den Innenwänden von Jejunum (Leerdarm) und Ileum (Hüftdarm) im Dünndarm. Über die Zotten werden bei der Verdauung Nährstoffe aus dem Nahrungsbrei aufgenommen.

DER MAGEN

30 Sekunden Anatomie

Der Magen ist der zweite Abschnitt des Verdauungstrakts nach der Speiseröhre, die die zerkaute Nahrung vom Mund zum Magen befördert. Er liegt im oberen linken Bauchbereich und ist durch das Zwerchfell vom Herzen und dem linken Lungenflügel getrennt. Die Magenwände weisen drei Muskelschichten auf, sodass der Magen sich auf unterschiedliche Weise zusammenziehen kann. So wird sichergestellt, dass sich die Nahrung mit Magensäften vermischt. Die Magensäfte werden von den Zellen in der Magenwand produziert und beinhalten saure Substanzen und Enzyme zum Aufspalten der Nahrung. Der Magen ist in drei Abschnitte unterteilt: Magenboden (Fundus), Magenkörper und Magenpförtner (Pylorus). Der Magenboden ist der geweitete obere Bereich des Magens und enthält oft Gas, aber oft auch Flüssigkeit und/oder Nahrung. Die in Falten (Rugae) angelegten inneren Wände des Magenkörpers verfügen über Magendrüsen zur Unterstützung der Verdauung. Ist die Nahrung einmal aufgespalten, wird sie in den Pförtner geleitet, wo ein Muskelband (Schließmuskel) die Funktion einer »Pforte« übernimmt und den Nahrungsbrei an den Dünndarm weitergibt.

3-SEKUNDEN-SCHNITT
Im Magen, dem geweiteten Teil des Verdauungstrakts, beginnt der Verdauungsvorgang.

3-MINUTEN-SEKTION
Der Magen ist in seinem Inneren mit einem pH-Wert von 1,5 pH sauer – stärker als Essig oder Zitronensaft, aber nicht ganz so stark wie Batteriesäure! Der Militärarzt William Beaumont (1785–1853) führte bei einem Patienten, der einen Bauchschuss überlebt hatte, über die Eintrittswunde Nahrung in den Magen ein. Bei seinem Experiment entdeckte er die Magensäure und begriff, dass die Verdauung größtenteils ein chemischer und kein mechanischer Vorgang ist.

VERWANDTE THEMEN
DER DÜNNDARM
Seite 86

DER DICKDARM
Seite 88

30-SEKUNDEN-BIOGRAFIE
WILLIAM BEAUMONT
1785–1853
Erforscher des Verdauungsvorgangs beim Menschen und Entdecker der Magensäure

30-SEKUNDEN-TEXT
Claire France Smith

Größe und Form des Magens variieren je nach Körperhaltung und Körperbau einer Person. Bei Erwachsenen fasst er durchschnittlich etwas mehr als 1,5 Liter.

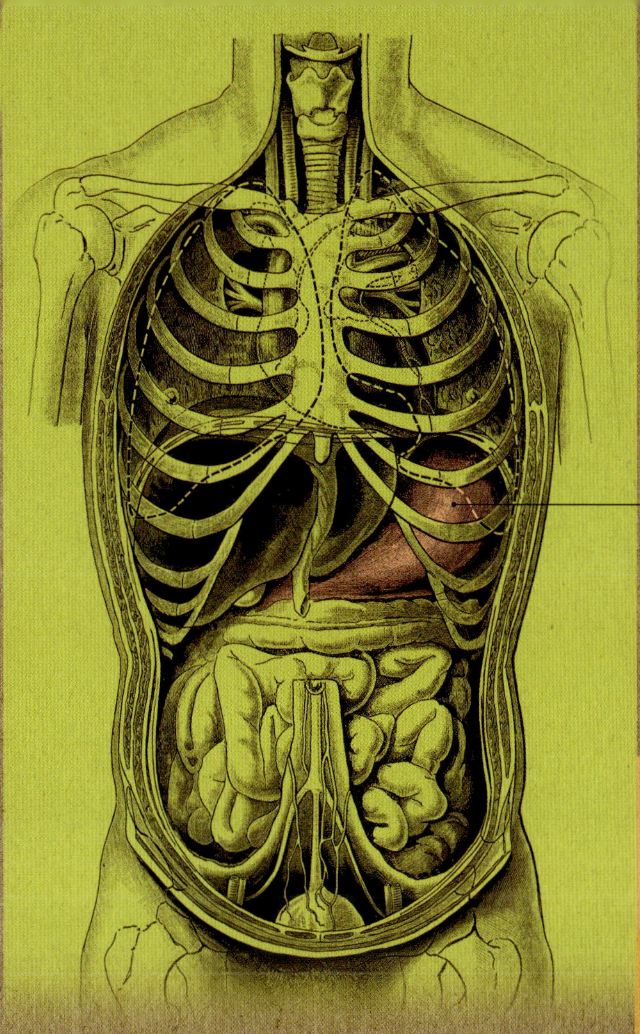

DER MAGEN IN SITU

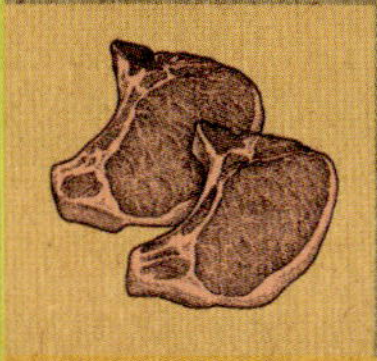

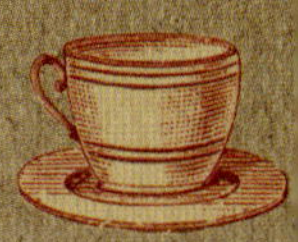

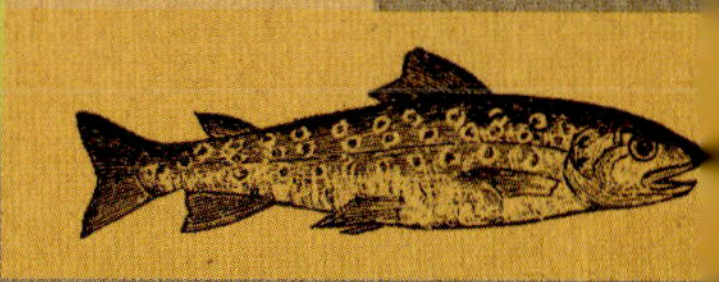

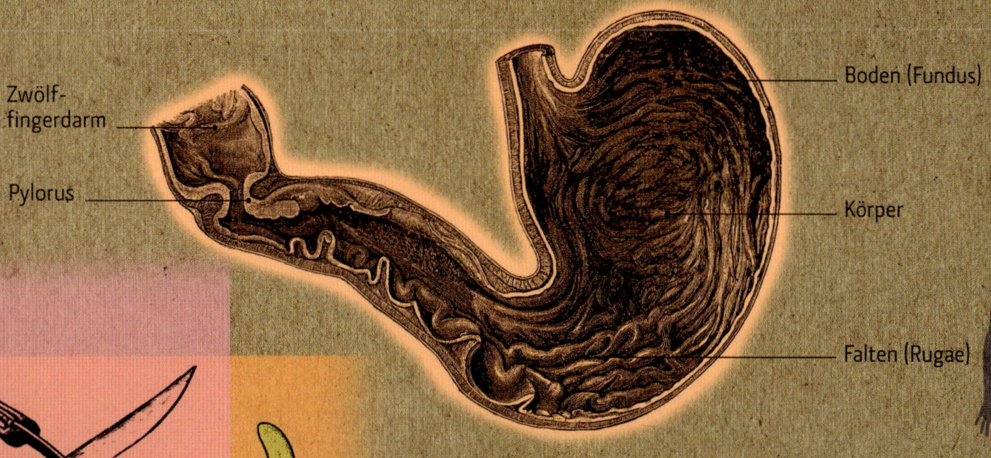

QUERSCHNITT DURCH DEN MAGEN

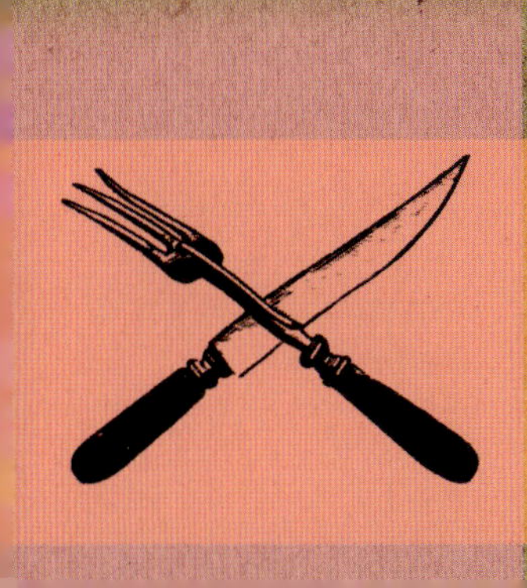

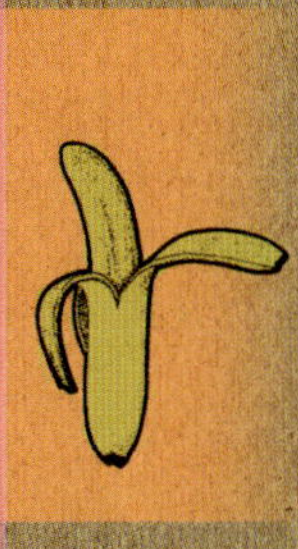

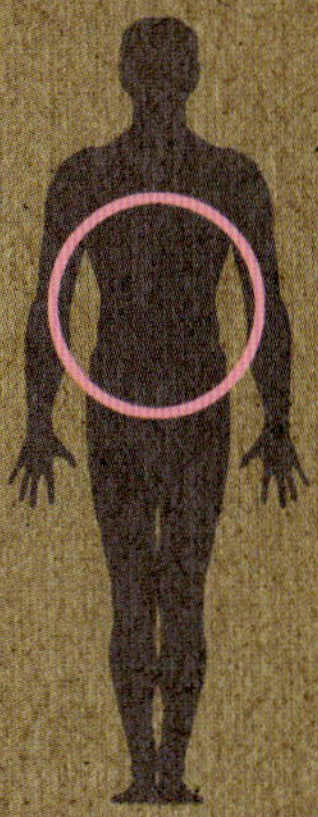

DER DÜNNDARM

30 Sekunden Anatomie

3-SEKUNDEN-SCHNITT
Der Dünndarm folgt im Verdauungstrakt auf den Magen. Hier wird die Verdauung fortgesetzt, und der Körper nimmt Nährstoffe auf.

3-MINUTEN-SEKTION
Die Wand des Zwölffingerdarms enthält Brunner-Drüsen, benannt nach Johann Conrad Brunner (1653–1727), der sie erstmals beschrieb. Diese Drüsen sondern eine basische Substanz ab, damit der säurehaltige Nahrungsbrei die Dünndarmwände nicht verätzt. Die Ringmuskelschichten, die die Verdauungsröhre umschließen, ziehen sich rhythmisch zusammen und drücken den Nahrungsbrei (Chymus) durch den Trakt. So kann der Mensch selbst dann Nahrung verdauen, wenn er auf dem Kopf steht.

Der nächste Teil des Verdauungstrakts nach dem Magen ist der Dünndarm, der aus drei Abschnitten besteht: Duodenum (Zwölffingerdarm), Jejunum (Leerdarm) und Ileum (Hüftdarm). In den Zwölffingerdarm fließen Sekrete aus dem Gallengang und dem Pankreasgang, die Enzyme zur Unterstützung der Verdauung enthalten. Der Leer- und der Hüftdarm haben beide dieselbe Funktion: Darin nimmt der Körper die Nährstoffe aus der Nahrung auf. Um ihre Oberfläche zu vergrößern und so die Nährstoffaufnahme zu verbessern, haben die inneren Wände kleine Falten mit Millionen winziger Fortsätze (Zotten). Es gibt keine Grenzlinie zwischen Leer- und Hüftdarm, aber Letzterer hat meist einen geringeren Durchmesser und enthält Lymphgewebe – die sogenannten Peyer-Plaques oder Peyer-Drüsen. Sie tragen zum Schutz des Körpers bei, indem sie bei potenziell schädlichen Stoffen eine Immunreaktion auslösen. Der Dünndarm ist mit etwa sieben Metern sehr lang und deshalb stark zusammengefaltet, um im Bauchraum Platz zu finden. Seine Bewegungsfreiheit ist beschränkt, denn um das Verdrehen oder Verknoten zu verhindern, ist er über eine Membran, das sogenannte Mesenterium, an der hinteren Bauchwand befestigt. Der letzte Abschnitt des Dünndarms (das Ileum) endet am ileozäkalen Übergang, der sich im unteren rechten Beckenbereich befindet.

VERWANDTE THEMEN
DER MAGEN
Seite 84

DER DICKDARM
Seite 88

30-SEKUNDEN-BIOGRAFIE
JOHANN CONRAD BRUNNER
1653–1727
Entdecker der Brunner-Drüsen im Zwölffingerdarm

30-SEKUNDEN-TEXT
Claire France Smith

Mikroskopisch kleine Fortsätze (Zotten) vergrößern die Oberfläche im Dünndarm, um die Nährstoffaufnahme zu verbessern.

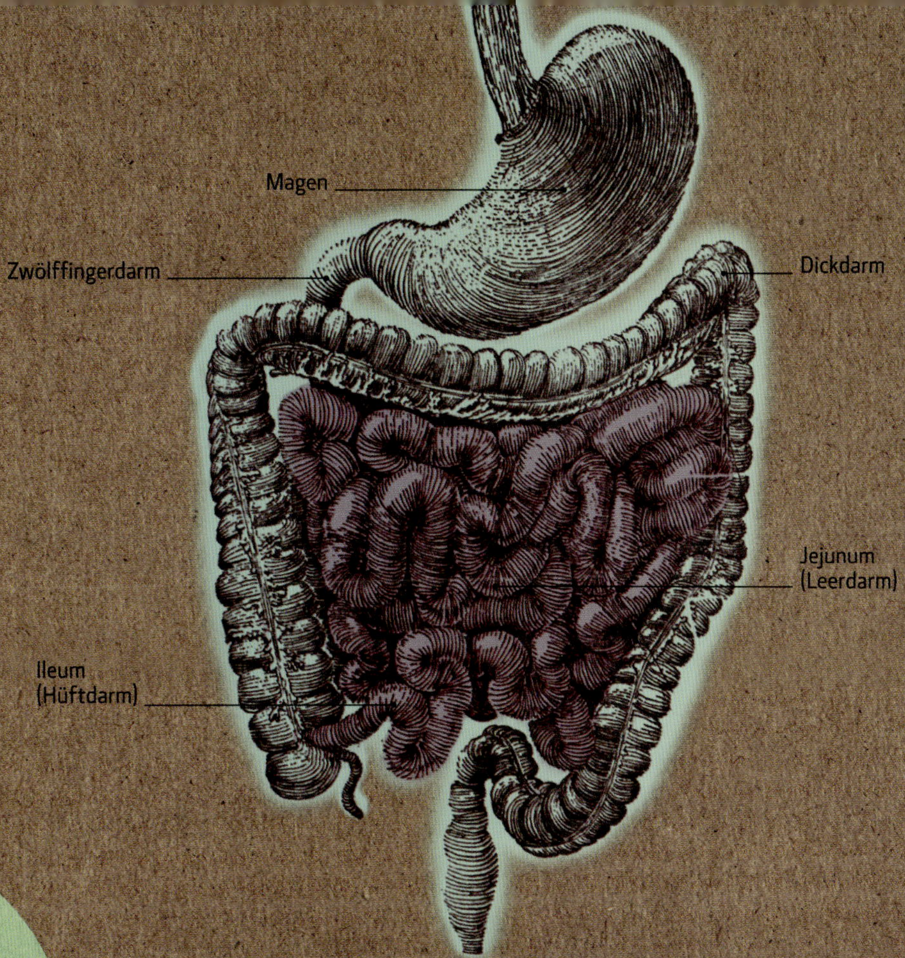

DER DÜNNDARM IN SITU

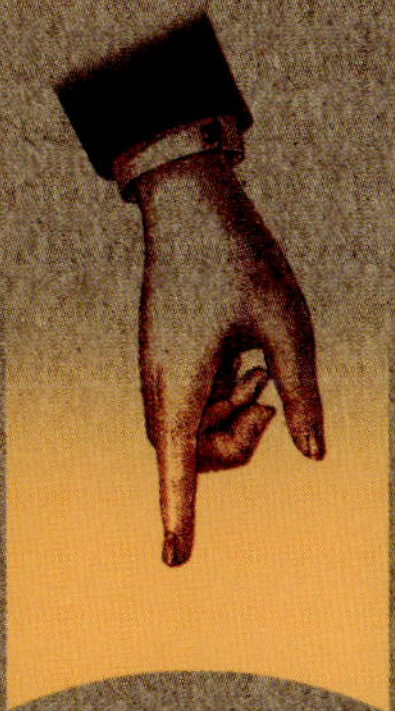

ZOTTEN IN DER DÜNNDARMWAND

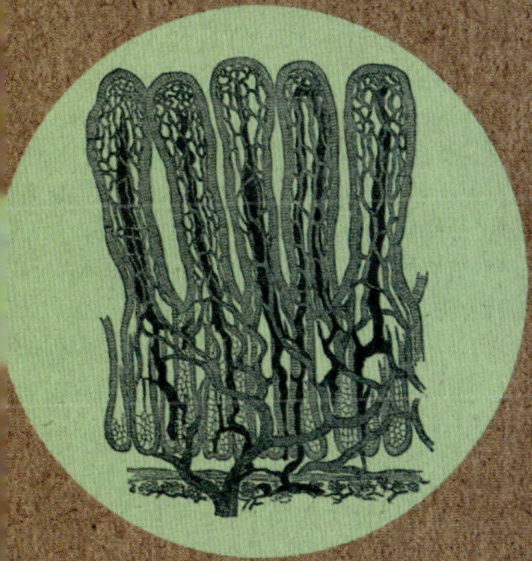

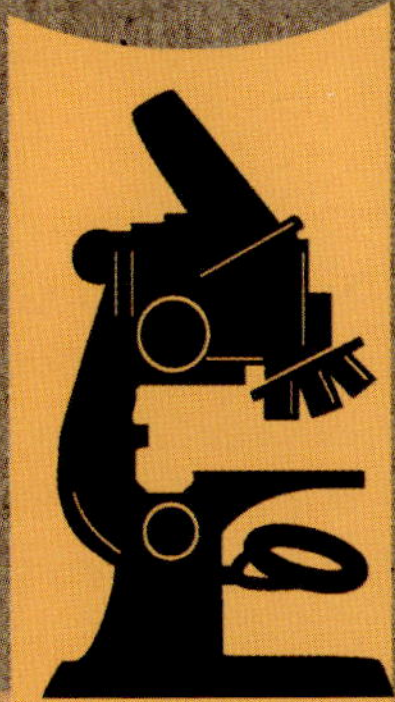

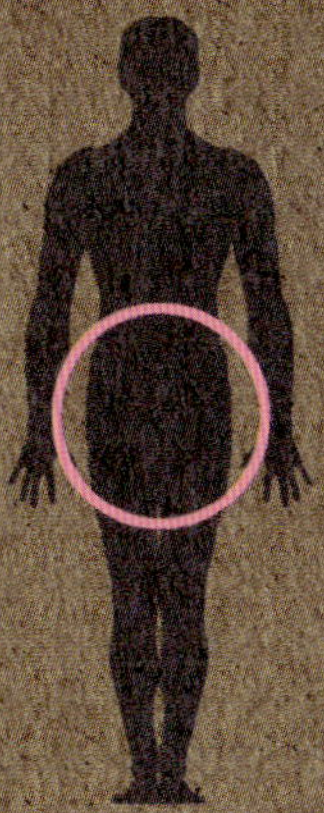

DER DICKDARM

30 Sekunden Anatomie

Der Dickdarm beginn am ileozäkalen Übergang auf der rechten Seite des Beckens und lässt sich in fünf Abschnitte einteilen: Blinddarm, aufsteigendes Kolon (Grimmdarm), Querkolon, absteigendes Kolon und Sigma. Der Dünndarm geht an der Ileozäkalklappe in den Blinddarm über, ein Hohlorgan, das ihn zum aufsteigenden Kolon formt. Das aufsteigende Kolon, Querkolon und absteigende Kolon verlaufen am Rande des Bauchraums aufwärts, quer zur anderen Seite und wieder abwärts. Das Sigma bildet eine Schleife und geht in das Rektum über. Für die Fortbewegung des Nahrungsbreis (Chymus) sorgt im Dickdarm eine Muskelwand mit zwei Schichten, deren äußere über längs verlaufende, die innere dagegen über ringförmig verlaufende Bänder verfügt. Das lässt den Dickdarm so buckelig aussehen. Die Funktion der Fettanhängsel (*appendices epiploicae*) an der Außenseite des Dickdarms ist unklar. Möglicherweise polstern sie den Darm und sind vielleicht Teil des Immunsystems. Alle Abschnitte des Dickdarms haben dieselbe Funktion: Fortsetzung der Verdauung und Absorption von Wasser. Im Gegensatz zum Dünndarm hat der Dickdarm keine Zotten, dafür enthält er schlauchförmige Drüsen (Lieberkühn-Drüsen), die Enzyme absondern. Andere Zellen sondern Schleim ab, um die Fortbewegung des Chymus zu erleichtern.

3-SEKUNDEN-SCHNITT
Im Dickdarm, dem auf den Dünndarm folgenden Abschnitt des Verdauungstrakts, wird der Nahrungsbrei weiter verdaut, und das Wasser wird ihm entzogen.

3-MINUTEN-SEKTION
Der Wurmfortsatz (Appendix) ist ein Anhängsel des Blinddarms und Hohlorgan ohne Funktion. Dieser und nicht der Blinddarm, mit dem er oft verwechselt wird, kann deshalb ohne dauerhafte Nebenwirkungen chirurgisch entfernt werden, wenn er sich entzündet (Appendizitis). Beim Menschen ist der Blinddarm etwa zehn Zentimeter lang, bei manchen Tieren jedoch sehr lang, so bei Pferden bis zu etwa einem Meter. Dort enthält er Enzyme für die Verdauung grashaltiger Nahrung.

VERWANDTE THEMEN
DER MAGEN
Seite 84

DER DÜNNDARM
Seite 86

30-SEKUNDEN-BIOGRAFIE
JOHANN NATHANAEL LIEBERKÜHN
1711–1756
Deutscher Anatom, der als Erster die Drüsen im Dickdarm beschrieb.

30-SEKUNDEN-TEXT
Claire France Smith

Der Dickdarm ist mit 1,5 Metern Länge viel kürzer als der Dünndarm mit sieben. Sein Name rührt daher, dass er etwa doppelt so dick ist wie der Dünndarm.

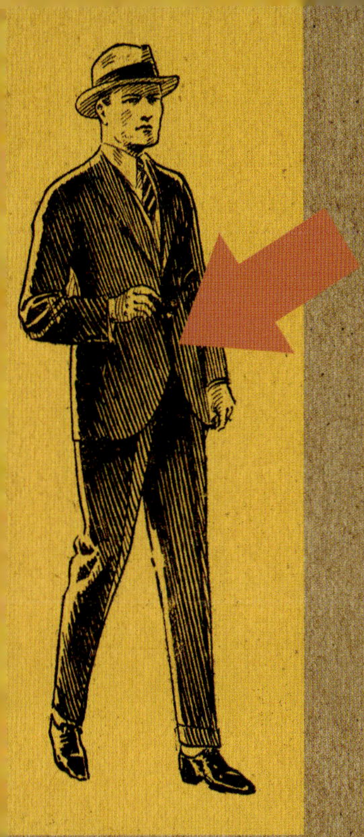

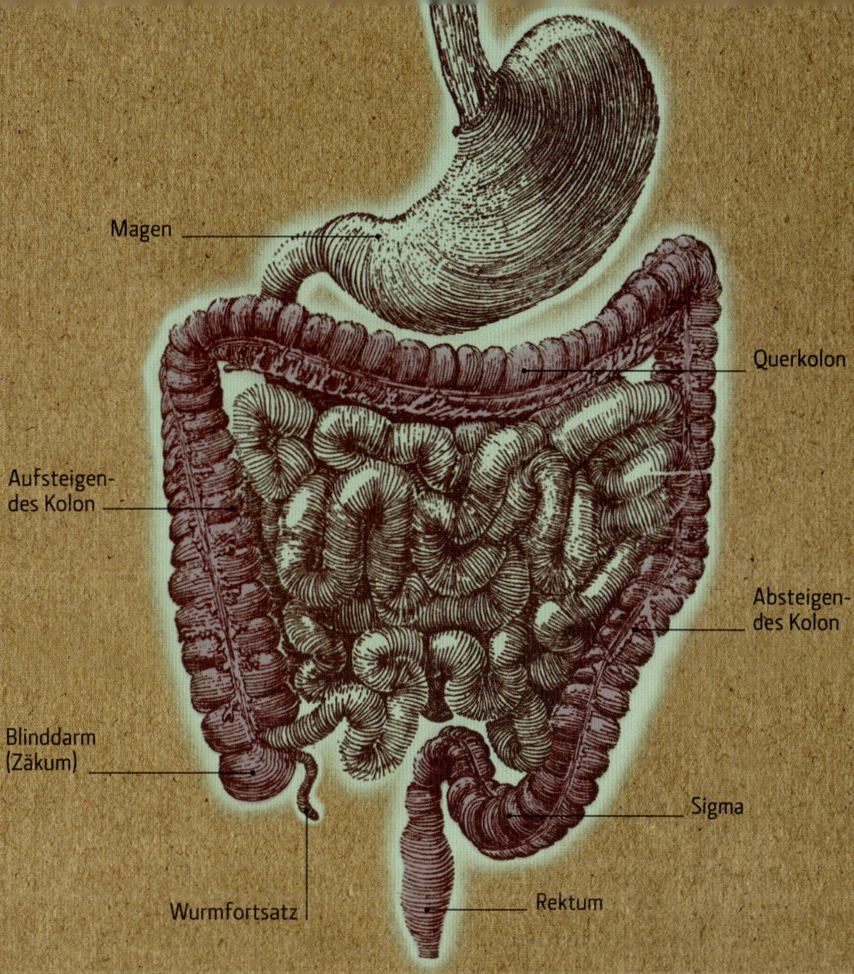

DICKDARM IN SITU

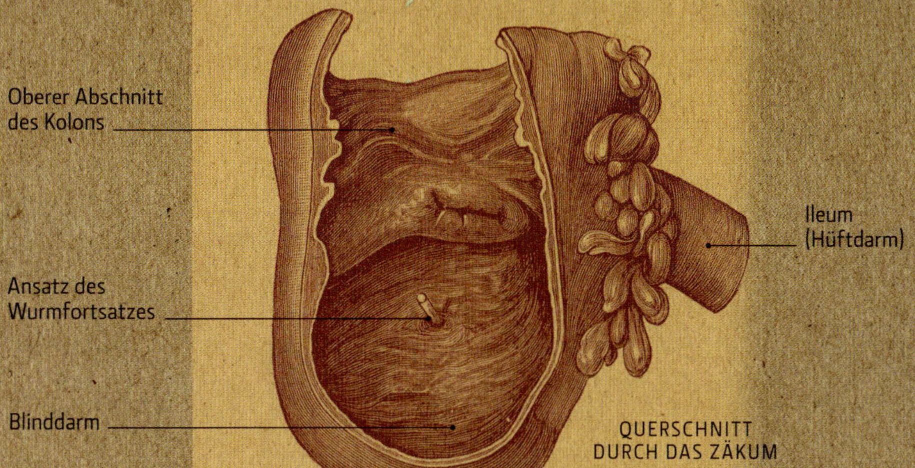

QUERSCHNITT
DURCH DAS ZÄKUM

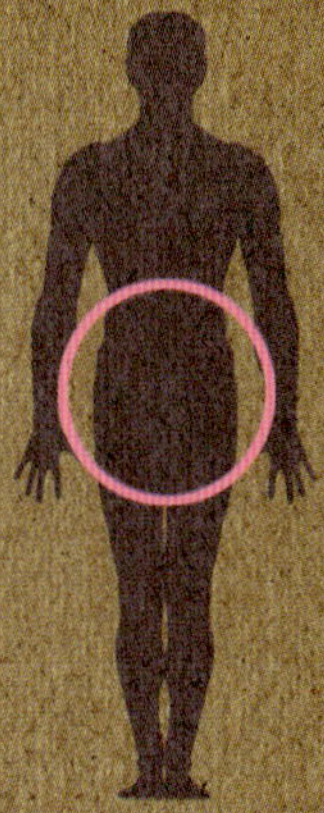

LEBER & GALLENBLASE

30 Sekunden Anatomie

Die Leber befindet sich im rechten oberen Bauchquadranten, direkt unter dem Zwerchfell. Anatomisch teilt ein sichelförmiges Band (*ligamentum falciforme*) sie in einen rechten und einen linken Lappen von unterschiedlicher Größe, funktional die Blutgefäße in acht Segmente. Neben ihren Hauptfunktionen der Entgiftung, der Gallenproduktion und des Abbaus roter Blutkörperchen synthetisiert die Leber auch Glykogen (aus Kohlenhydraten), lagert es ein und produziert Hormone. Über die Pfortader erhält sie etwa 80 Prozent sauerstoffarmes Blut aus dem Verdauungstrakt und der Milz und über die Leberarterie etwa 20 Prozent sauerstoffreiches Blut. In den Leberlappen fließt das sauerstoffarme Blut durch sogenannte Sinusoide. Die Leberzellen (Hepatozyten) in den Sinusoiden entgiften das Blut, das anschließend über die untere Hohlvene zum Herzen zurückfließt. Die Hepatozyten produzieren auch Galle, die durch Gänge zur Gallenblase transportiert wird. Die Gallenblase ist ein birnenförmiges Hohlorgan unter der Leber. Sie sammelt Galle, eine dunkle grün-gelbe Flüssigkeit, die der Fettaufspaltung dient, und lagert sie ein. Im Magen regt die Nahrung die Produktion des Stoffes Cholecystokinin an, was wiederum die Gallenblase zur Ausschüttung von Galle in den Dünndarm veranlasst – durch einen Schließmuskel namens Vater-Ampulle.

3-SEKUNDEN-SCHNITT
Die Leber filtert als größte Drüse des Körpers Giftstoffe, produziert Galle und baut rote Blutkörperchen ab. Die Gallenblase speichert Galle und stellt sie bei Bedarf dem Dünndarm zur Verfügung.

3-MINUTEN-SEKTION
Als wichtigstes Organ für das Herausfiltern von Giftstoffen aus dem Verdauungstrakt ist die Leber anfällig für Schädigung. Tritt eine solche ein, teilen sich die restlichen Leberzellen und bilden neue Zellen – das verlorene Gewebe wird ersetzt und die Funktionalität der Leber wiederhergestellt. Die Gallenblase speichert die Galle nicht nur, sondern entzieht ihr auch das Wasser, sodass sie mit ihrer nun höheren Konzentration die Fette stärker aufspaltet.

VERWANDTE THEMEN
DER DÜNNDARM
Seite 86

DIE BAUCHSPEICHELDRÜSE
Seite 92

30-SEKUNDEN-BIOGRAFIE
ABRAHAM VATER
1684–1751
Entdecker der Vater-Ampulle im Jahr 1720

30-SEKUNDEN-TEXT
Claire France Smith

Die von der Gallenblase produzierte Galle kristallisiert bisweilen und verursacht eine Entzündung oder einen Verschluss. In beiden Fällen kann die Entfernung des Organs in einer Cholezystektomie angezeigt sein.

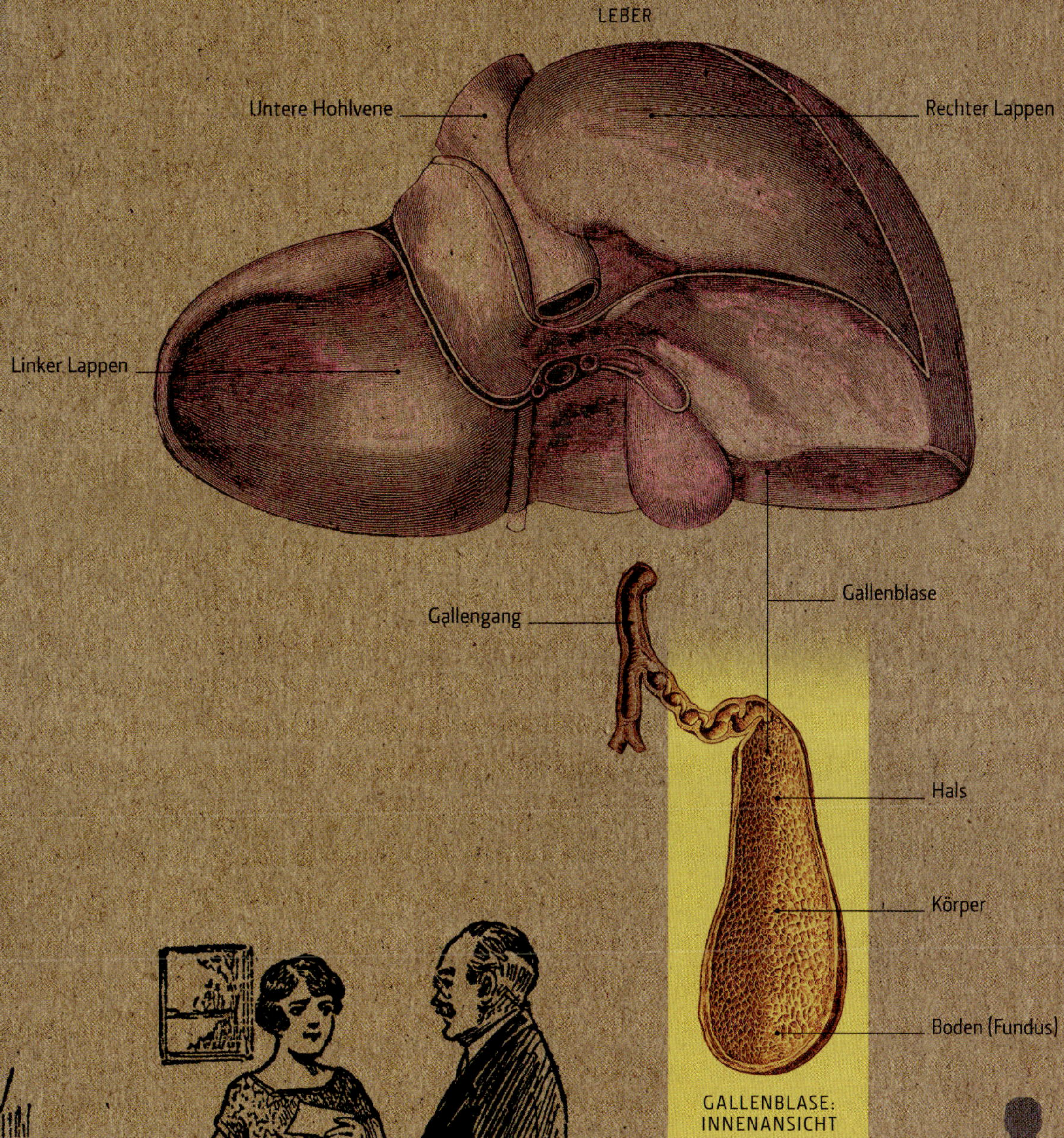
LEBER
Untere Hohlvene
Rechter Lappen
Linker Lappen
Gallenblase
Gallengang
Hals
Körper
Boden (Fundus)
GALLENBLASE:
INNENANSICHT

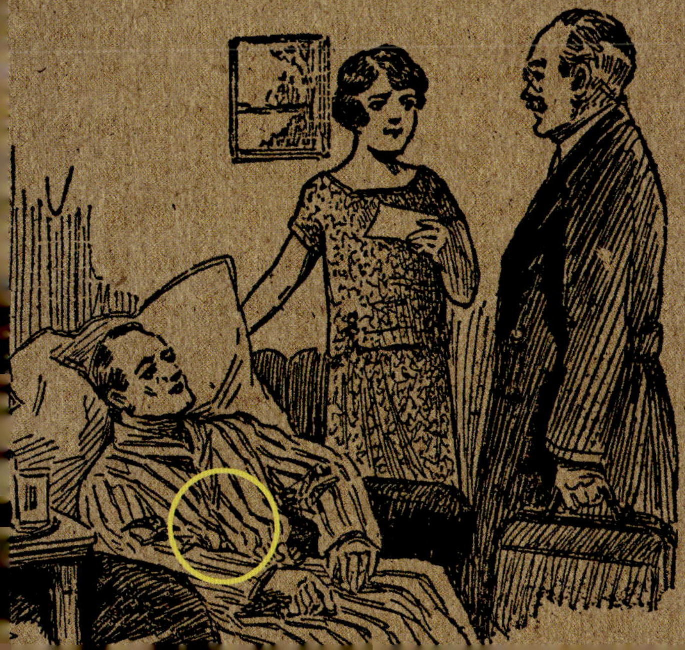

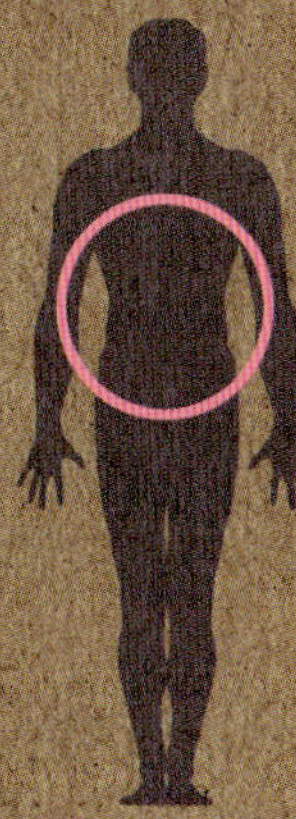

DIE BAUCHSPEICHELDRÜSE

30 Sekunden Anatomie

3-SEKUNDEN-SCHNITT
Die Bauchspeicheldrüse hinter dem Magen sondert Enzyme ab, die die Verdauung fördern, und setzt Hormone zur Regelung des Blutzuckerspiegels frei.

3-MINUTEN-SEKTION
Bei etwa einem Viertel der Menschen vereint sich der Hauptpankreasgang nicht mit dem Gallengang und mündet gesondert in den Zwölffingerdarm. Die Betroffenen merken meist nichts davon, denn es verursacht nur selten Probleme. Diabetes ist ein Leiden, bei dem die endokrinen Zellen entweder nicht genügend Insulin produzieren oder auf das produzierte Insulin nicht ansprechen.

Die Bauchspeicheldrüse (Pankreas) besteht aus Kopf, hakenförmigem Fortsatz, Hals und Schwanz. Ihr Kopf liegt auf der Mittellinie des Körpers, während der Schwanz sich bis zur Milz, unter die unteren linken Rippen, erstreckt. Der Kopf schmiegt sich an den Zwölffingerdarm, den C-förmigen ersten Abschnitt des Dünndarms. Die Zellen der in zahlreiche Läppchen gegliederten Bauchspeicheldrüse sind in zwei Funktionsgruppen unterteilt: exokrine und endokrine Zellen. Die exokrinen Zellen sondern Verdauungsenzyme ab und erreichen den Dünndarm über kleine Gänge, die sich zum Hauptpankreasgang verbinden, der wiederum vereint mit dem Gallengang über die Vater'sche Papille in den Zwölffingerdarm mündet. Die endokrinen Zellen sondern Hormone unmittelbar in den Blutstrom ab, die den Blutzuckerspiegel regeln. Endokrine Zellen bilden in Bereichen, die unter dem Namen Langerhans-Inseln bekannt sind, Cluster, in denen sich zwei grundlegende Zelltypen identifizieren lassen: Alpha- und Beta-Zellen. Alpha-Zellen sondern Glucagon ab, das den Blutzuckerspiegel hebt, während Beta-Zellen durch die Absonderung von Insulin das Gegenteil bewirken. Zahlreiche Arterien und Venen führen zur Bauchspeicheldrüse und von ihr fort, damit sie ihre endokrine Funktion auch wahrnehmen kann und die Hormone vom Blut verteilt werden.

VERWANDTE THEMEN
DER MAGEN
Seite 84

LEBER & GALLENBLASE
Seite 90

DAS HORMONSYSTEM
Seite 126

30-SEKUNDEN-BIOGRAFIE
PAUL LANGERHANS
1847–1888
Deutscher Pathologe, der die endokrinen Zellcluster in der Bauchspeicheldrüse, die Langerhans-Inseln, entdeckte.

30-SEKUNDEN-TEXT
Claire France Smith

Der Pankreasgang vereint sich mit dem Gallengang, der Galle von der Leber befördert, und beide zusammen münden in den Zwölffingerdarm.

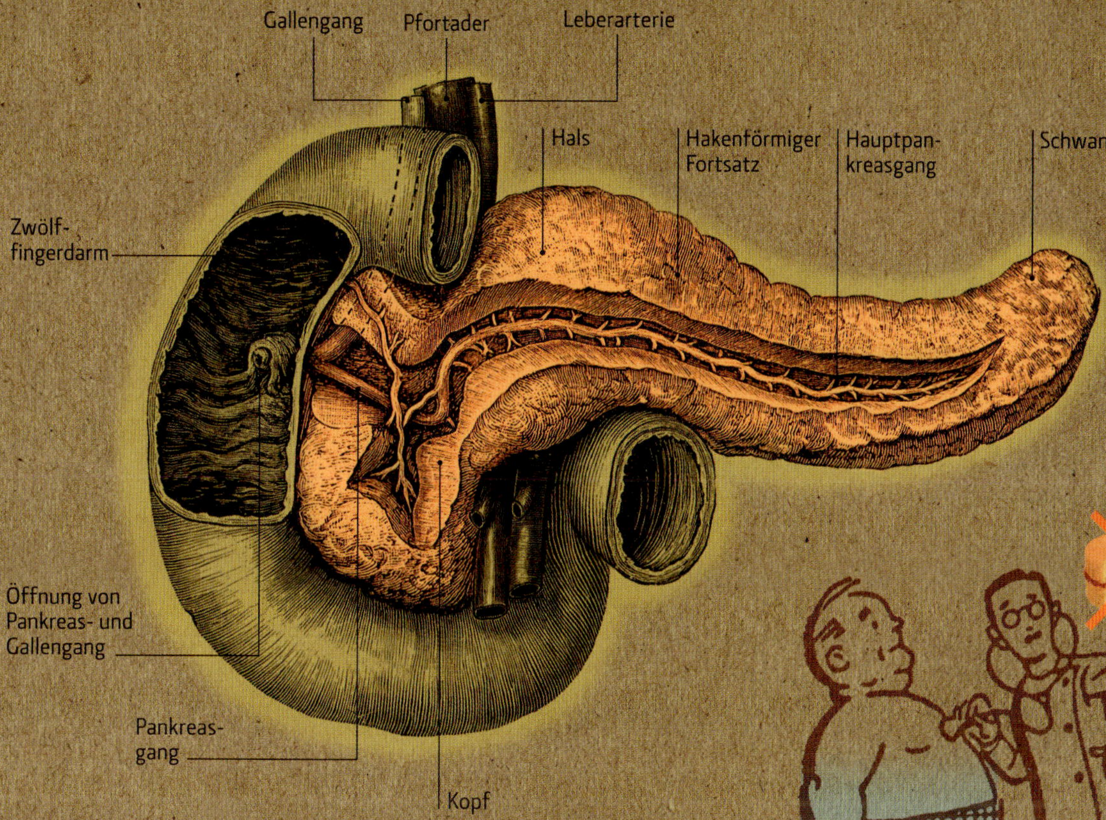

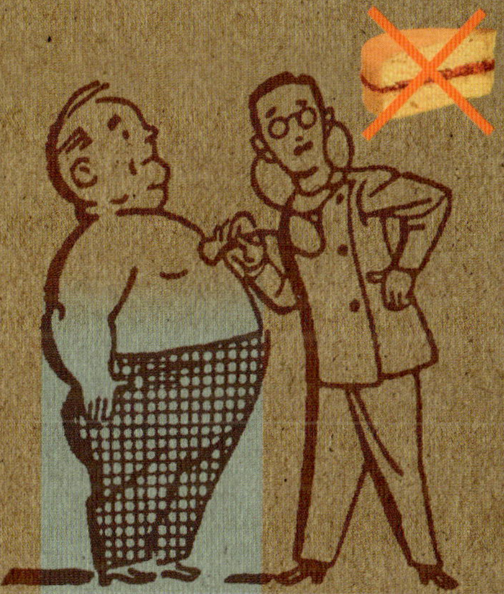

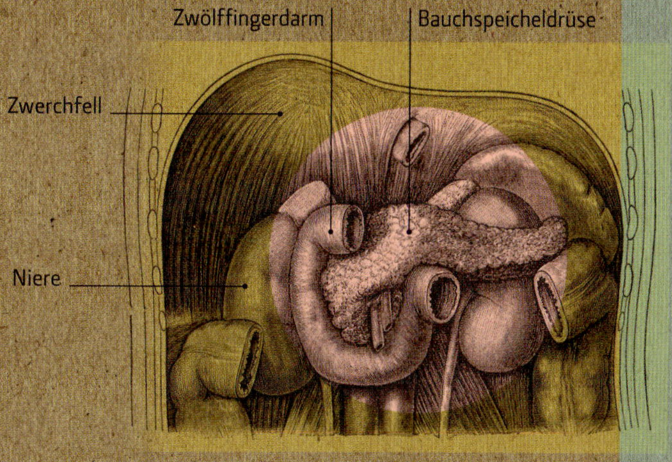

DIE BAUCHSPEICHELDRÜSE IN SITU

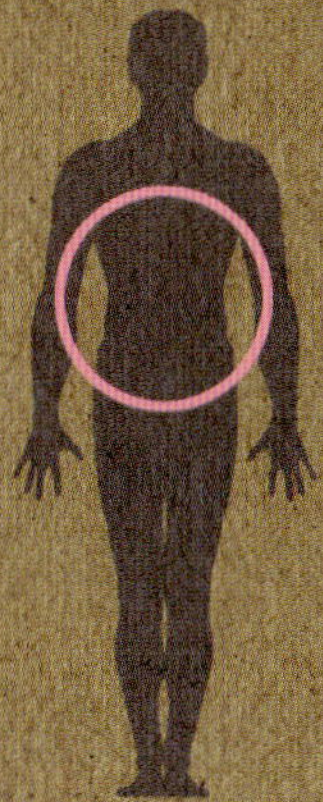

zwischen 1500 und 1513
Geboren als Bartolomeo Eustachi in San Severino, Italien

1540
Aufnahme der Tätigkeit als praktizierender Arzt

1547
Arzt des Herzogs von Urbino und seines Bruders, Kardinal Giulio della Rovere

1549
Reise nach Rom mit Kardinal della Rovere

1552
Tabulae Anatomicae (»Anatomische Abbildungen«), die jedoch erst nach seinem Tod veröffentlicht wurden

1562
De Auditus Organus (»Über das Hörorgan«)

1565
Veröffentlichung von *Opuscula Anatomica* (Abhandlungen über Niere, Ohr, Zähne, Venensystem und zwei Stellungnahmen zur Verteidigung von Galenos)

1574
Gestorben

1714
Veröffentlichung von *Tabulae Anatomicae* mit Anmerkungen durch Giovanni Maria Lancisi

1744, 1790
Neuauflagen von *Tabulae Anatomicae*

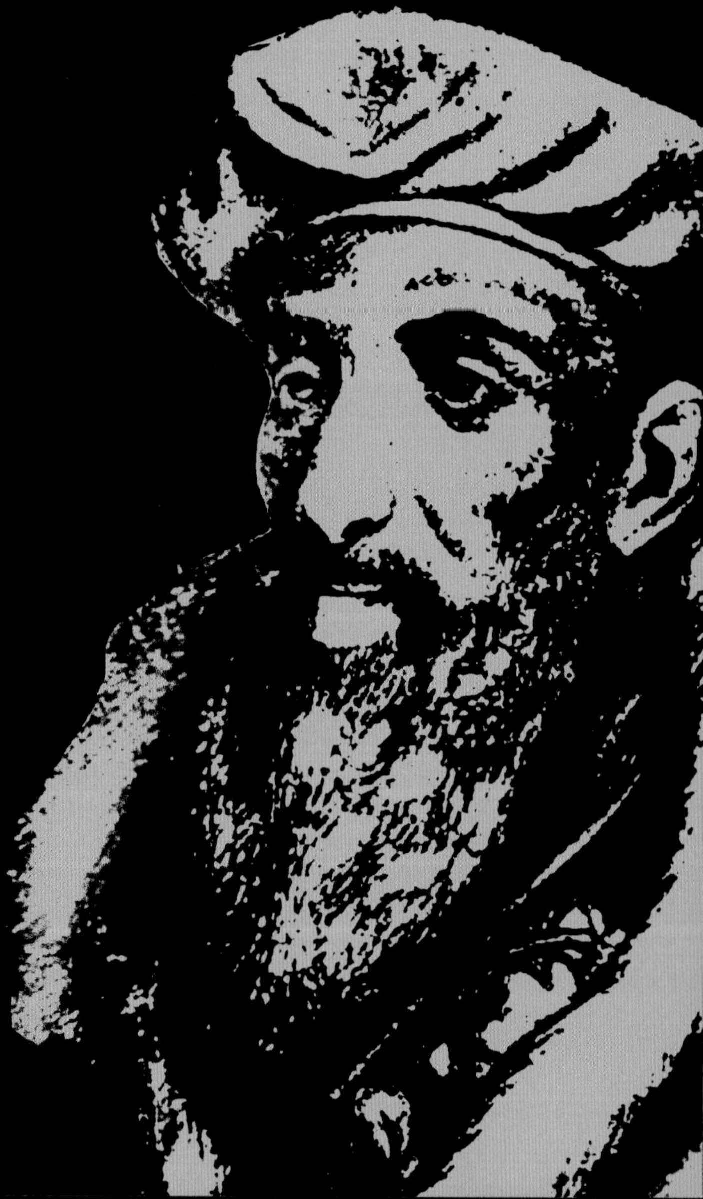

EUSTACHIUS

Eustachius war weitaus besonnener als sein Zeitgenosse Vesalius (Seite 26–27) und hielt deshalb aus Furcht vor Repressalien und Exkommunikation zurück, was sich später als sein größtes Werk herausstellen sollte. Noch über ein Jahrhundert nach seinem Tod wusste die Welt nichts davon.

Viele von uns kennen Eustachius' Namen von der Eustachi-Röhre, die den Nasenrachen mit dem Mittelohr verbindet, und auch die Eustachische Klappe (Valvula Eustachii) im rechten Ventrikel des Herzens verdankt ihm ihren Namen. Dennoch wissen wir nicht viel über Bartolomeo Eustachi (latinisiert Eustachius). So sind Datum und Ort seiner Geburt unbekannt, und wir wissen zwar, dass er in Rom Medizin studiert hat, aber nicht, wann. Da schon sein Vater Mariano Arzt war, genoss Bartolomeo eine hervorragende Ausbildung: Er lernte Griechisch, Hebräisch und Arabisch und übersetzte selbst Texte des großen persischen Philosophen und medizinischen Autors ibn Sina, der in Europa auch unter dem Namen Avicenna (um 980–1037) bekannt ist. Bartolomeo wurde Leibarzt des Herzogs von Urbino und seines Bruders, Kardinal Giulio della Rovere, und dank dieser Verbindung auch Professor für Anatomie an den Collegia di Sapienza in Rom mit Zugang zu den Leichen der örtlichen Krankenhäuser.

Eustachius arbeitete nicht nur zum Ohr, sondern verfasste auch als erster Anatom eine Abhandlung zur Niere, in der er die Nebennieren in korrekter Weise beschrieb. Er gilt als erster komparativer Anatom, denn er verglich Tierkadaver mit menschlichen Leichen, und beschrieb auch die Entwicklungsanatomie, so das Zahnen bei Kindern. Er veröffentlichte seine Ergebnisse, zusammen mit einigen auf rationalen Erwägungen basierenden Stellungnahmen zur Verteidigung von Galenos, in *Opuscula Anatomica* (1565).

Zur Bebilderung seiner Abhandlungen und mit Blick auf zukünftige Werke arbeitete Eustachius mit dem Künstler Pier Matteo Pini zusammen. Dabei entstanden 47 anatomische Tafeln. Die ersten acht erschienen in *Opuscula*, doch dann verlor Eustachius den Mut. Aus Furcht vor dem Zorn der katholischen Kirche hielt er die anderen 39 Abbildungen unter Verschluss. Nach seinem Tod wurden die Tafeln von der Familie des Künstlers aufbewahrt und weiter vor den Augen der Allgemeinheit verborgen. Veröffentlicht wurden sie erst 1714 – mit Anmerkungen von Giovanni Maria Lancisi, Leibarzt von Papst Clemens XI. Künstlerisch weniger ausgefeilt als die Abbildungen von Vesalius, sind sie äußerst genau. Ihr Verschwinden führte nicht nur dazu, dass Eustachius die Anerkennung als Gründervater der Anatomie neben Vesalius verwehrt blieb, sondern auch sein anatomisches Wissen wurde ein ganzes Jahrhundert zurückgehalten.

DIE NIEREN

30 Sekunden Anatomie

Die Nieren befinden sich zwischen dem Bauchfell (der Membran der Bauchhöhle) und dem Rücken des Körpers. Die Nierenarterie versorgt sie mit sauerstoffreichem Blut, und sie geben Blut in die Nierenvene ab. Jede der beiden Nieren ist gut faustgroß und in zwei Bereiche unterteilt: die Rinde und das Mark. In der Nierenrinde filtern ungefähr 1,2 Millionen Filtereinheiten, die sogenannten Nephronen, das Blut und bilden den Urin, der in die Nierenpyramiden und in den kleinen und großen Nierenkelch im Mark abfließt, bevor er die Niere über das Nierenbecken und den in die Harnblase führenden Harnleiter verlässt. Neben der Bildung von Urin haben die Nieren eine ganze Reihe von Regulierungsfunktionen. So regeln sie den Blutdruck dauerhaft über das Blutvolumen und den Säuregehalt (pH). Ändert sich Letzterer, so hat dies Auswirkungen auf alle chemischen Reaktionen im Körper. Außerdem scheiden die Nieren Abfallprodukte des Stoffwechsels und Fremdstoffe wie Medikamente aus, sie können während des Fastens Glukose erzeugen sowie Hormone produzieren und absondern, die den Blutdruck, die Produktion roter Blutkörperchen und den Kalziumgehalt für gesunde Knochen steuern.

3-SEKUNDEN-SCHNITT
Die Nieren sind zwei bohnenförmige Organe im Bauch. Sie liegen zu beiden Seiten der Wirbelsäule, regeln viele Körperfunktionen und produzieren auch den Urin.

3-MINUTEN-SEKTION
Die Nieren filtern täglich fast 180 Liter Plasma (den blassgelben flüssigen Bestandteil des Blutes), von dem im Körper nur 3,5 Liter vorhanden sind. Die Nieren nehmen den Großteil dieser Flüssigkeit unter dem Einfluss des antidiuretischen Hormons (ADH) wieder auf. Alkohol hemmt das ADH, und die von den Nieren absorbierte Menge verringert sich. Deshalb muss, wer Alkohol getrunken hat, häufig urinieren, was wiederum den Körper dehydriert und zu Kopfschmerzen sowie Übelkeit führt – dem klassischen Kater!

VERWANDTE THEMEN
DAS KREISLAUFSYSTEM
Seite 62

DIE GROSSEN ARTERIEN & VENEN
Seite 66

DIE BLASE
Seite 98

30-SEKUNDEN-BIOGRAFIE
FRIEDRICH GUSTAV JAKOB HENLE
1809–1885
Deutscher Arzt, Pathologe und Anatom, dem die Entdeckung eines Teils des Nierenröhrchens, der Henle-Schleife, zugeschrieben wird.

30-SEKUNDEN-TEXT
Marina Sawdon

Jeder von uns hat zwei etwa zehn Zentimeter lange Nieren im oberen Mittelteil des Rückens. Der Körper funktioniert aber auch mit nur einer Niere.

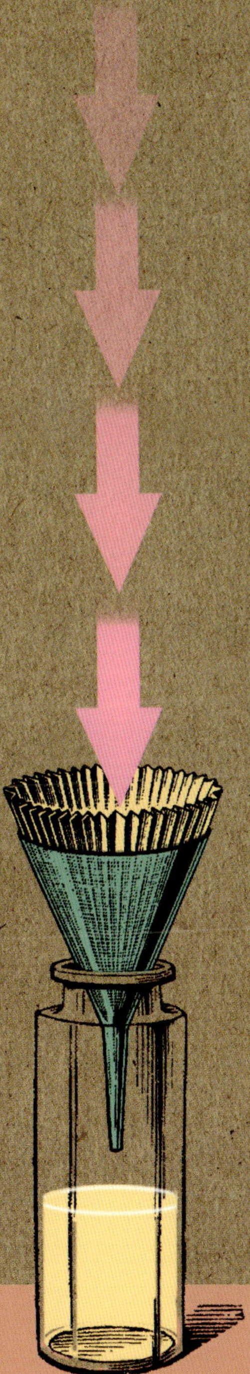

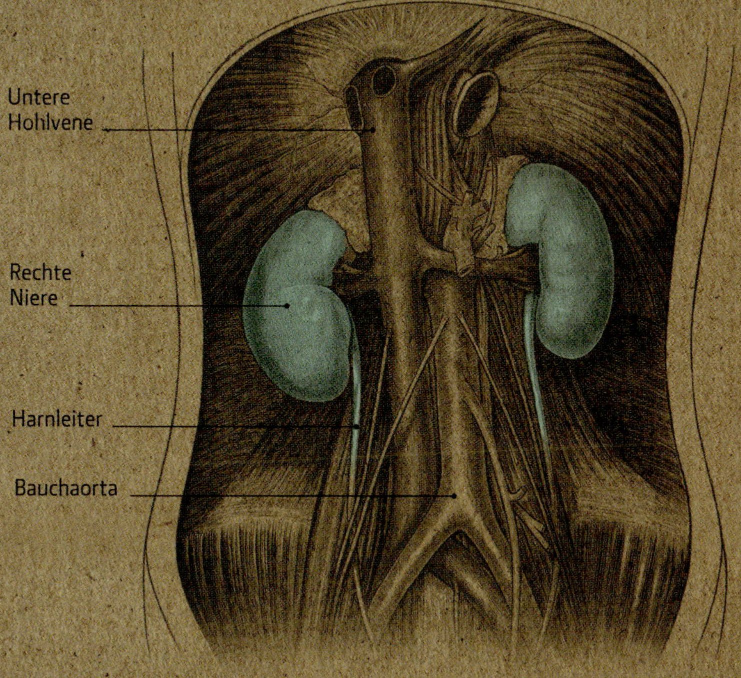

DIE NIEREN IN SITU

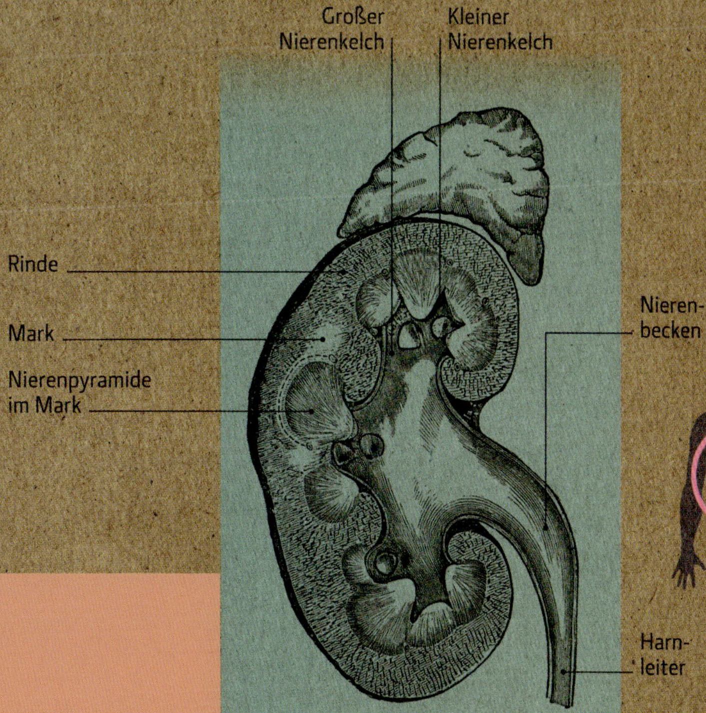

QUERSCHNITT
DURCH DIE NIERE

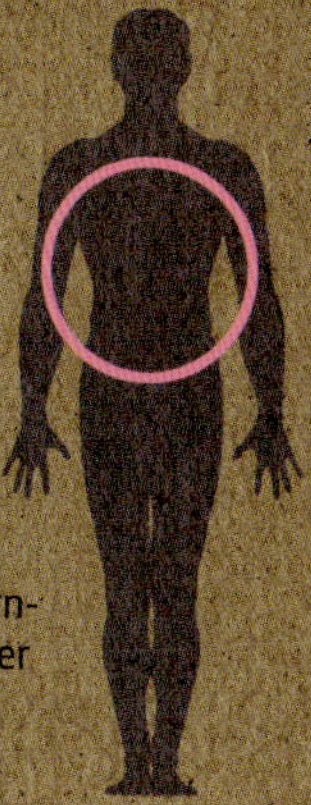

DIE BLASE

30 Sekunden Anatomie

3-SEKUNDEN-SCHNITT
Die Blase ist ein Hohlorgan, das den Urin aus den Nieren auffängt und sammelt.

3-MINUTEN-SEKTION
Die Harnblase fasst etwa 300–600 Milliliter Urin. Wenn sich der Urin sammelt, werden die Falten (Rugae) in der Blasenwand flacher. Beim Ausdehnen wird die Blasenwand dünner, was die einlagerbare Urinmenge vergrößert. Beim Urinieren zieht sich der Detrusor-Muskel zusammen und drückt den Urin aus der Blase in die Harnröhre. Der Vorgang des Urinierens (Miktion) ist ein Reflex, der vom zentralen Nervensystem gesteuert wird.

Im Kindesalter liegt die Blase im Bauchraum. Beim Erreichen der Pubertät sinkt sie auf ihre endgültige Position im Becken ab. Die Blase ist ein hohler Auffangbehälter für den Urin und erinnert in ihrer Form an ein umgedrehtes Tetraeder. Ihre Muskelwand formt der Detrusor-Muskel, der eine hohe Dehnbarkeit aufweist und das Anschwellen der Blase ermöglicht. Bei Erwachsenen liegt die Blase hinter dem Schambein und kann sich bei stärkerer Füllung bis zum Nabel ausdehnen. Der Urin fließt über zwei Harnleiter aus den Nieren in die Blase ab. Diese befinden sich an den oberen Rändern der Blase, in einem Bereich, der als Blasendreieck bekannt ist. Der Urin verlässt die Blase über die Harnröhre, die sich unterhalb des Blasenhalses befindet und durch den Beckenboden aus dem Körper hinausführt. Die männliche Harnröhre ist etwa 20 Zentimeter lang und endet an der Spitze des Penis, die weibliche etwa vier Zentimeter und verlässt den Körper an der äußeren Harnröhrenöffnung zwischen den Schamlippen.

VERWANDTE THEMEN
DIE NIEREN
Seite 96

DIE BECKENBODEN-MUSKULATUR
Seite 146

30-SEKUNDEN-TEXT
Gabrielle M. Finn

Die Blase kann sich innerhalb des Beckens recht frei bewegen, nur ihr Hals (an der Blasenbasis) wird von Bändern und Faszien in Position gehalten.

DIE MÄNNLICHE BLASE

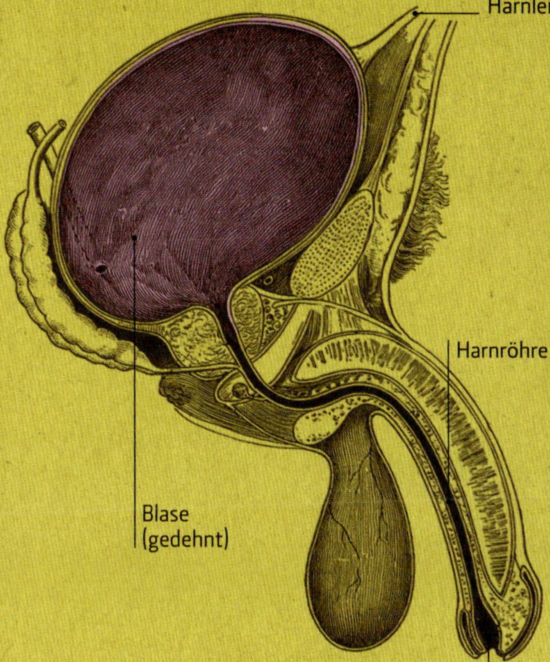

DIE WEIBLICHE BLASE

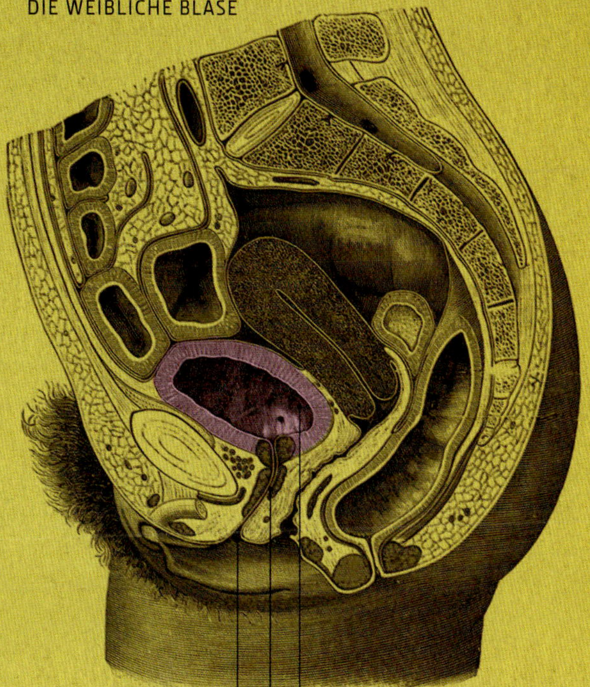

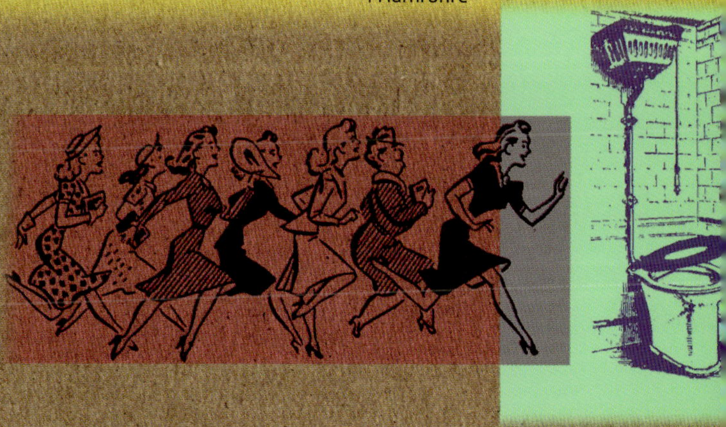

QUERSCHNITT
DURCH DIE
BLASE

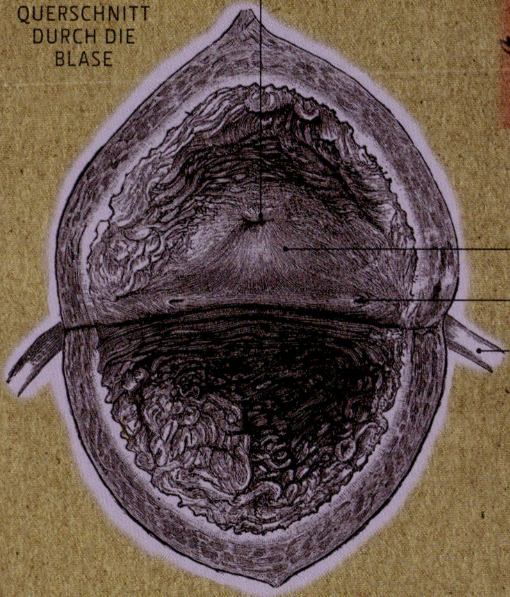

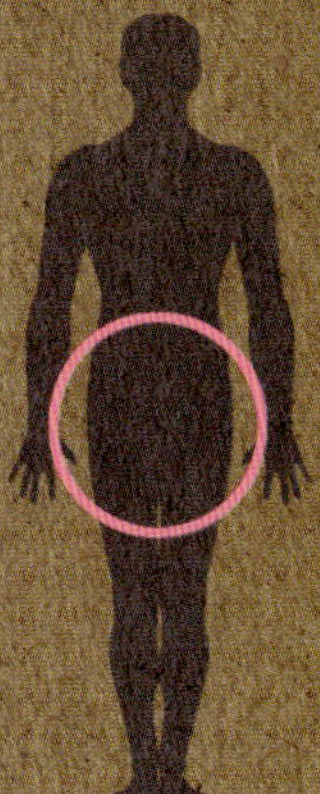

DAS LYMPHSYSTEM

30 Sekunden Anatomie

3-SEKUNDEN-SCHNITT

Das Lymphsystem besteht aus zahlreichen Röhren mit kleinen Knoten, die Flüssigkeiten, Proteine und Fette sammeln und sie in den Blutkreislauf leiten.

3-MINUTEN-SEKTION

Wenn der Körper gegen eine Infektion kämpft, zum Beispiel gegen eine bakterielle Infektion wie eine Halsentzündung oder eine Virusinfektion wie das Drüsenfieber, schwellen die Lymphknoten meist an. Der Arzt untersucht geschwollene Lymphknoten stets sorgfältig, denn die Schwellung könnte ein Hinweis auf eine Krebserkrankung sein.

Einige Flüssigkeiten und Proteine könnten aus den Blutgefäßen heraussickern oder sich ablagern und eine Schwellung (Ödem) im Körper verursachen, wenn sie nicht ins Blut zurückgeführt würden. Diese Flüssigkeiten, Proteine und Fette sammelt das Lymphsystem aus dem Verdauungssystem. Den Anfang dieses Systems bilden sehr kleine, blind endende Röhren fast im ganzen Körper nahe bei den kleinsten Blutgefäßen. Diese kleinen Röhrchen (Lymphgefäße) haben Öffnungen, die Flüssigkeiten, Proteinen und auch Bakterien Zugang gewähren. Die Flüssigkeit im Innern der Lymphgefäße wird Lymphe genannt. Sie bewegt sich durch das Lymphsystem, denn die Gefäße werden bei der Muskelkontraktion zusammengedrückt. Klappen, die nur in eine Richtung funktionieren, sorgen dafür, dass sich die Flüssigkeit in der Röhre nur in eine Richtung bewegt. Im gesamten Lymphsystem sind in bestimmten Abständen bohnenförmige Knötchen und Knoten (Lymphknoten) voller weißer Blutkörperchen vorhanden. Die weißen Blutzellen bekämpfen Infektionen und schützen den Körper. Die kleinsten Gefäße schließen sich zu größeren Lymphgefäßen zusammen und bilden schließlich Lymphgänge, die die Lymphe in die Schlüsselbeinvene im oberen Brustbereich leiten, wo sie sich mit dem Blut vermischt.

VERWANDTE THEMEN

DAS HERZ
Seite 64

DIE GROSSEN
ARTERIEN & VENEN
Seite 66

DIE MIKROZIRKULATION
Seite 68

30-SEKUNDEN-BIOGRAFIE

JOSEF ROTTER
1857–1924
Deutscher Chirurg, der die später nach ihm benannten kleinen interpektorialen Lymphknoten beschrieb. Sie erhalten Lymphflüssigkeit aus den Muskeln und der Brustdrüse und werden mit Brustkrebs in Verbindung gebracht.

30-SEKUNDEN-TEXT

Andrew T. Chaytor

Die Lymphdrüsen bekämpfen nicht nur Bakterien und andere Infektionserreger, sondern spielen auch beim Filtern der Lymphe eine Schlüsselrolle.

LYMPHKNOTEN IM OBERKÖRPER

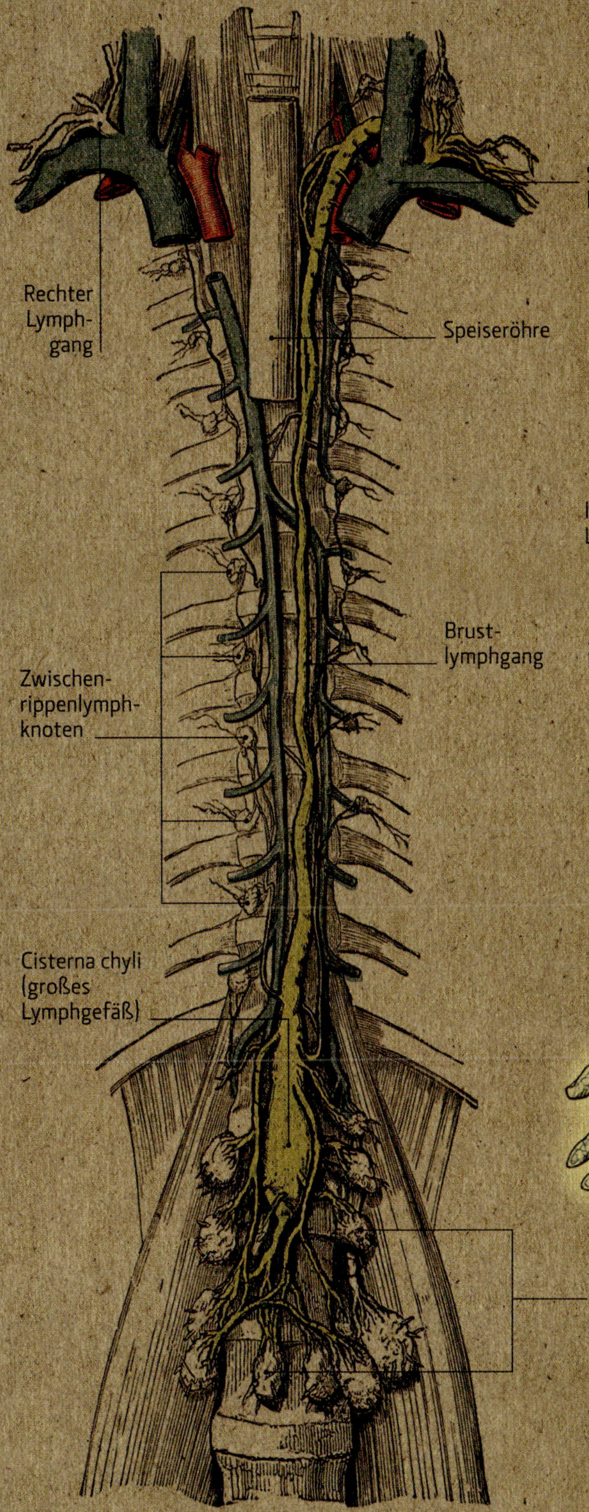

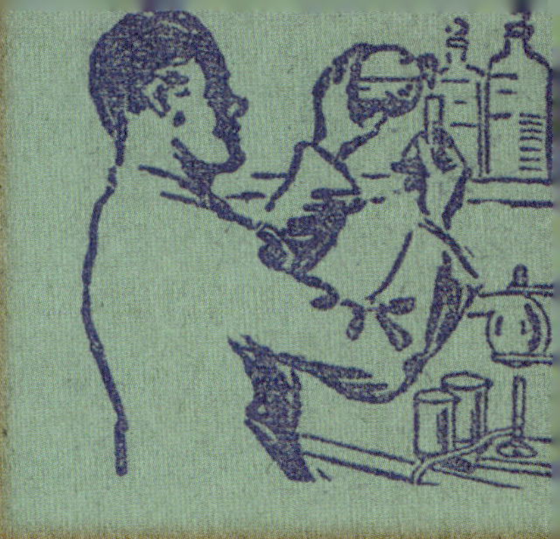

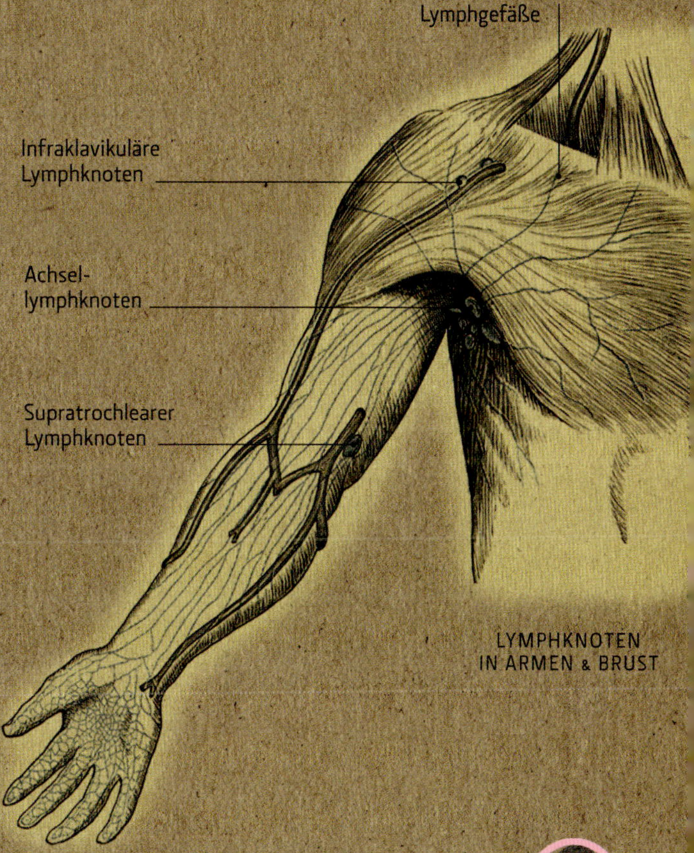

LYMPHKNOTEN
IN ARMEN & BRUST

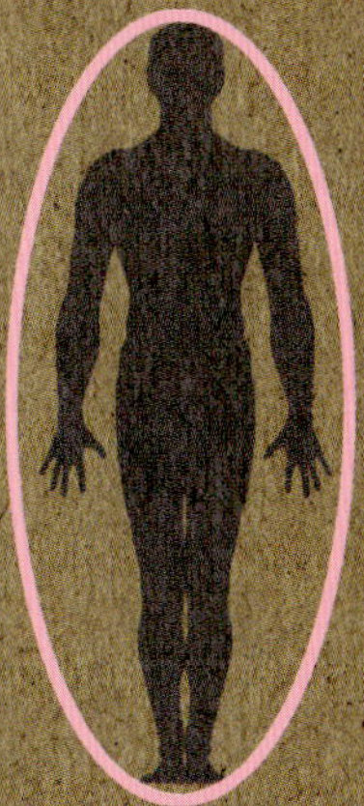

SINNES- & SPRECHORGANE

SINNES- & SPRECHORGANE
GLOSSAR

Hörschnecke Ein Hohlorgan in Schneckenhausform im Innenohr. Die Hörschnecke enthält das Corti-Organ, in dem Stäbchen und Filamente die Schallschwingungen aus dem Mittelohr im Gehörnerv in elektrische Impulse umwandeln. Diese Impulse werden zum Gehirn übermittelt und als Geräusche interpretiert. Die Hörschnecke ist der Bereich des Innenohrs mit Hörfunktion, während die anderen Bereiche im Zusammenhang mit dem Gleichgewicht stehen.

Dermatom Ein Hautbereich, der von einem einzigen Spinalnerv versorgt wird. Jedes Dermatom ist nach dem versorgenden Nerv benannt. So wird beispielsweise das Dermatom T5 vom fünften aus den Brustwirbeln hervortretenden Nerv versorgt. Anatomielehrbücher stellen Dermatome als farbige Körperbereiche dar.

Epidermis Die äußere Hautschicht des Körpers, unter der in der Basalzellschicht neue Hautzellen gebildet werden. Die Epidermis ist auf den Augenlidern nur 0,1 Millimeter dick, an den Fußsohlen und Handflächen dagegen bis zu einem Millimeter. Sie enthält Langerhans-Zellen, die Teil des körpereigenen Immunsystems sind.

Gehörknöchelchen Hammer, Amboss und Steigbügel heißen die drei Knochen im Mittelohr, deren Aufgabe es ist, die Geräusche vom Trommelfell an das Innenohr zu übertragen. Dabei wandeln sie Schallwellen, die auf das Trommelfell treffen, in physische Bewegung um, die die Flüssigkeit im Innenohr bewegt.

Hornhaut Ein durchsichtiger Bereich auf dem zentralen Vorderteil des äußeren Auges, durch den das Licht einfällt. Die Hornhaut verbindet die Sklera am Limbus (*limbus corneae*).

Iris Der farbige Bereich des Auges, eine Muskelmembran, die die Öffnung in ihrer Mitte (Pupille) weitet oder verengt, um mehr oder weniger Licht ins Auge zu lassen.

Linse Runder, transparenter, elastischer Abschnitt mit einem Durchmesser von etwa zehn Millimeter hinter der Iris im Auge. Die Linse fokussiert das Licht auf die Netzhaut. Der Hohlraum zwischen Linse und Netzhaut enthält einen gallertartigen Glaskörper.

Nasenmuscheln Drei Knochenvorsprünge an der seitlichen Wand der Nasenhöhle: obere, mittlere und untere Nasenmuschel. Die vier durch die Nasenmuscheln geschaffenen Hohlräume in der Nase sorgen für das konstante Einströmen der eingeatmeten Luft.

Netzhaut Membran in der Innenschicht des Augapfels, die lichtempfindliche Photorezeptoren, Zapfen und Stäbchen, enthält, nämlich etwa 100 Millionen Stäbchen (spezialisiert auf geringe Lichtverhältnisse, Bewegung und Schwarz-weiß-Sicht) und sechs Millionen Zapfen (für helle und mäßige Lichtverhältnisse, feine Details und Farbsicht). Von der Netzhaut gelangen die Signale über den Netzhautnerv zum Sehnervenkopf und von dort den Sehnerv entlang zu zwei Sehrinden auf beiden Seiten des Gehirns.

Ohrmuschel Äußerer Teil des Ohrs, der aus hautbedecktem Knorpel besteht, das Ohrläppchen aus Fettgewebe. Die innere Öffnung (Ohrmuschel) führt durch den 2,5 Zentimeter langen äußeren Gehörgang zum Trommelfell. Die Gesamtkonstruktion nennt man Außenohr. Die Ohrmuschel richtet Geräusche in den Gehörgang.

Olfaktorischer Bereich Ein Bereich im oberen Teil der Nasenhöhle mit bis zu 25 Millionen Geruchsrezeptoren, die empfindlich auf luftübertragene Komponenten reagieren. Die von den Rezeptoren übermittelten Nervensignale werden im Gehirn als Gerüche verarbeitet.

Papillen Fortsätze an der oberen Zungenoberfläche in drei Typen: *papillae fungiformes* (pilzförmige Papillen), *vallatae* (Wallpapillen) und *filiformes* (fadenförmige Papillen). Pilzförmige und Wallpapillen enthalten Geschmacksknospen, dank derer die Zunge als Sinnes- und Geschmacksorgan fungieren kann. *Papillae filiformes* enthalten keine Geschmacksknospen und haben eine mechanische Funktion.

Rachen Eine Muskelröhre, die von der Nasenhöhle und dem Mund zu Speiseröhre und Kehlkopf verläuft. Zwei Röhren (die Eustachi-Röhren) verbinden den Rachen mit dem Mittelohr.

Sklera Der trübe Hauptteil des äußeren Auges (»das Weiße im Auge«).

DIE DERMATOME

30 Sekunden Anatomie

3-SEKUNDEN-SCHNITT
Ein Dermatom ist ein Streifen oder Bereich der Haut, der von Sinnesfasern eines einzigen Spinalnervs versorgt wird.

3-MINUTEN-SEKTION
Dermatome werden in der Klinik eingesetzt, um den Ursprung neurologischer Erkrankungen zu identifizieren. Hat der Patient ein Taubheitsgefühl von der Taille abwärts, kann ein Arzt das Empfindungsvermögen der Haut testen, indem er sich von der Brust über den Bauch abwärts bewegt. Hat der Arzt den Punkt gefunden, an dem die Empfindung verloren geht, kann er ermitteln, welches Dermatom betroffen und welcher Spinalnerv verletzt ist.

In medizinischen Lehrbüchern werden Dermatome als farbige Bereiche bzw. Streifen abgebildet, die den menschlichen Körper bedecken, in Wirklichkeit aber sind sie unsichtbar. Ein Dermatom ist eine Hautregion, die von den Sinnesfasern eines einzigen Spinalnervs versorgt wird. Der Name jedes Dermatoms leitet sich vom versorgenden Spinalnerv ab. So ist der Bereich der Haut, der vom siebten Halsspinalnerv versorgt wird, als Dermatom C7 bekannt. Die Spinalnerven kommen auf jeder Seite des Körpers aus der Mittellinie, einer imaginären Linie, die den Körper vertikal in zwei Hälften teilt, heraus. Von diesen Nerven ausgehend treten die Dermatome separat in einem symmetrischen Muster auf der linken und rechten Seite des Körpers auf. Das Anordnungsmuster der Dermatome folgt dem der Spinalnerven: Die Halsnerven versorgen den Kopf und die oberen Gliedmaßen, die Brustnerven den Oberkörper und Teile der oberen Gliedmaßen, und die Lenden-Kreuz-Nerven das Becken sowie die unteren Gliedmaßen. Manche Erkrankungen verursachen Hautausschlag in einem oder mehreren spezifischen Dermatomen – der Bereich, in dem sich die Erkrankung ausbreitet, gibt Aufschluss über ihren neurologischen Ursprung.

VERWANDTE THEMEN
DAS RÜCKENMARK
Seite 130

30-SEKUNDEN-BIOGRAFIE
SIR HENRY HEAD
1861–1940
Englischer Neurologe und Begründer der Kartierung der Dermatome

30-SEKUNDEN-TEXT
Gabrielle M. Finn

Schlüsseldermatome sind unter anderem T10, die Haut um den Nabel, und T4, der Bereich der Brustwarzen.

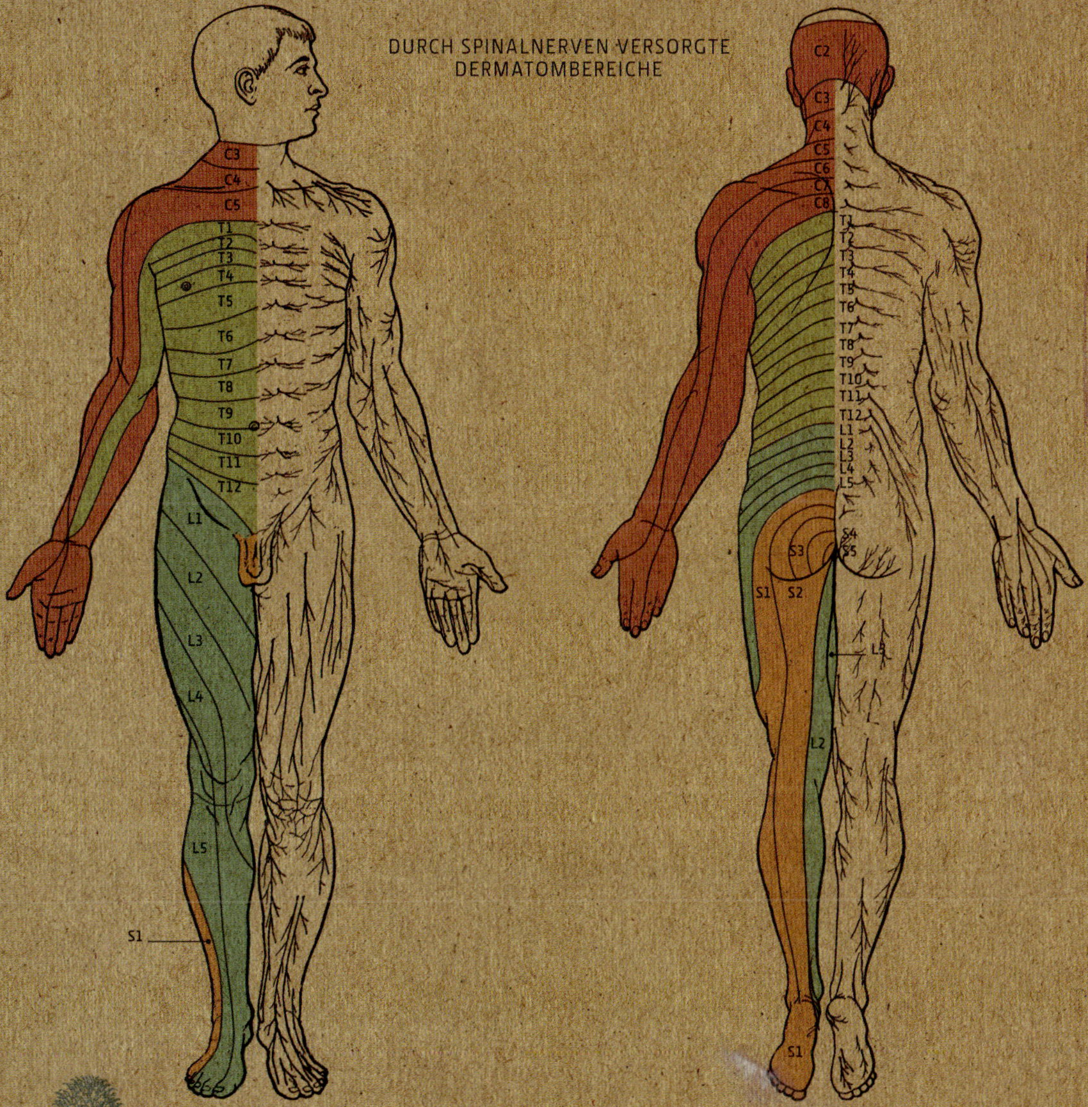
DURCH SPINALNERVEN VERSORGTE
DERMATOMBEREICHE
C3
C4
C5
T1
T2
T3
T4
T5
T6
T7
T8
T9
T10
T11
T12
L1
L2
L3
L4
L5
S1
C2
C3
C4
C5
C6
C7
C8
T1
T2
T3
T4
T5
T6
T7
T8
T9
T10
T11
T12
L1
L2
L3
L4
L5
S4
S3
S5
S1
S2
L3
L2
S1

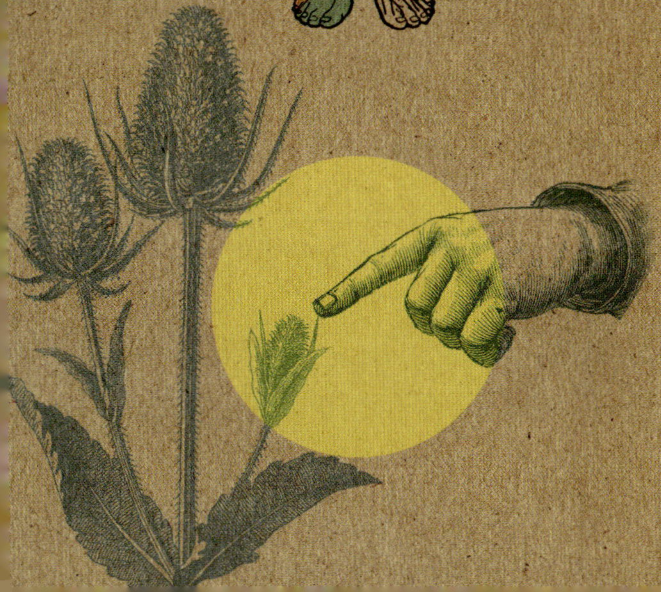

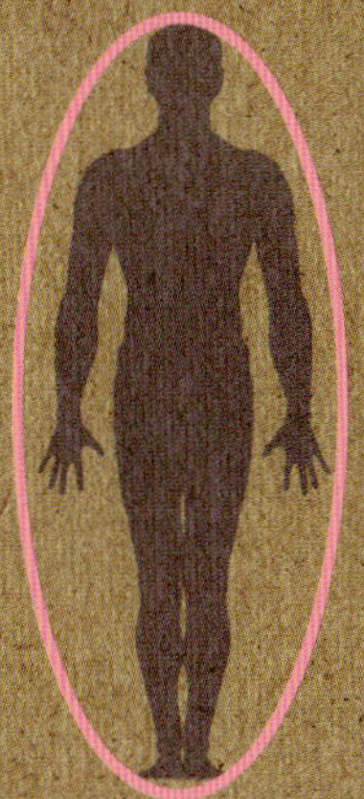

HAUT, HAAR & NÄGEL

30 Sekunden Anatomie

3-SEKUNDEN-SCHNITT
Die Haut schützt als Isolierschicht und synthetisiert Vitamin D, das Haar stabilisiert die Körpertemperatur und die Nägel bieten einigen Schutz; die der Finger sind auch beim Ergreifen von Gegenständen nützlich.

3-MINUTEN-SEKTION
Die Farbe in Haut und Haar stammt vom Protein Melanin. Es kann blauschwarz (Eumelanin) oder rot-braun (Phaeomelanin) sein. Der relative Anteil beider Farben erklärt die unterschiedlichen Schattierungen von Haut und Haar. Ohne Melanin ist das Haar weiß – wie im Alter auf natürliche Weise. Haut ohne Melanin ist ungewöhnlich, kommt aber beim Albinismus vor. Menschen mit dieser Erkrankung haben auch kein Pigment in ihren Augen. Finger- oder Zehennägel enthalten kein Melanin.

Die Haut setzt sich aus drei Hauptschichten zusammen: der äußeren Epidermis, der Dermis mit Blutgefäßen, Nerven, Drüsen und Stützgewebe sowie der Hypodermis mit einer Schutz- und Isolierschicht aus Fettgewebe. Die Zellen der Epidermis werden etwa alle 26 Tage ersetzt. Haare, die aus Follikeln in der Dermis wachsen, finden sich fast überall am Körper. Ihre Aufgabe besteht darin, eine Schicht aus warmer Luft in Hautnähe zu bilden, um die Körpertemperatur zu halten. Die Enden von Fingern und Zehen sind oben durch harte Nägel geschützt, verschmolzene Plättchen aus Keratin, dünn genug, um Licht passieren zu lassen und das rosafarbene Nagelbett darunter zu reflektieren. Der blasse, an der Nagelbasis zu sehende Halbkreis wird Lunula genannt und ist der Bereich, von dem aus der Nagel sich entwickelt. Nägel wachsen etwa drei Millimeter pro Monat – Fingernägel schneller als Zehennägel. Dicke und verfärbte Nägel sind ein Anzeichen für langsames Wachstum und weisen auf Gesundheitsprobleme hin.

VERWANDTE THEMEN
DIE DERMATOME
Seite 106

30-SEKUNDEN-BIOGRAFIE
GASPARE TAGLIACOZZI
1545–1599
Italienischer Chirurg, der die indische Methode der Hauttransplantation weiterentwickelte. Er vermutete richtigerweise, dass fremdes Körpergewebe während einer Transplantation abgestoßen wird.

30-SEKUNDEN-TEXT
Judith Barbaro-Brown

Das Protein Keratin, aus dem Haut, Haar und Nägel bestehen, hat unterschiedliche Formen. Deshalb ist das Haar flexibel, die Haut elastisch und die Nägel sind hart.

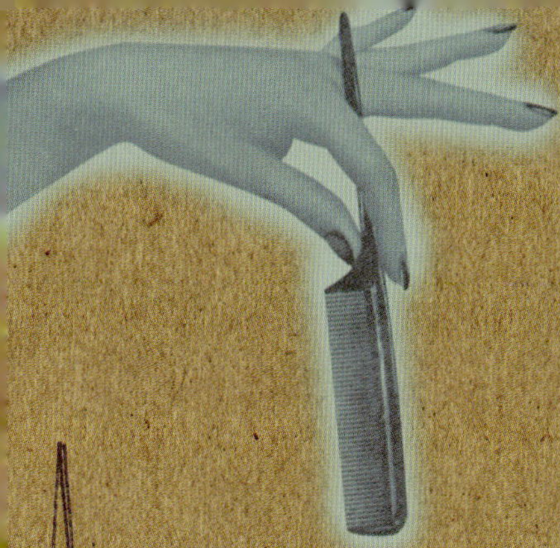

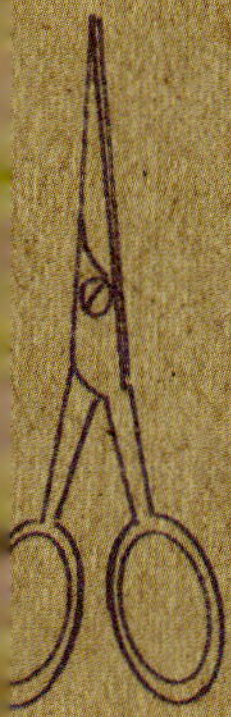

HAAR IN SEINEM FOLLIKEL

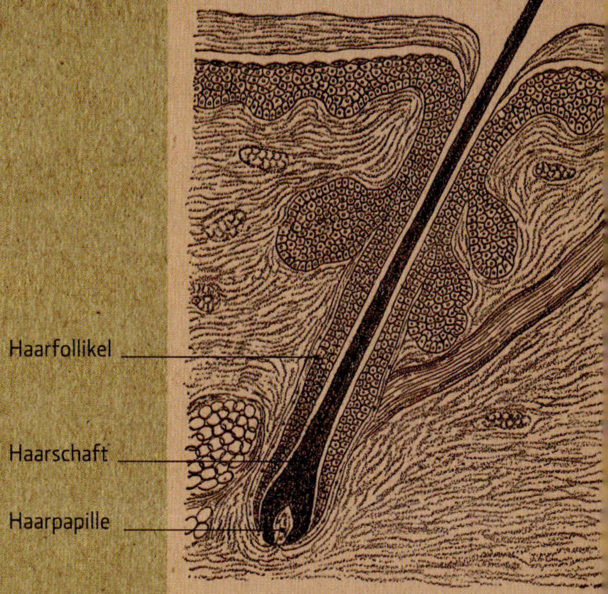

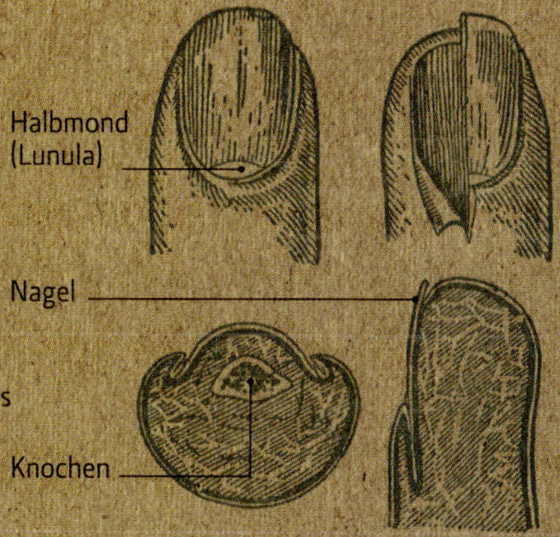

AUSSEN- & SCHNITTANSICHT DES NAGELS

QUERSCHNITT DURCH DIE HAUT

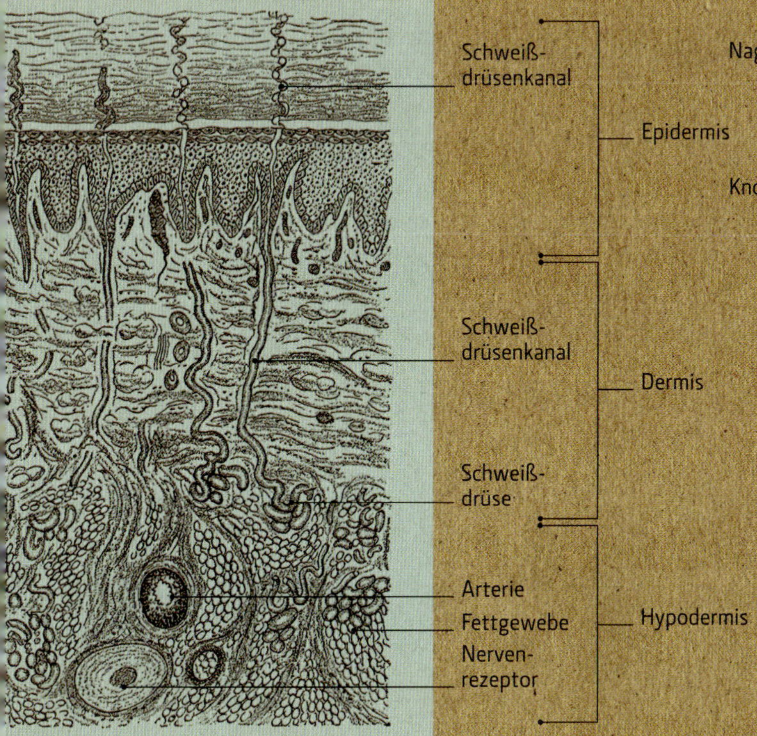

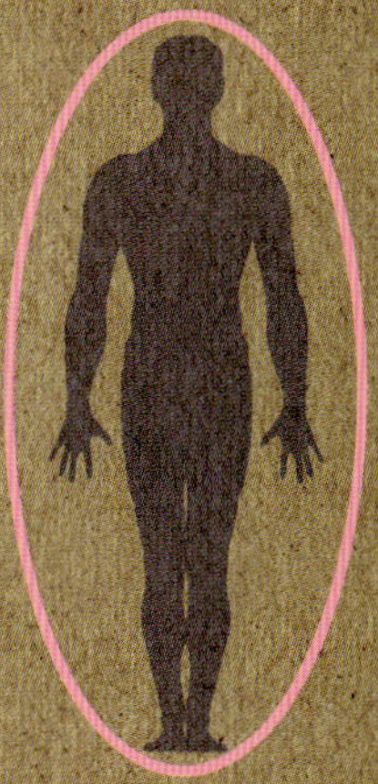

DIE AUGEN

30 Sekunden Anatomie

3-SEKUNDEN-SCHNITT
Die Augen sind spezialisierte Sehorgane. Sie fokussieren Licht auf die empfindliche Netzhaut und senden darauf elektrochemische Impulse über den Sehnerv zu den Sehrinden.

3-MINUTEN-SEKTION
Beim Weinen greifen wir nach einem Taschentuch, weil die Tränen von den Augen in die Nase abfließen. Tränen enthalten ein Enzym, das Infektionen vorbeugt, aber selbst ein kleiner Kratzer am Auge kann zur Blindheit führen. Deshalb ist es von enormer Wichtigkeit, seine Augen zu schützen.

Jedes Auge liegt gut geschützt in einer von Schädelknochen gebildeten Augenhöhle (Orbita), während Wimpern, Augenbrauen und Augenlider Fremdkörper am Eindringen hindern. Im Augenlid produziert ein dünnes Bindegewebe Schleim, der sich mit den Tränen der Tränendrüse mischt, um das Auge zu schmieren. Der Augapfel hat drei Schichten: Die äußere Sklera oder »das Weiße im Auge« ist robust und enthält keine Blutgefäße. Die Aderhaut (Choroidea) ist zart, von dunklerer Farbe, enthält mehrere Blutgefäße und verhindert die Streuung des Lichts. Die innere Netzhaut enthält lichtempfindliche Stäbchen und Zapfen. Die Iris ist der farbige Teil des Auges mit einer Öffnung in der Mitte – der Pupille. Für die Steuerung der ins Auge einfallenden Lichtmenge sind Ringmuskeln (Ziliarmuskeln) und andere Muskeln, die an die Speichen eines Rades erinnern, verantwortlich. Erstere verengen die Pupille bei hellem Licht, Letztere weiten die Öffnung bei Dämmerlicht. Nachdem das einfallende Licht durch die klare Hornhaut gedrungen ist, wird es von der Linse auf einen schmalen Bereich der Netzhaut fokussiert. Die Signale werden von den Photorezeptorzellen der Netzhaut über den Sehnerv zum Gehirn geleitet. Das Kammerwasser hält die Form der Hornhaut aufrecht, während der gallertartige Glaskörper das Auge hinter der Linse stützt. Sechs extrinsische Muskeln erzeugen koordinierte Augenbewegungen.

VERWANDTE THEMEN
DER SCHÄDEL
Seite 22

DIE HIRNNERVEN
Seite 136

30-SEKUNDEN-BIOGRAFIE
SIR HAROLD RIDLEY
1906–2001
Englischer Augenchirurg, der 1949 die erste Operation des grauen Stars durchführte.

30-SEKUNDEN-TEXT
Jo Bishop

Manchmal trübt sich die Linse, was zu einem stark reduzierten Sehvermögen führt. Das ist der graue Star, meist ein Nebeneffekt des Alterns.

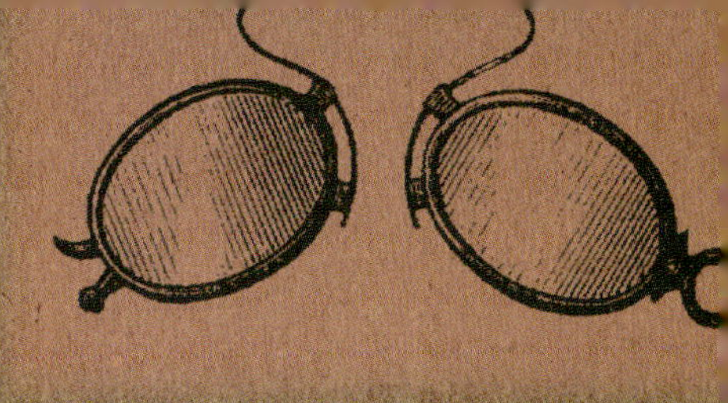

AUGAPFEL

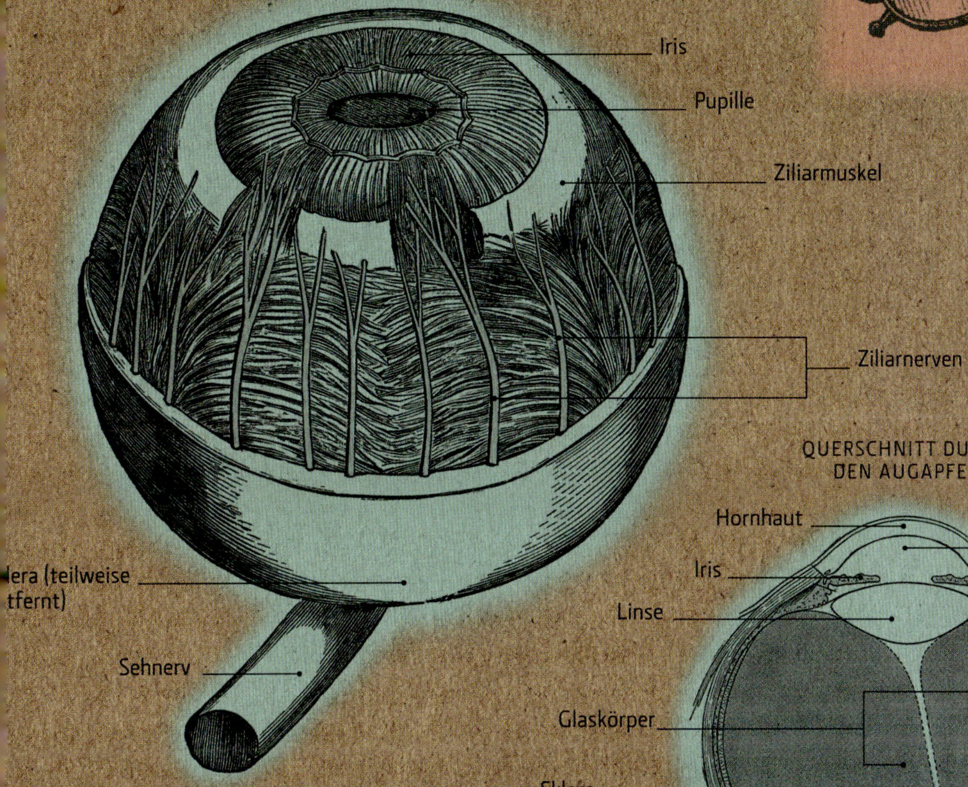

QUERSCHNITT DURCH
DEN AUGAPFEL

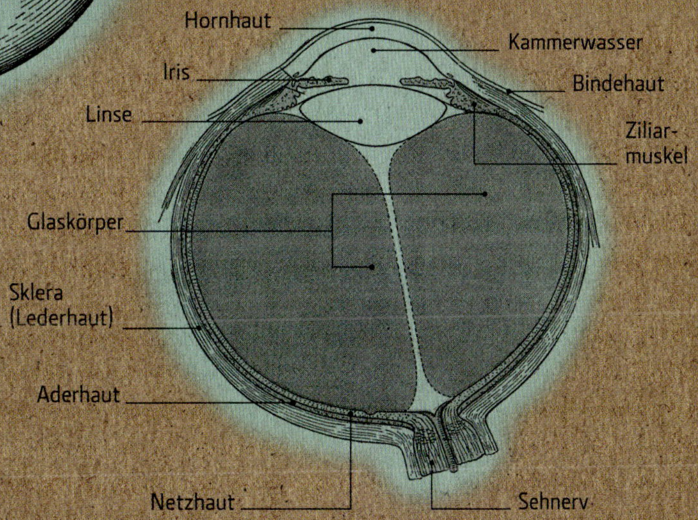

AUGENHÖHLENMUSKULATUR

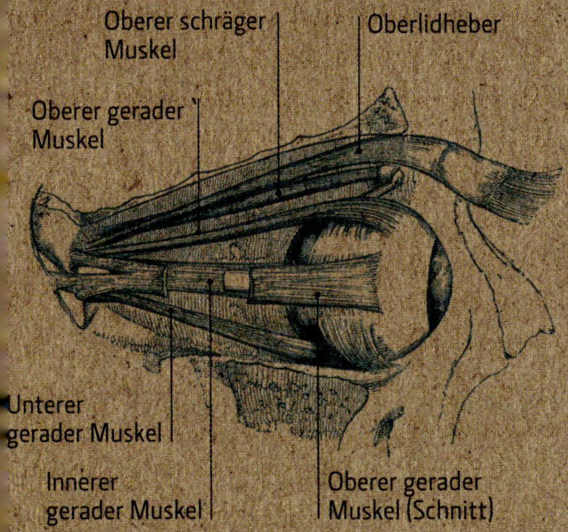

TRÄNENDRÜSEN

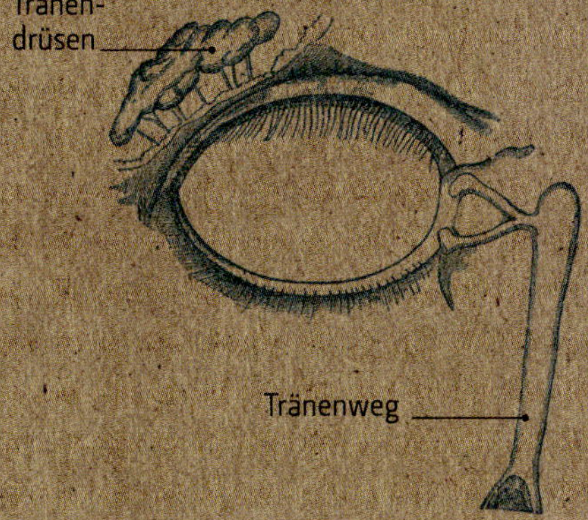

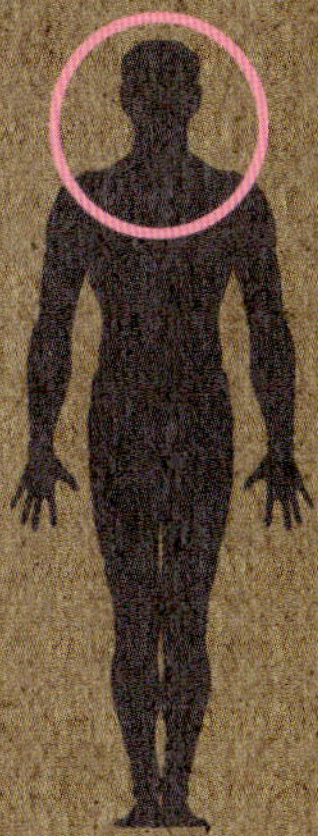

DIE NASE

30 Sekunden Anatomie

Die äußere Nase ist von unterschiedlicher Größe und Form. Üblicherweise tritt die Atemluft durch die Nasenlöcher ins Atemsystem ein und durchläuft anschließend die beiden durch die Nasenscheidewand aus Knochen und Knorpel getrennten Nasenhöhlen. Nasenhaare schützen den Eingang zur Nase (Nasenvorhof) und fangen Fremdkörper wie Staubteilchen ein. Die einströmende Luft wird auf ihrem Weg durch die engen Gänge (Meati) mit Blutgefäßen, die zwischen drei muschelähnlichen Vorsprüngen der Nasenhöhlenseitenwand (obere, mittlere und untere Nasenmuschel) verlaufen, erwärmt und befeuchtet. Die Nasenmuscheln sind mit einer klebrigen Schleimhaut ausgekleidet, und Schleim gelangt auch aus vier Nasennebenhöhlen (Stirn-, Oberkiefer-, Siebbein- und Keilbeinhöhle) in die Nasenhöhle. Von dort wird er in den Rachen geleitet und geschluckt. Das dient dem Schutz der sensiblen Oberfläche des Lungengewebes in den unteren Bereichen der Atemwege vor kalter Luft und Fremdkörpern. Gepaarte Riechorgane im oberen Bereich der Nasenhöhle enthalten Rezeptoren, die bei der Auflösung luftgetragener Komponenten stimuliert werden. Der Riechnerv leitet diese Informationen an den Riechkolben (olfaktorischer Bulbus) im Gehirn, der diese Nervenimpulse als Gerüche verarbeitet.

3-SEKUNDEN-SCHNITT
Einige Funktionen der Nase sind Riechen (Olfaktion), Befeuchtung und Filterung der einströmenden Luft sowie Beseitigung der Sekrete aus Schleimhaut und Lufthohlräumen.

3-MINUTEN-SEKTION
Jeden Tag produziert der Körper etwa einen Liter Schleim in der Nasenhöhle, und beim Niesen werden um die 40 000 Tröpfchen freigesetzt. Der nur fünf Kubikzentimeter große Riechbereich der Nasenhöhle ist mit 10–25 Millionen Geruchsrezeptoren ausgestattet. Der Riechkolben des Gehirns registriert 50 verschiedene »Primärgerüche«, doch mit zunehmendem Alter stumpfen die Geruchsrezeptoren ab. Deshalb tragen ältere Menschen mitunter zu viel Parfüm auf – sie riechen es einfach nicht.

VERWANDTE THEMEN
DIE LUNGE
Seite 76

DER BRONCHIALBAUM
Seite 78

30-SEKUNDEN-BIOGRAFIE
SIR WILLIAM BOWMAN
1816–1892
Englischer Chirurg und Anatom, nach dem die Bowman-Drüsen in der Riechschleimhaut benannt sind.

30-SEKUNDEN-TEXT
Jo Bishop

Da die Nase markant aus dem Gesicht hervorsteht und ihre Knochen leicht brechen, ist sie anfällig für Verletzungen – beinahe vier von zehn Gesichtsverletzungen sind Nasenbrüche.

QUERSCHNITT DURCH
DIE NASENHÖHLE

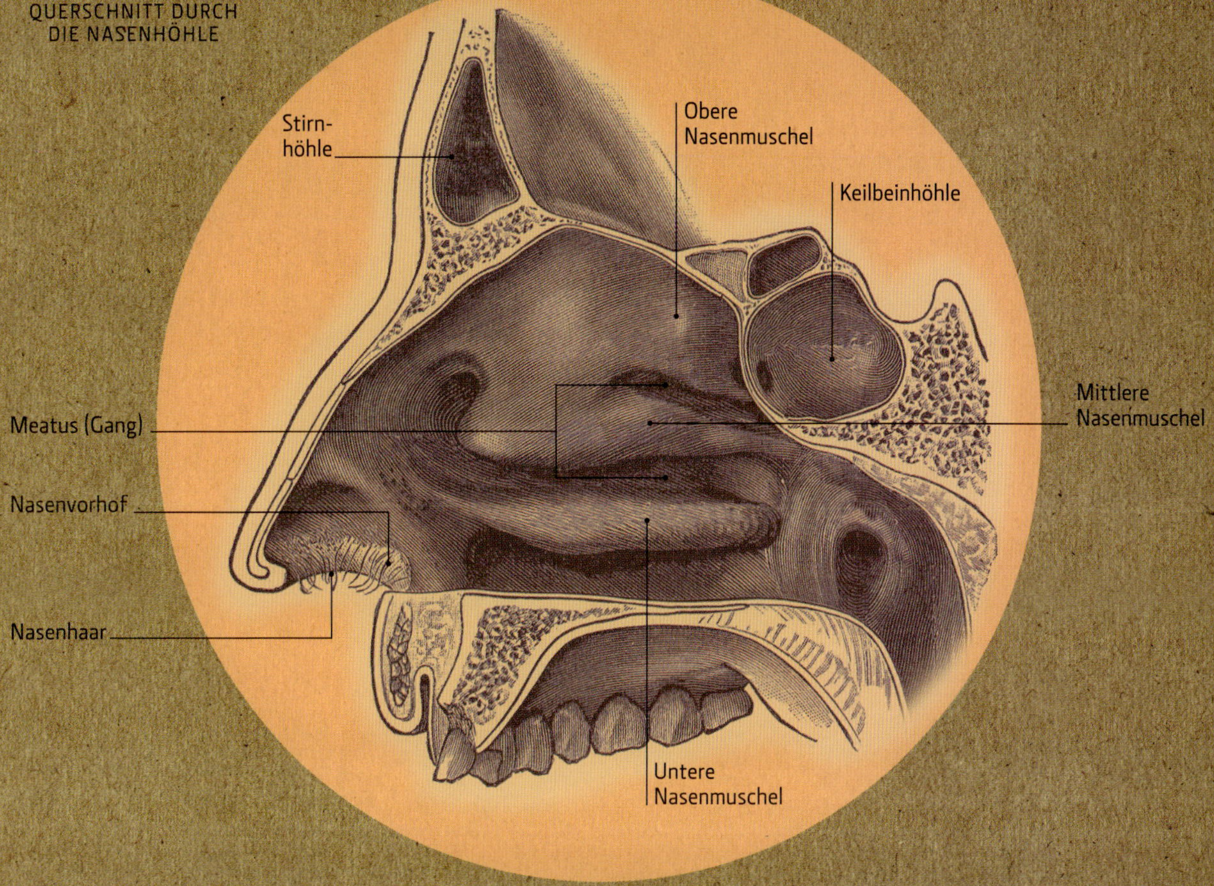

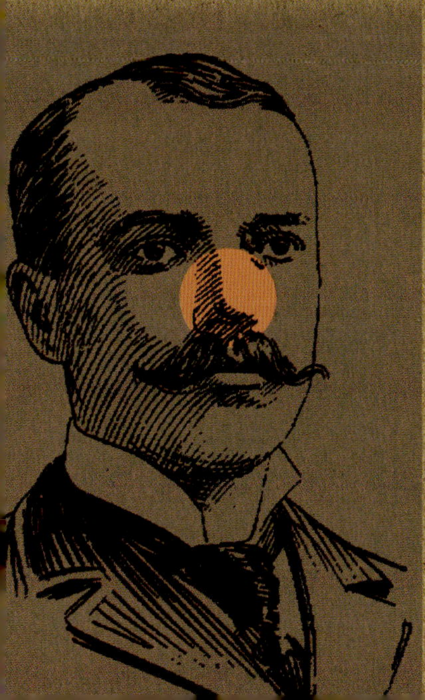

NASENKNORPEL

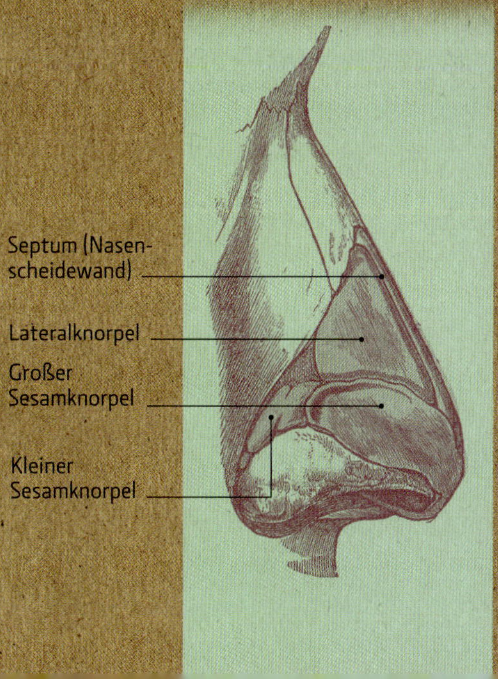

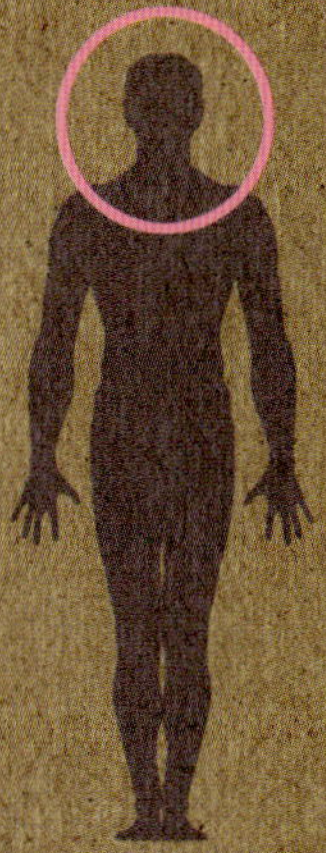

um 129 n. Chr.
Geboren in Pergamon (heute Bergama in der Türkei)

143
Beginn des Philosophiestudiums

145
Medizinstudium, nachdem seinem Vater Asklepios, der Gott der Heilkunst, im Traum erschienen war

148
Nach dem Tod seines Vaters Studium in Alexandria und Smyrna

157
Arzt in der Gladiatorenschule in Pergamon

161
Umzug nach Rom

166
Flucht aus der Stadt nach Bedrohung durch Feinde

168
Als Leibarzt von Mark Aurel nach Rom zurückberufen. Leibarzt auch der Kaiser Commodus und Septimius Severus

216/217
Gestorben in Rom

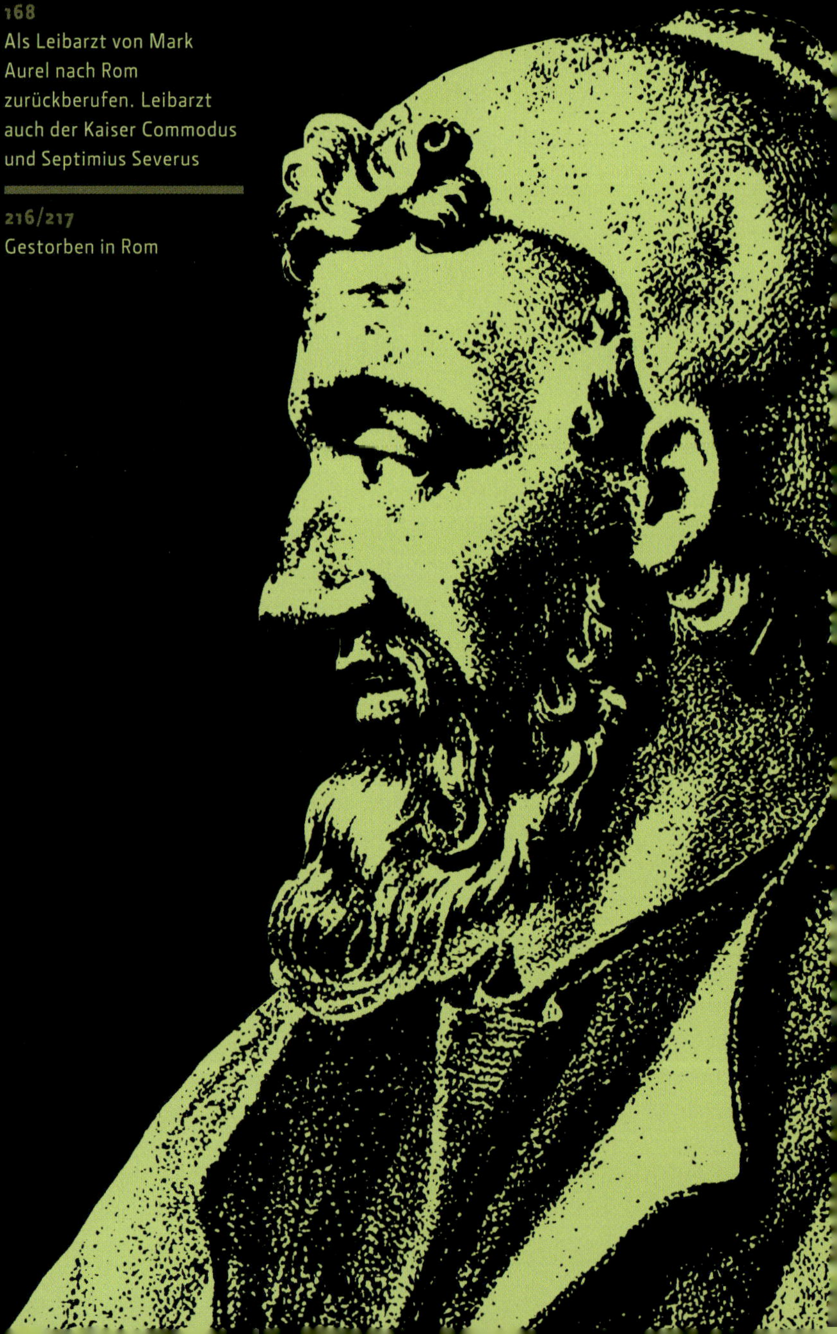

GALENOS

Galenos von Pergamon, auch Aelius oder Claudius (fälschlicherweise) Galenius und Galen, gilt als herausragender Anatom. Der griechische Philosoph und Arzt stammte aus einer wohlhabenden Familie und studierte unter anderem an den angesehenen Medizinschulen von Alexandria und Smyrna. Den größten Teil seines Berufslebens verbrachte er anschließend in Rom am Kaiserhof. Kaiser Mark Aurel sagte über ihn, »*primum sane medicorum esse, philosophorum autem solum*«, er sei »der Erste unter den Ärzten und einzigartig unter den Philosophen«. Im zweiten Jahrhundert galt Galen in Rom als revolutionär, seine Theorien und seine Herangehensweise etablierten sich als verbindlich. Ihr Status als orthodoxe Meinung führte mehr als ein Jahrtausend später dazu, dass das medizinische Establishment die Anatomen der Renaissance, die seine Theorien in Frage stellten, beinahe als Ketzer betrachtete.

Galenos entwickelte die Theorien des griechischen Arztes Hippokrates (um 460–370 v. Chr.) weiter. Diese hatten nicht selten Kontroversen verursacht, denn Hippokrates hatte den Aderlass praktiziert und eine radikale, aktive Herangehensweise in der Anatomie verfolgt. Als Arzt an der Gladiatorenschule seiner Heimatstadt Pergamon konnte Galenos Form und Funktion des menschlichen Körpers studieren, während er Wunden versorgte und das Training sowie die Ernährung der Gladiatoren überwachte. Da Rom jedoch 150 v. Chr. das Sezieren menschlicher Körper unter Strafe gestellt hatte, musste er sich zur Untersuchung innerer Organe mit den Körpern von (mitunter noch lebendigen) Schweinen und Primaten aushelfen, deren Anatomie der menschlichen am nächsten kommt. Er zog deshalb in manchen Fällen unweigerlich die falschen Schlüsse. Zahlreiche moderne medizinische Praktiken wie Diagnose und Prognose gehen auf ihn zurück, aber zum großen Anatomen machen ihn insbesondere seine Forschungen zur Luftröhre und zum Blutkreislauf.

Der ehrgeizige, wohlhabende, äußerst intelligente und erfolgreiche Galenos war auch sehr produktiv: Er zeichnete als Autor von schätzungsweise 600 Abhandlungen. Dank seines Studiums der Geisteswissenschaften, insbesondere der komparativen Philosophie, konnte er sich von einer bestimmten Schule lösen und eine einzigartige Position in Bezug auf das medizinische Wissen einnehmen. Leider sind viele seiner Schriften ganz oder teilweise verloren gegangen. Außerdem tauchten Fälschungen und »Raubkopien« seiner Werke auf, sowohl zu Lebzeiten als auch nach seinem Tod. Ein Großteil seiner überlieferten Arbeiten sind Übersetzungen von Übersetzungen, weshalb sich die Zusammenstellung eines zuverlässigen Kanons zur richtigen Datierung seiner Werke kompliziert gestaltet.

DIE OHREN

30 Sekunden Anatomie

Die Ohrmuschel ist der Teil des Ohrs, der an der Seite des Kopfes sichtbar ist. Sie ist ein flexibler, geschwungener, mit Haut bedeckter Knorpel, der die Schallwellen in den 2,5 Zentimeter langen Gehörgang leitet, der zum Trommelfell führt. Aus den zuvor genannten Teilen des Ohrs setzt sich das Außenohr zusammen. Das Mittelohr besteht aus der Paukenhöhle, die über einen vier Zentimeter langen Gang, die Eustachi-Röhre, mit dem Nasenrachen verbunden ist. Der Gang gleicht den Druck im Mittelohr an den Außendruck an. Die drei kleinen Gehörknöchelchen Hammer, Amboss und Steigbügel übertragen die Schwingungen vom Trommelfell auf eine mit Flüssigkeit gefüllte Kammer, das häutige Labyrinth. Letzteres schützt die wichtigen Strukturen im Innenohr, ist in drei Bereiche aufgeteilt und mit Perilymphe gefüllt. Die ersten beiden Bereiche, der Vorhof und die drei hervorstehenden Bogengänge, enthalten Gleichgewichtsrezeptoren. Der dritte Teil, die Hörschnecke, ist wie ein Schneckenhaus zusammengerollt und enthält die Hörrezeptoren im Corti-Organ. Der Gleichgewichtsnerv (Nervenfasern, die Informationen vom Vorhof und den Bogengängen zum Gehirn übermitteln) vereint sich mit dem Hörnerv (*nervus cochlearis*), der Informationen von der Hörschnecke übermittelt, und bildet den Hör-Gleichgewichtsnerv.

3-SEKUNDEN-SCHNITT
Das Ohr, unser Sinnesorgan für Hören und Gleichgewicht, ist in drei Bereiche aufgeteilt: Außen-, Mittel- und Innenohr.

3-MINUTEN-SEKTION
Kinder sind anfällig für Ohreninfektionen, denn ihre Eustachi-Röhren sind kürzer und breiter als die von Erwachsenen, und Infektionen aus dem Rachen breiten sich leicht in die Ohren aus. Die Eustachi-Röhre kann durch starkes Schlucken, durch Pusten durch die Nase bei geschlossenem Mund oder durch Gähnen bewusst geöffnet werden, was Druckschmerzen bei Flugreisen lindert.

VERWANDTE THEMEN
DIE HIRNNERVEN
Seite 136

30-SEKUNDEN-BIOGRAFIE
ALFONSO GIACOMO GASPARE CORTI
1822–1876
Italienischer Anatom, der die Hörschnecke mikroskopisch erforscht hat.

30-SEKUNDEN-TEXT
Jo Bishop

Wachs und Haare im äußeren Gehörgang des Außenohrs hindern Fremdkörper am Eindringen und beugen Infektionen vor.

AUSSEN- & MITTELOHR

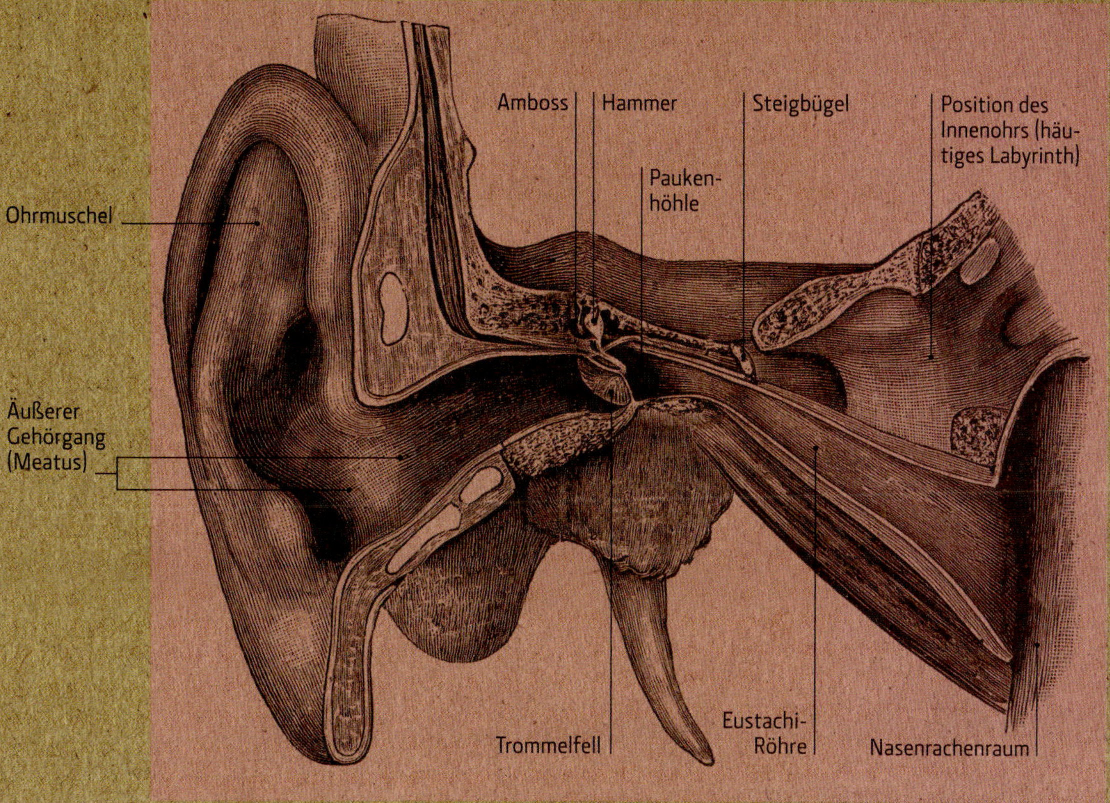

INNENOHR

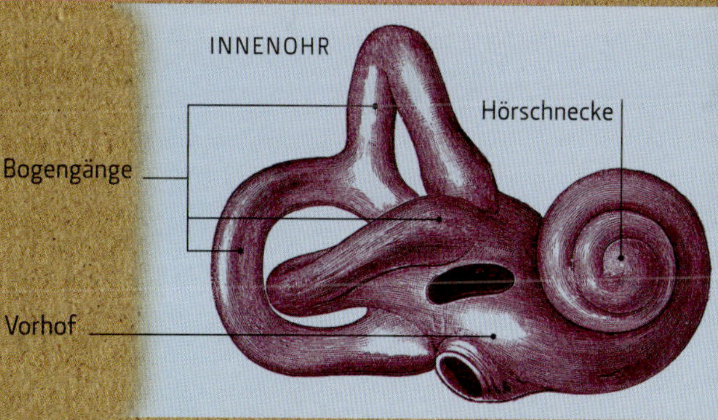

GEHÖRKNÖCHELCHEN
(KNOCHEN IM MITTELOHR)

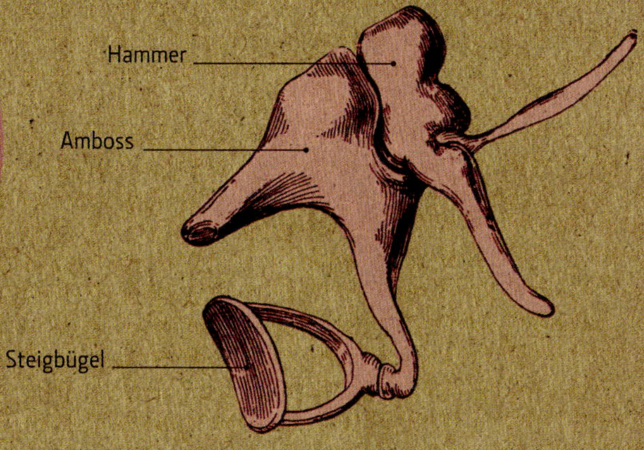

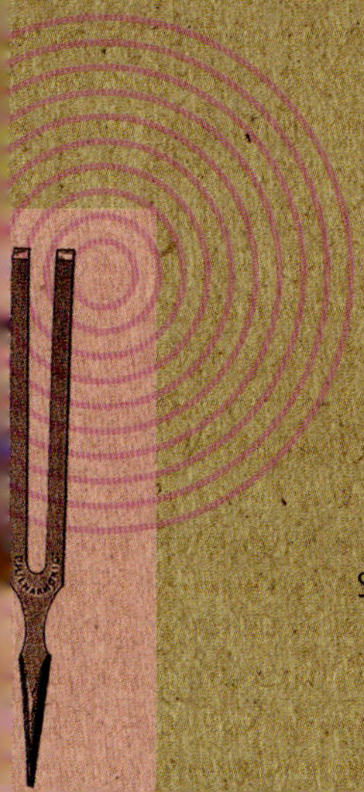

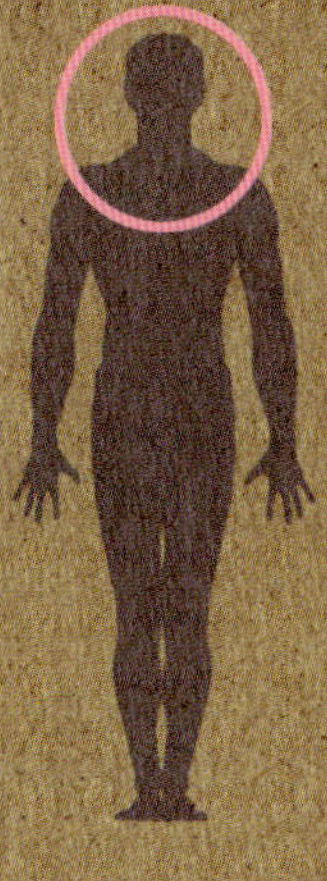

DIE ZUNGE

30 Sekunden Anatomie

3-SEKUNDEN-SCHNITT
Die Zunge ist ein Stück Muskelgewebe, das beim Kauen, Schlucken und Sprechen zum Einsatz kommt. Sie enthält Geschmacksknospen mit Rezeptoren für süß, salzig, sauer und bitter.

3-MINUTEN-SEKTION
Jeder Erwachsene hat etwa 10 000 Geschmacksknospen. Neben den vier primären Qualitäten des Geschmackssinns – süß, salzig, sauer, bitter – wurde mit Umami (herzhaft, vollmundig) ein fünfter beschrieben. Der Geruchssinn trägt mit dazu bei, wie wir schmecken, deshalb finden wir das Essen fade, wenn wir erkältet sind. Ein Biss auf die Zungenspitze sorgt für die Produktion von mehr Speichel.

Der vordere Bereich der Zunge, der Zungenkörper, liegt in der Mundhöhle, während der hintere, die Zungenwurzel, sich tief in der Kehle befindet. Die obenliegende Oberfläche der Zunge, ihr Rücken, ist mit kleinen Fortsätzen, den Papillen, übersät. Es gibt drei Arten von Papillen, jede in einem bestimmten Bereich der Zunge: die *Papillae fungiformes* (pilzförmige Papillen) sind rund und haben an ihren Seiten Geschmacksknospen, die *Papillae vallatae* (Wallpapillen), die größten, bilden eine V-Form am Übergang zwischen Vorder- und Rückseite der Zunge, dagegen enthalten die zapfenförmigen *Papillae filiformes* (fadenförmige Papillen), die kleinsten, keine Geschmacksknospen. Die Informationen der Geschmacksrezeptoren gelangen über den Gesichtsnerv und den Zungen-Rachen-Nerv ins Gehirn. Die Unterseite der Zunge ist dünn und zart und durch das Frenulum, das die Zunge verankert und ihre Bewegungen einschränkt, mit dem Mundboden verbunden. Die Zungenmandel findet man am hinteren Teil der Zungenwurzel. Die Zunge besteht weitestgehend aus Muskelgewebe: extrinsischen (äußeren) Muskeln, die für große Zungenbewegungen zuständig sind, und intrinsischen (inneren) Muskeln, die die Form der Zunge verändern und mit den extrinsischen Zungenmuskeln zusammenarbeiten, wenn es um feine und präzise Bewegungen wie beim Sprechen geht. Die meisten Muskeln werden vom Unterzungennerv aktiviert.

VERWANDTE THEMEN
DIE NASE
Seite 112

DIE HIRNNERVEN
Seite 136

30-SEKUNDEN-BIOGRAFIE
DAVID PAULI HÄNIG
1863–nach 1920
Deutscher Physiologe, der 1901 die erste Karte der Geschmackszonen der Zunge anfertigte.

30-SEKUNDEN-TEXT
Jo Bishop

Die Papillen der Zunge sind mehrheitlich fadenförmig. Sie enthalten keine Geschmacksknospen und sind somit nicht am Geschmackserlebnis beteiligt.

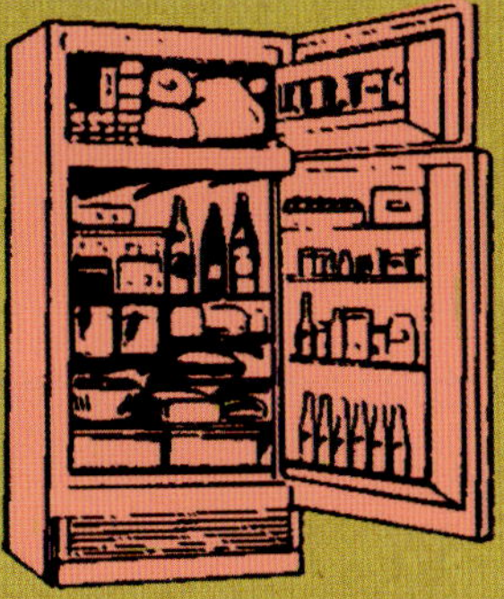

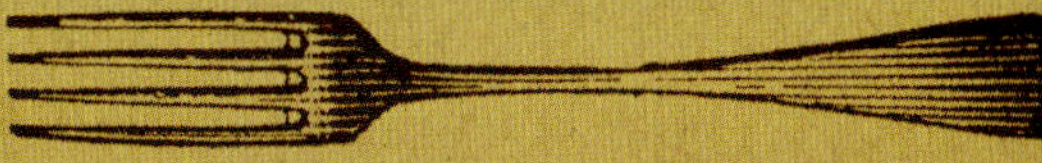

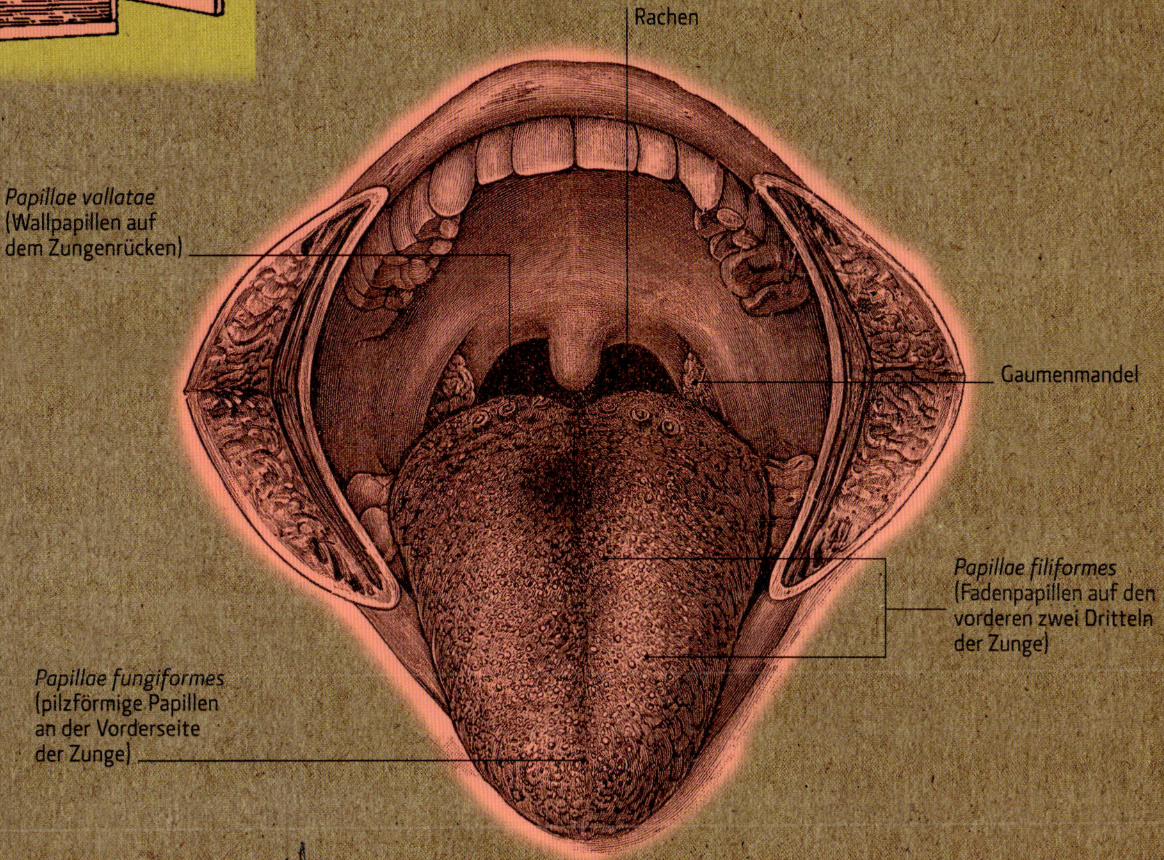

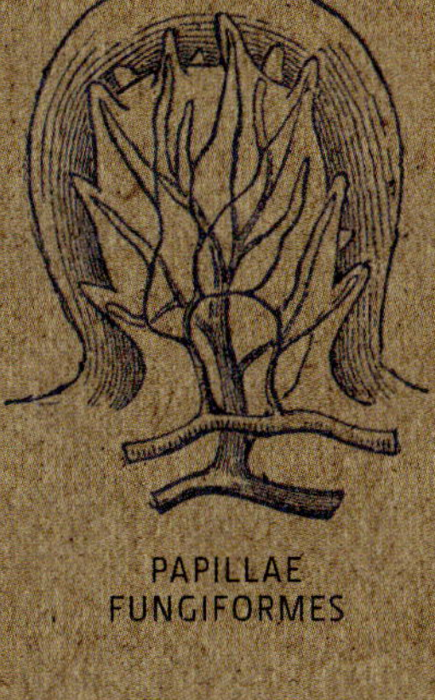

PAPILLAE FUNGIFORMES

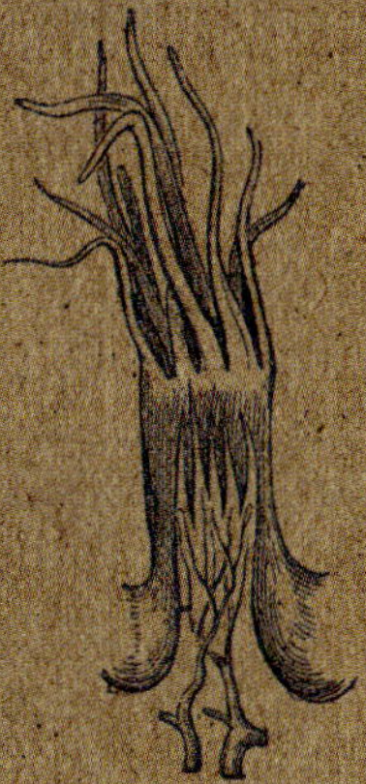

PAPILLAE FILIFORMES

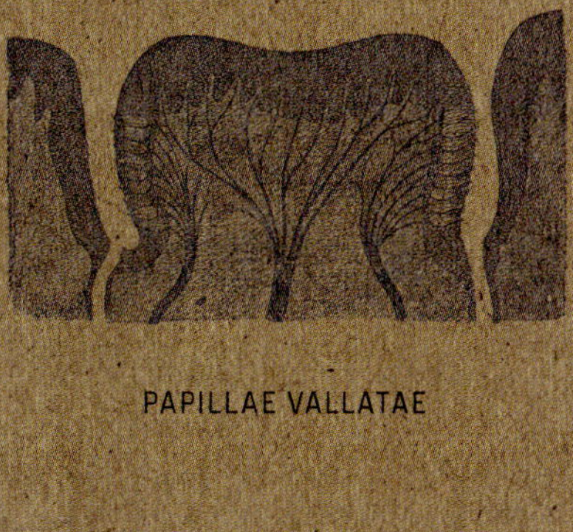

PAPILLAE VALLATAE

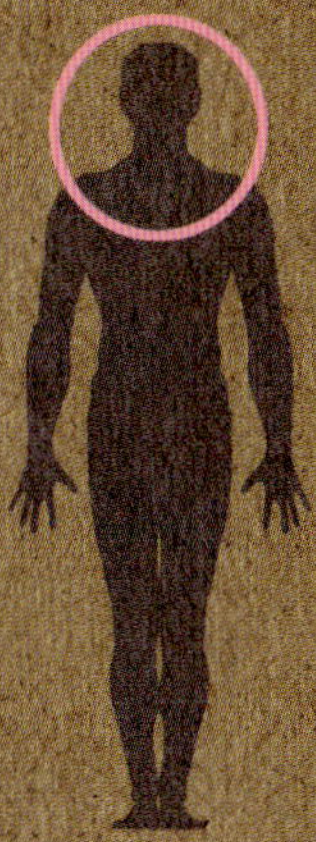

RACHEN, KEHLKOPF & STIMMBÄNDER

30 Sekunden Anatomie

3-SEKUNDEN-SCHNITT
Der Rachen (Pharynx) verbindet den Mund mit dem Verdauungs- und dem Atemsystem, der Kehlkopf (Larynx) befindet sich zwischen dem Rachen und der Luftröhre und beherbergt die Stimmbänder.

3-MINUTEN-SEKTION
Kinderstimmen haben eine höhere Tonlage als die von Erwachsenen, denn die Stimmlippen von Kindern sind dünner und kürzer. Männer haben tiefere Stimmen, da sich in der Pubertät der Kehlkopf vergrößert und die Stimmbänder dicker und länger werden. Wenn wir den Kammerton A singen, schwingen die Stimmlippen 440 Mal pro Sekunde.

Der Rachen (Pharynx) beginnt hinter der Nasenhöhle als Nasenrachen (Nasopharynx) und setzt sich hinter dem Mund als Mundrachen (Oropharynx) fort. Sein tiefster Bereich ist der Kehlkopfrachen (Laryngopharynx), der an der Vorderseite des Halses liegt, mit der Speiseröhre dahinter. Der Kehlkopf besteht aus drei unpaarigen Knorpeln (Schild-, Ringknorpel und Kehldeckel) und drei paarigen, kleineren Knorpeln (Stell-, Spitzen- und keilförmigem Knorpel). Der größte, der Schildknorpel, erzeugt eine Wölbung nach außen im Hals, die als Adamsapfel bekannt und bei Männern größer und weiter vorstehend ist als bei Frauen. Die Knorpel werden von intrinsischen (internen) Bändern zusammengehalten und sind über extrinsische (äußere) Bänder mit der Umgebung verbunden. Die Taschenbänder, auch Taschenfalten beziehungsweise falsche Stimmlippen genannt, liegen zwischen dem Schild- und dem Stellknorpel und sorgen mit dem Kehldeckel dafür, dass keine Fremdkörper in die Luftröhre eindringen. Die Stimmlippen mit den (echten) Stimmbändern sind an der Stimmerzeugung beteiligt. Sie vibrieren, wenn Luft aus den Lungen durch die Stimmritze gelangt. Die Art des erzeugten Geräuschs hängt vom Durchmesser, der Länge sowie der Spannung der Stimmlippen ab.

VERWANDTE THEMEN
DIE LUNGE
Seite 76

DER BRONCHIALBAUM
Seite 78

30-SEKUNDEN-BIOGRAFIE
BENJAMIN GUY BABINGTON
1794–1866
Englischer Arzt und Erfinder des Laryngoskops (Spiegel zur Untersuchung des Kehlkopfs)

30-SEKUNDEN-TEXT
JO BISHOP

Der Rachen verläuft von der Schädelbasis bis zum sechsten Halswirbel und ist etwa 13 Zentimeter lang.

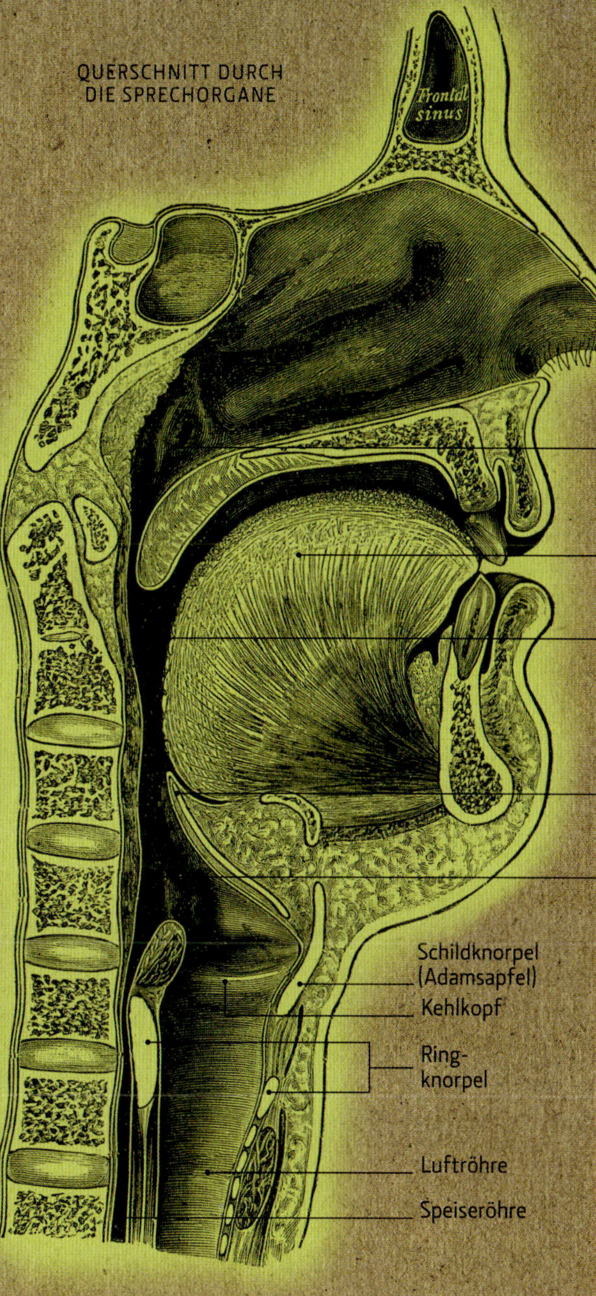
QUERSCHNITT DURCH
DIE SPRECHORGANE
Frontal sinus
Nasenrachen
(Nasenbereich des Rachens)
Zunge
Mundrachen
(Mundbereich des Rachens)
Kehldeckel
Kehlkopfrachen
(Kehlkopfbereich des Rachens)
Schildknorpel
(Adamsapfel)
Kehlkopf
Ring-
knorpel
Luftröhre
Speiseröhre

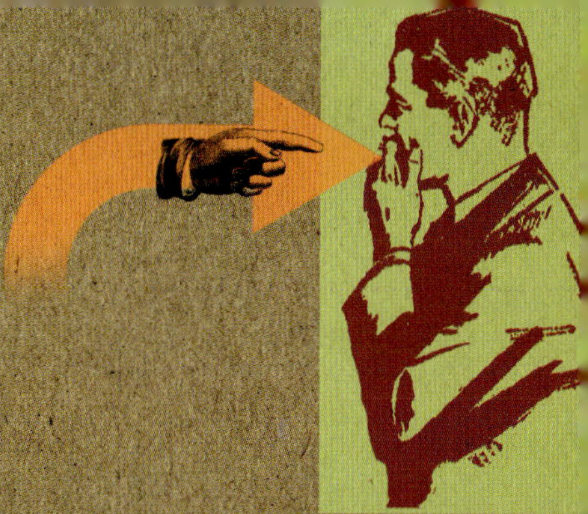

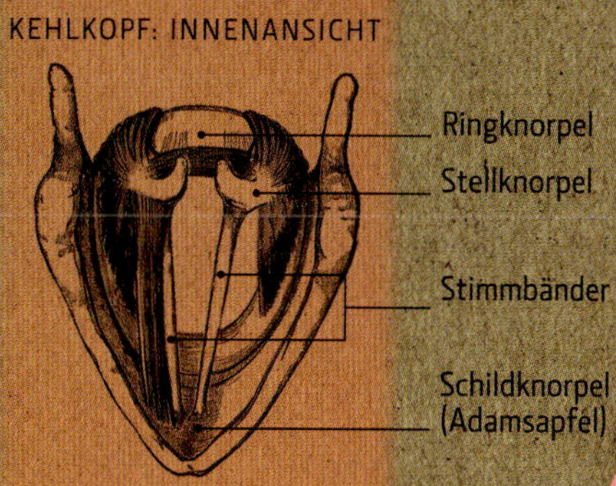
KEHLKOPF: INNENANSICHT
Ringknorpel
Stellknorpel
Stimmbänder
Schildknorpel
(Adamsapfel)

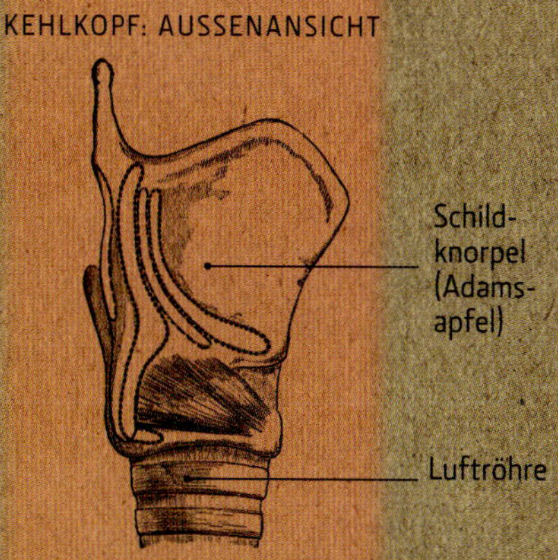
KEHLKOPF: AUSSENANSICHT
Schild-
knorpel
(Adams-
apfel)
Luftröhre

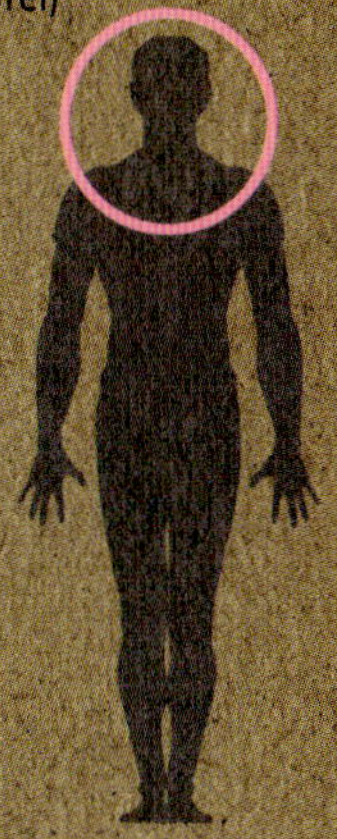

HORMON- & NERVENSYSTEM

HORMON- & NERVENSYSTEM
GLOSSAR

Axon Ein langer Nervenzellfortsatz, über den Nervenimpulse mit einer Geschwindigkeit von etwa 100 Metern pro Sekunde weitergeleitet werden. Manche Axone sind von einem Myelin, einer Scheide aus Fettsubstanz, eingeschlossen, die das Axon isoliert und die Übertragung beschleunigt.

Basalganglien Vier Bereiche grauer Substanz im unteren Teil der Gehirnhälften.

Brustnerven Die Spinalnerven, die aus den zwölf Brustwirbeln im Mittelbereich der Wirbelsäule zwischen den Halswirbeln und den Lendenwirbeln austreten. Sie verlaufen zum Oberkörper und zu Teilen der oberen Gliedmaßen.

Dura mater Harte Hirnhaut, eine der drei Hirnhäute (Außenhüllen aus Bindegewebe), die Rückenmark und Gehirn umschließen und schützen. Die Dura mater ist die äußere Hülle und die dickste der drei Hirnhäute. Sie enthält die *Arachnoidea encephali* (Spinnwebenhaut) und die *Pia mater encephali* (zarte Hirnhaut). Den Subarachnoidalraum zwischen diesen beiden Schichten füllt eine Gehirn-Rückenmarksflüssigkeit aus.

Gliazelle Zelltyp im Bindegewebe des Gehirns und der Nervenzellen. Die Gliazellen unterstützen die Nervenzellen durch Versorgung mit Nahrung und Entfernung von überschüssigem Material.

Graue Substanz Braungraues Gewebe im Gehirn und Rückenmark, das hauptsächlich aus Zellkörpern und Nervenzellen besteht.

Großhirn Der größte Teil des Gehirns, geteilt in zwei äußerlich identische Hälften – die linke und die rechte Gehirnhälfte. Jede dieser Hälften enthält vier Bereiche oder Lappen: den Stirn-, Hinterhaupt-, Schläfen- und den Scheitellappen. Die beiden Hälften sind durch ein Band von Nervenfasern – den Gehirnbalken (*Corpus callosum*) – verbunden.

Großhirnrinde Runzlige Oberfläche des Großhirns. Die Großhirnrinde steuert die meisten Gedankenvorgänge und enthält die Neuronenkörper (Nervenzellkörper). Diese verbinden sich über lange Ranken – die sogenannten Axone.

Halsnerven Spinalnerven, die von den sieben Halswirbeln am oberen Ende der Wirbelsäule ausgehen. Sinnesfasern dieser Nerven führen zum Kopf und den oberen Gliedmaßen.

Hirnnerven Auch Kranialnerven genannt. Sie haben ihren Ursprung im Hirnstamm und damit zusammenhängenden Strukturen und versorgen Gehirn, Kopf und Hals.

Hypothalamus Gehirnbereich unter dem Thalamus und über dem Stammhirn. Er setzt Neurohormone frei, die die Hormonabsonderung durch die Hypophyse und andere Drüsen des endokrinen Systems steuern.

Kleinhirn Sektion im hinteren unteren Teil des Gehirns, die das Stammhirn mit dem hinteren Bereich des Großhirns verbindet. Das Kleinhirn spielt eine wichtige Rolle beim Gleichgewicht und der Muskelkoordination.

Lenden-Kreuz-Nerven Spinalnerven, die von den fünf Lendenwirbeln im unteren Rückenbereich und dem Kreuzbein, dem unteren Ende der Wirbelsäule, ausgehen. Diese Nerven versorgen das Becken und die unteren Gliedmaßen.

Nebennieren Ein auf beide Nieren verteiltes Drüsenpaar, Teil des endokrinen Systems, der Organe und Drüsen, die Hormone ins Blut absondern, um Körperfunktionen zu steuern. Die von den Nebennieren freigesetzten Hormone kontrollieren die Nutzung der Nahrung durch den Körper und sorgen dafür, dass Blutdruck und Herzfrequenz im Normbereich liegen.

Neuron Nervenzelle im Gehirn und in den Nerven. Die Körper der Neuronen kommunizieren über Ranken, die sogenannten Axone. Wo diese aufeinandertreffen, berühren sie sich nicht, und die Impulse werden durch chemische Neurotransmitter über eine Lücke zwischen den Axonen (Synaptischer Spalt) befördert.

Schilddrüse Drüse des endokrinen Systems. Die Schilddrüse im Hals setzt Schilddrüsenhormone frei, die den Stoffwechsel steuern.

Stammhirn Eine Sektion im unteren hinteren Teil des Gehirns, die den Mittel- und den im unteren Vorderteil gelegenen Bereich des Gehirns mit dem Rückenmark verbindet. Das Kleinhirn und das Stammhirn sind Teil des Rautenhirns.

Weiße Substanz Gewebe (mit weißer Farbe) im Gehirn und Rückenmark, das hauptsächlich aus Gliazellen und Nervenfasern (Axonen) besteht. Sie verbinden die Zellkörper der Nervenzellen (Neuronen).

DAS HORMONSYSTEM

30 Sekunden Anatomie

Das Hormonsystem (auch endokrines System genannt) reguliert Körperfunktionen wie Wachstum, Zellaktivität, Muskeltonus oder Wasser- und Elektrolythaushalt. Seine Organe sind sehr verschiedenartig: klar erkennbare endokrine Drüsen wie die Hypophyse, die Schild- und die Nebenschilddrüse, Teile anderer Organe, so der Nieren, Eierstöcke, Hoden, oder auch nur diffus identifizierbare endokrine Drüsen, wie sie im Verdauungstrakt vorkommen. Sie sind in der Regel feste, um einen Verband aus Blutzellen und loses Stützgewebe herum organisierte Organe aus sehr aktiven Zellen, die chemische Stoffe (Hormone) synthetisieren und ins Blut absondern, das sie an die zu kontrollierenden Stellen des Körpers transportiert. Einige Hormone agieren in Ketten und lösen die Freisetzung eines anderen Hormons aus. Diese nennt man freisetzende (1. Ordnung) und stimulierende Hormone (2. Ordnung). Thyroxin, das von der Schilddrüse unter dem Adamsapfel abgesondert wird, ist ein Beispiel hierfür. Die Schilddrüse sondert Thyroxin ab, wenn das von der Hypophyse produzierte Thyroidea-stimulierende Hormon (TSH) sie dazu bewegt. Für die Stimulation der Hypophyse sorgt das im Hypothalamus gebildete Thyreoliberin (TRH).

3-SEKUNDEN-SCHNITT

Das endokrine System steuert die Körperprozesse durch die Hormonausschüttung von Hypothalamus, Hypophyse, Schild- und Nebenschilddrüse, Nebennieren, Bauchspeicheldrüse, Hoden und Eierstöcken.

3-MINUTEN-SEKTION

Die Schilddrüsenhormone T3 und T4 wirken bei der Regulierung der Aktivitätsgeschwindigkeit aller Körperzellen mit. Aus diesem Grund können sich Erkrankungen der Schilddrüse als unspezifische und generelle Probleme wie aufgedunsene Haut, Heiserkeit, Appetitlosigkeit, Störungen des Menstruationszyklus, Kälteempfindlichkeit oder Seh-/Hörprobleme äußern. Zu geringe Aktivität der Schilddrüse bezeichnet man als Schilddrüsenunterfunktion, zu starke als Schilddrüsenüberfunktion, die weniger verbreitet ist.

VERWANDTE THEMEN

DIE BAUCHSPEICHELDRÜSE
Seite 92

DAS WEIBLICHE FORTPFLANZUNGSSYSTEM
Seite 144

DAS MÄNNLICHE FORTPFLANZUNGSSYSTEM
Seite 150

30-SEKUNDEN-BIOGRAFIE

EMIL THEODOR KOCHER
1841–1917
Schweizerischer Chirurg, der mehr als 5000 Schilddrüsenoperationen durchführte.

30-SEKUNDEN-TEXT

December S. K. Ikah

Die endokrinen Organe sind über den ganzen Körper verteilt – vom Gehirn über den Verdauungstrakt bis zum Fortpflanzungssystem.

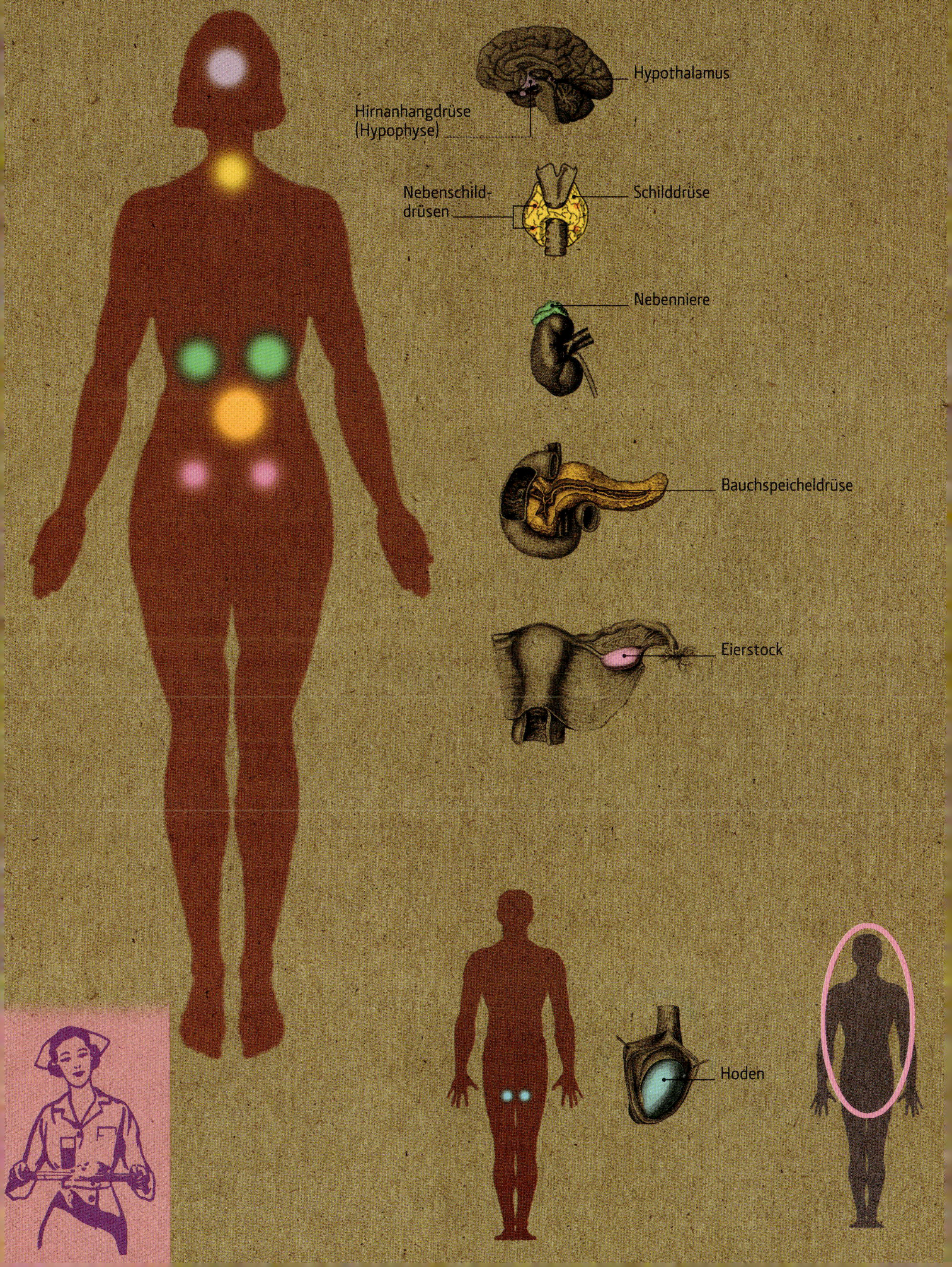
Hypothalamus
Hirnanhangdrüse
(Hypophyse)
Nebenschild-
drüsen
Schilddrüse
Nebenniere
Bauchspeicheldrüse
Eierstock
Hoden

GEHIRN & STAMMHIRN

30 Sekunden Anatomie

3-SEKUNDEN-SCHNITT
Das Kontrollzentrum unseres Körpers besteht aus Stammhirn, Großhirn, Thalamus, Basalganglien und den von Hirnhäuten umschlossenen Großhirnhälften im Schädelinneren.

3-MINUTEN-SEKTION
Das Gehirn des Mannes wiegt durchschnittlich 1,5 Kilogramm, das der Frau 1,25 Kilogramm. Der Unterschied ist auf die unterschiedliche typische Körpergröße von Männern und Frauen zurückzuführen. Sein Gewicht beträgt etwa ein Fünfzigstel des Körpergewichts eines Erwachsenen. Jedoch verbraucht das Gehirn ein Fünftel des über die Lungen ins Blut gelangenden Sauerstoffs.

Das Gehirn ist in drei Bereiche aufgeteilt: Vorder-, Mittel- und Rautenhirn (mit Verbindung zum Rückenmark). Das Vorderhirn (Prosencephalon) besteht aus dem Großhirn, den Basalganglien und dem Thalamus, das Mittelhirn (Mesencephalon) verbindet Vorder- und Rautenhirn (Rombencephalon). Das letztere setzt sich aus Stammhirn und Kleinhirn zusammen. Das Großhirn, der größte, in eine linke und eine rechte Hälfte aufgeteilte Bereich des Gehirns, hat eine runzlige Oberfläche – die Großhirnrinde, die hauptsächlich aus Zellkörpern von Nervenzellen (Neuronen) besteht. Sie wird aufgrund ihrer Farbe auch als »graue Substanz« bezeichnet. Die Verbindung zwischen den Neuronen stellen lange Fasern (Axone) und sich verzweigende Dendriten her, die zusammen als »weiße Substanz« bekannt sind. Die anderen Teile des Vorderhirns sind die Basalganglien, vier Bereiche grauer Substanz in jeder Gehirnhälfte, sowie der Thalamus, ein Übergang für die Sinnesfasern, die zur Großhirnrinde verlaufen. Im Rautenhirn verbindet das Kleinhirn das Stammhirn mit dem Großhirn und ist von großer Bedeutung für Gleichgewichtssinn und Koordination. Das Stammhirn liegt zwischen Rückenmark, Klein- und Vorderhirn. Es verbindet diese Gehirnareale, leitet motorische und sensorische Fasern weiter, enthält Hirnnerven und steuert die Atmung und den Blutkreislauf.

VERWANDTE THEMEN
DAS RÜCKENMARK
Seite 130

DAS VEGETATIVE NERVENSYSTEM
Seite 134

DIE HIRNNERVEN
Seite 136

30-SEKUNDEN-BIOGRAFIE
HIPPOKRATES ASKLEPIADES
460–377 v. Chr.
Griechischer Arzt des Altertums, gefeiert als »Vater der Medizin«. Behauptete als Erster, dass das Gehirn an der Sinnesempfindung beteiligt und der Sitz der menschlichen Intelligenz ist.

30-SEKUNDEN-TEXT
December S. K. Ikah

Die beiden Großhirnhälften sind durch einen Spalt getrennt und an ihrer Unterseite durch einen Bogen aus Nervenfasern (Corpus callosum) verbunden.

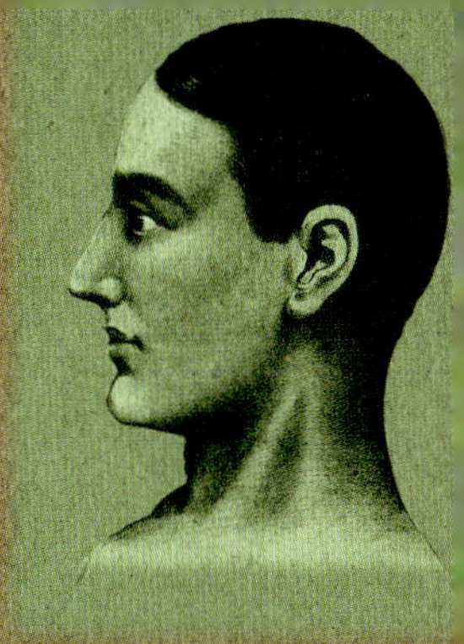

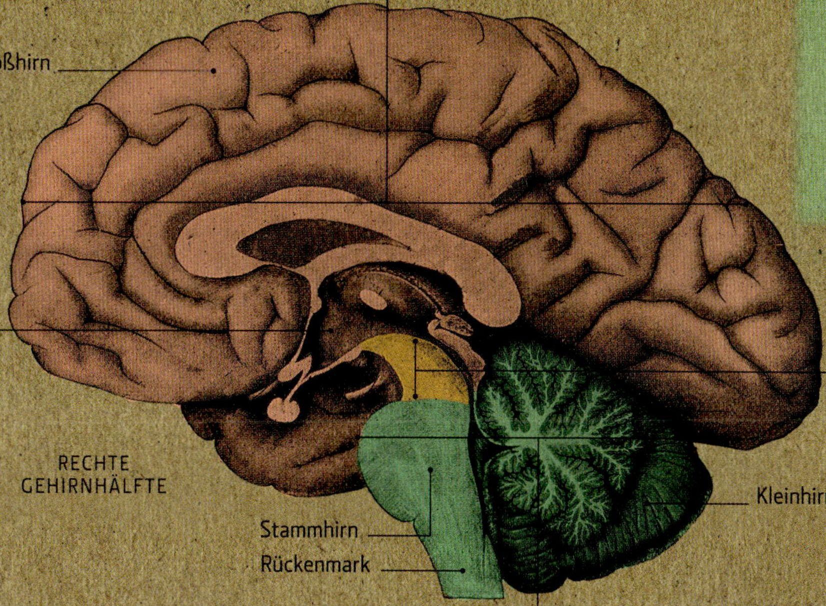
Vorderhirn (rosa)
Großhirn
Thalamus
Mittelhirn (gelb)
RECHTE GEHIRNHÄLFTE
Kleinhirn
Stammhirn
Rückenmark
Rautenhirn (grün)

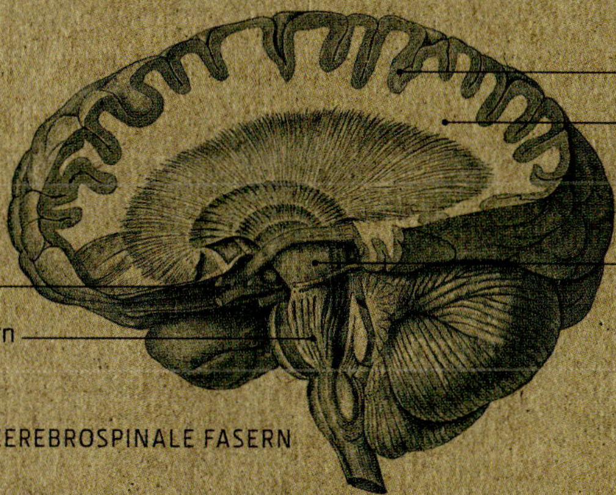
Graue Substanz (Großhirnrinde)
Weiße Substanz (Fasern)
Hirnstiel
Sehnerv
Nervenfasern
ZEREBROSPINALE FASERN

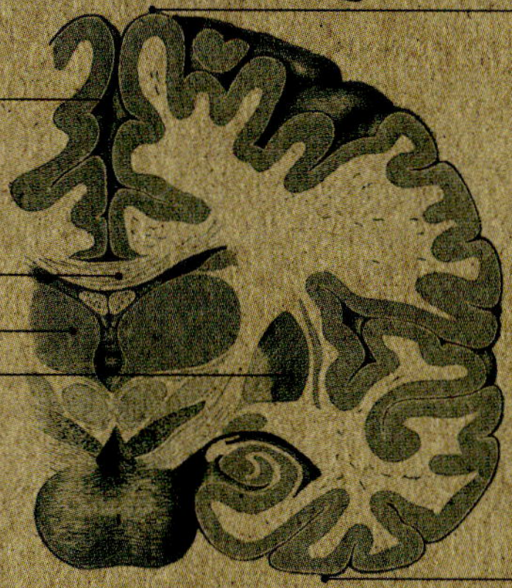
Trennspalt zwischen den beiden Hälften
Hirnbalken
Thalamus
Basalganglien
Gehirnhälfte
FRONTALEBENE

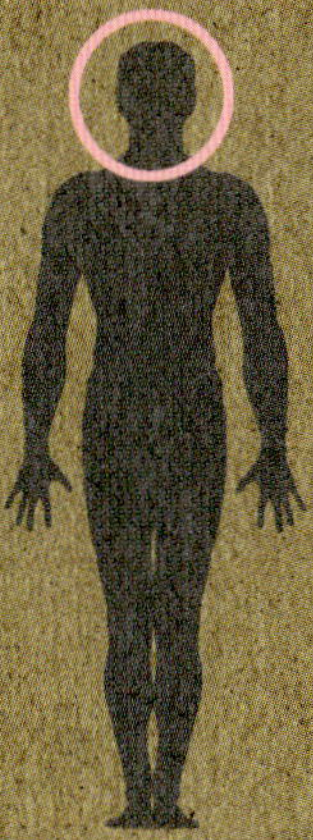

DAS RÜCKENMARK

30 Sekunden Anatomie

3-SEKUNDEN-SCHNITT
Das Rückenmark verläuft im Wirbelkanal. Es übermittelt Signale zum und vom Gehirn, die Bewegungen, Empfindungen und Reflexe steuern.

3-MINUTEN-SEKTION
Der Raum zwischen der Arachnoidea und der Pia mater (dem Subarachnoidalraum) ist mit Gehirn-Rückenmarkflüssigkeit gefüllt. Diese kann man durch Einführen einer Nadel in der Lendenregion der Wirbelsäule (Lumbalpunktion) entnehmen. Hier hat sich das Rückenmark in faserige Stränge (*cauda equina*) geteilt, sodass die Nadel es nicht beschädigt. Die Flüssigkeit wird zur Diagnose von Krankheiten analysiert oder für eine Druckentlastung im Hirnbereich entnommen.

Das Gehirn und das Rückenmark

bilden zusammen das zentrale Nervensystem. Das Rückenmark verläuft in den oberen zwei Dritteln des Wirbelkanals, vom Gehirn bis zum zweiten oder dritten Lendenwirbel. Aufgrund von zwei dickeren Stellen in seinem Verlauf ist sein Durchmesser uneinheitlich. Die erste solche Stelle befindet sich im Brustbereich, wo die Nerven entspringen, die die oberen Gliedmaßen versorgen (Armgeflecht), die zweite im Lenden-Kreuz-Bereich – mit den Nerven zur Versorgung der unteren Gliedmaßen. Das Rückenmark koordiniert die Reflexe, übermittelt motorische Signale (Bewegungen) vom Gehirn den Strang entlang und sendet sensorische Signale zurück ans Gehirn. Der zentrale Kanal im Innern des Rückenmarks ist umgeben von grauer und weißer Substanz und reich an Nervenzellkörpern und Nervenzellfortsätzen, die eingehende Signale empfangen. Drei Bindegewebshüllen, die als Häute bekannt sind, umgeben das Rückenmark. Sie sorgen dafür, dass das Rückenmark im Wirbelkanal bleibt, und schützen es. Die äußerste Schicht (die Dura mater) ist die dickste. Darunter folgen die Arachnoidea und die Pia mater, die ins Gehirn und Rückenmark übergeht.

VERWANDTE THEMEN
WIRBELSÄULE & BRUSTKORB
Seite 24

GEHIRN & STAMMHIRN
Seite 128

DIE NERVENGEFLECHTE
Seite 138

30-SEKUNDEN-TEXT
Gabrielle M. Finn

An der Basis des Rückenmarks befindet sich die ›Cauda equina‹, ein Bündel von Nervenwurzeln mit Verbindung zu Beinen, Harnblase, Eingeweiden und Genitalien.

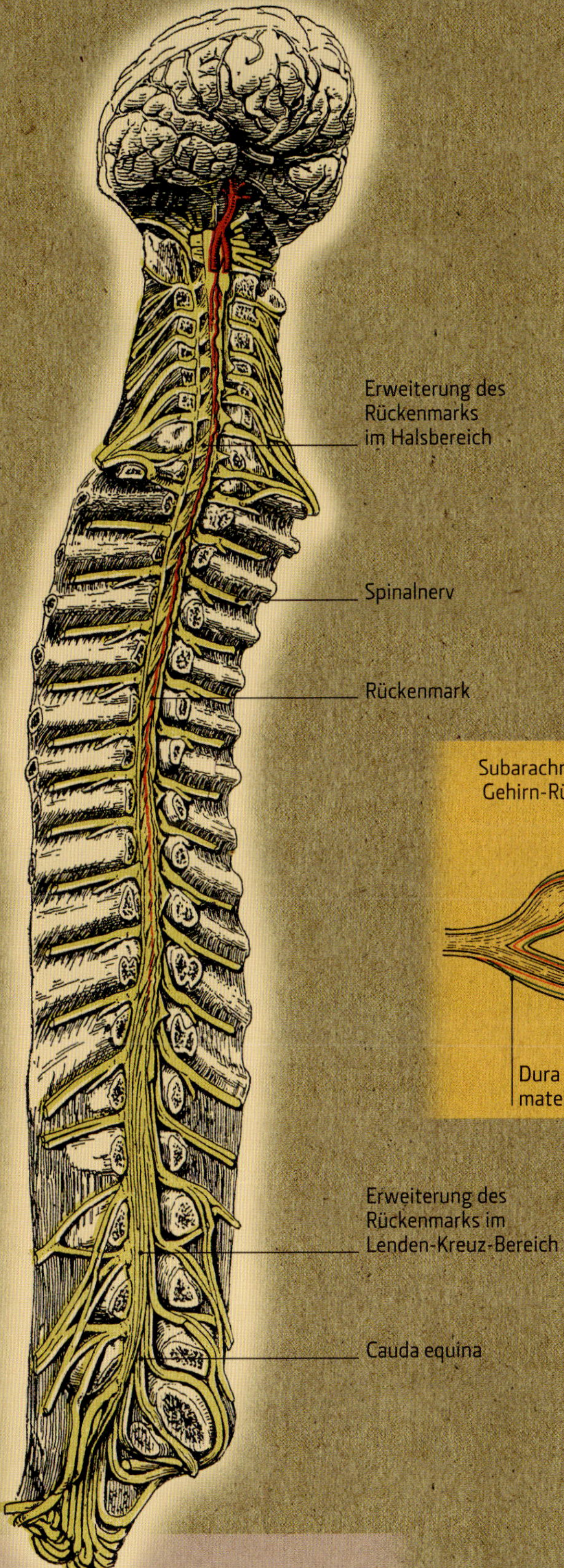

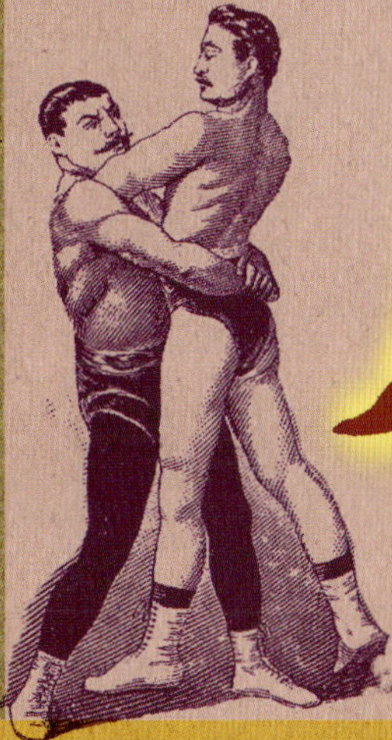

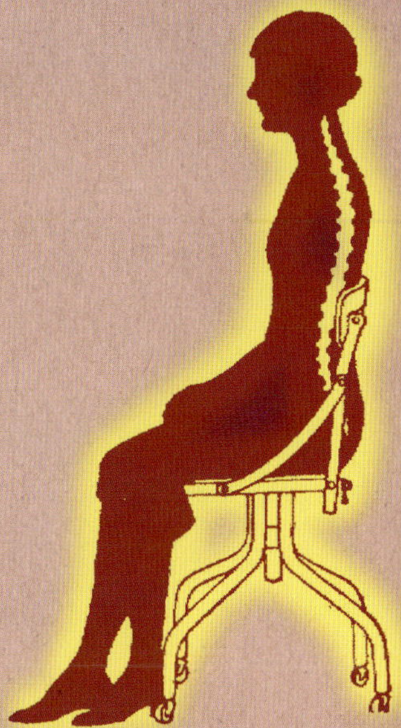

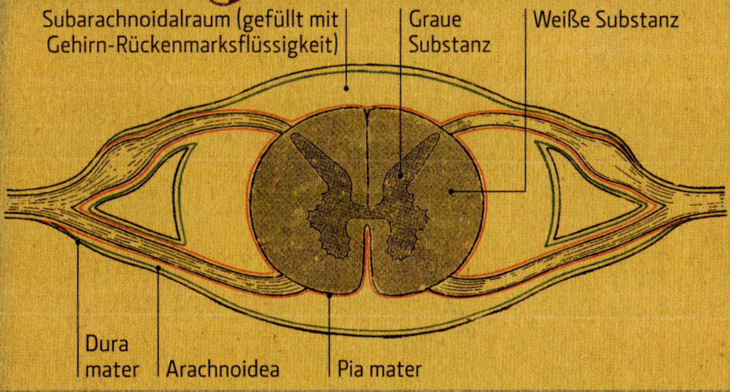

QUERSCHNITT DURCH
RÜCKENMARK & NERVEN

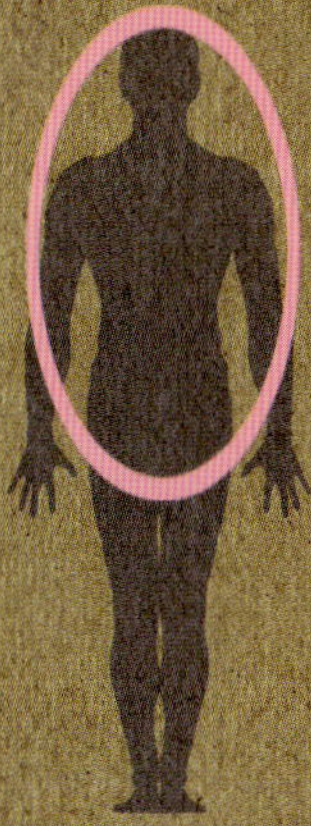

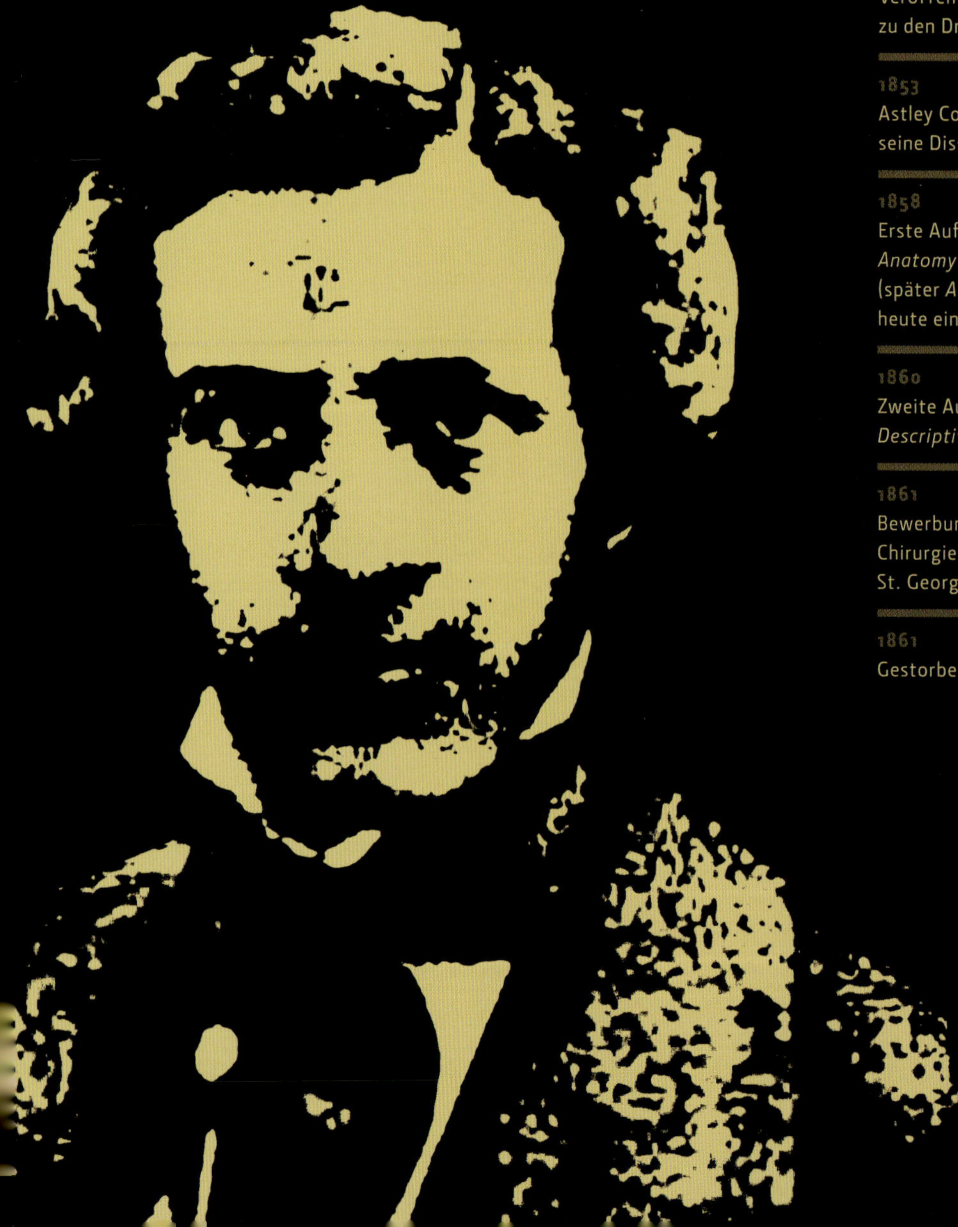

1827
Geboren in London

1845
Eintritt ins St. George's Hospital

1848
Mitglied am Royal College of Surgeons

1849
Auszeichnung mit dem alle drei Jahre verliehenen Preis des Royal College of Surgeons für einen Beitrag zu den Sehnerven

1852
Wahl zum Mitglied der Royal Society

1852
Veröffentlichung einer Abhandlung zu den Drüsen von Hühnern

1853
Astley Cooper Prize (300 Guineen) für seine Dissertation über die Milz

1858
Erste Auflage des Anatomiebuchs *Anatomy Descriptive and Surgical* (später *Anatomy of the Human Body*, heute einfach nur *Gray's Anatomy*)

1860
Zweite Auflage seiner *Anatomy Descriptive and Surgical*

1861
Bewerbung um den Posten des Chirurgie-Assistenten am St. George's Hospital

1861
Gestorben an Pocken

HENRY GRAY

Gray's Anatomy ist das vermutlich bekannteste medizinische Lehrbuch des englischsprachigen Raumes und eine unschätzbare Quelle für medizinische und künstlerische Berufe. Es ist so untrennbar mit seinem Schöpfer verbunden, dass der offizielle Titel inzwischen seinen Namen beinhaltet. Gray war jedoch zu zurückhaltend, als dass er seinen Namen zu Lebzeiten im Titel zu benutzen erwogen hätte. Die erste Ausgabe erschien unter dem Titel *Anatomy Descriptive and Surgical*, die folgende Ausgabe als *Anatomy of the Human Body*.

Über Henry Gray ist nur wenig bekannt, auch deshalb, weil er bereits im Alter von 34 Jahren an Pocken starb. Er hatte sich bei seinem Neffen angesteckt, den er pflegte und der überlebte. Gray kam in London zur Welt und scheint die Stadt nie verlassen zu haben. Im Alter von 18 Jahren schrieb er sich als Medizinstudent am St. George's Hospital ein. Dabei mag der Posten seines Vaters als Bote König Georgs IV. und König Wilhelms IV. einen gewissen Einfluss ausgeübt haben. Allen Berichten nach war Henry gewissenhaft, methodisch und umsichtig und stellte schon bald fest, dass er erhebliches Talent für die Anatomie hatte, die er durch Sektion selbst erlernte.

Nach seiner Ausbildung blieb Gray als Prosektor im St. George's und wurde später daselbst Lektor für Anatomie und Kurator des Krankenhausmuseums. Diese Posten ermöglichten ihm die Fortsetzung seiner anatomischen Studien, und er widmete sich fortan auch der Embryologie. Wir werden jedoch nie erfahren, was er auf diesem Gebiet alles entdeckt hätte.

Sein Anatomiebuch war wahrscheinlich als Lernhilfe für seine Studenten konzipiert. Der Stil des Werkes ist klar und präzise, aber noch viel mehr zu seiner Attraktivität und Verbreitung beigetragen haben die detailgetreuen Abbildungen zu den Texten. Ganz der Tradition eines Eustachius oder Vesalius verhaftet, arbeitete Gray eng mit einem Illustrator zusammen, nämlich mit dem Anatomen Henry Vandyke Carter, seinem Freund, Kollegen und Mitarbeiter. Carter fertigte die akribischen Zeichnungen für die 363 Kupferstiche zur Bebilderung der 750-seitigen ersten Auflage an. Das Werk war so beliebt, dass schon zwei Jahre danach eine zweite Auflage erschien.

1861 bewarb sich Gray für den Posten des Chirurgie-Assistenten am St. George's Hospital. Er wäre mit großer Wahrscheinlichkeit angestellt worden, starb jedoch vor seinem Bewerbungsgespräch. Zur Zeit seines Todes arbeitete er an der dritten Auflage des Buches, das seinen Namen unsterblich machen sollte.

DAS VEGETATIVE NERVENSYSTEM

30 Sekunden Anatomie

Das vegetative Nervensystem besteht aus zwei Zweigen: Parasympathikus und Sympathikus. Der parasympathische Zweig ist wichtiger bei alltäglichen Tätigkeiten, der sympathische Zweig dagegen in Stresssituationen. Gemeinsam tragen sie dazu bei, das Gleichgewicht zwischen diversen Körperprozessen zu halten. Viele Parasympathikus-Bahnen beginnen im Stammhirn und in den Hirnnerven wie dem Vagus-Nerv, andere weit unten im Rückenmark. Die Nerven führen bis in die Nähe ihres Zielgewebes und kommunizieren dort in einem sogenannten Ganglion (Nervenknoten) mit einem zweiten Nerv. Der zweite Nerv verläuft weiter zum Zielorgan, wo er ein Signal aussendet, um dessen Funktion zu beeinflussen. Zu den Funktionen des Parasympathikus gehören die Verlangsamung der Herzfrequenz, die Steigerung der Verdauungs- und Pankreassekretion oder die Verengung einer Pupille. Die Sympathikus-Bahn beginnt im Rückenmark. Die Nerven, die es verlassen, kommunizieren in einer Ganglienkette zu beiden Seiten der Wirbelsäule mit einem zweiten Nerv. Der zweite Nerv führt wiederum zum Zielorgan, wo er zum Beispiel die Erhöhung von Frequenz und Kontraktionskraft des Herzens, die Weitung einer Pupille, die Verengung der kleinen Arterien oder die Ausdehnung der Lungenwege bewirkt. Die Nerven können sich zu Geflechten verbinden, bevor sie das nächste Organ ansteuern.

3-SEKUNDEN-SCHNITT

Die beiden Zweige des zentralen Nervensystems, Parasympathikus und Sympathikus, sorgen in Zusammenarbeit dafür, dass zahlreiche Vorgänge im Körper im Gleichgewicht bleiben.

3-MINUTEN-SEKTION

Die Kampf-oder-Flucht-Reaktion ist ein Überlebensmechanismus, der vom Sympathikus angeregt wird. In Stress- oder Gefahrensituationen stellt sich der Mensch so unbewusst auf Kampf oder Flucht ein. Herz und Lunge werden zu stärkerer Tätigkeit angeregt, die Blutgefäße zu Körperteilen wie Muskeln, die in Aktion treten müssen, öffnen sich stärker, die zu unwichtigen Bereichen wie den Eingeweiden verengen sich.

VERWANDTE THEMEN

DAS HERZ
Seite 64

DIE GROSSEN ARTERIEN & VENEN
Seite 66

30-SEKUNDEN-BIOGRAFIE

WILDER G. PENFIELD
1891–1976
Kanadischer Neurochirurg, der die sensorischen und motorischen Rinden des Gehirns kartierte und das Montreal-Verfahren zur Behandlung von Patienten mit schwerer Epilepsie entwickelte.

30-SEKUNDEN-TEXT

Andrew T. Chaytor

Das vegetative Nervensystem steuert die Körperfunktionen wie Herzschlag und Verdauungsbewegungen, die keiner bewussten Kontrolle unterliegen.

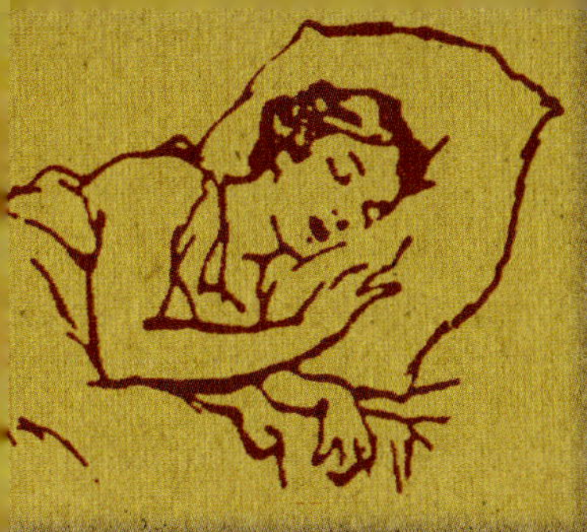

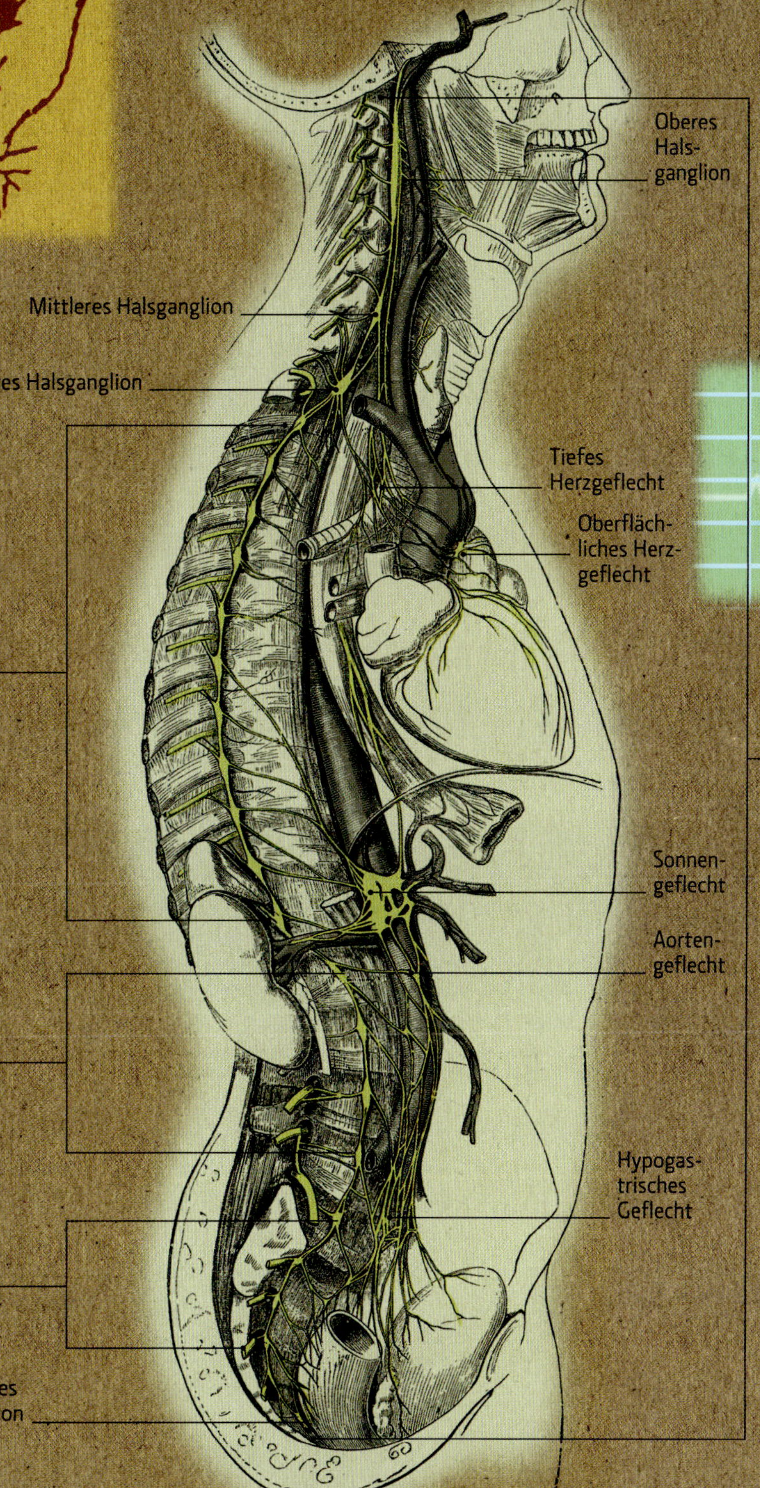

DER GRENZSTRANG

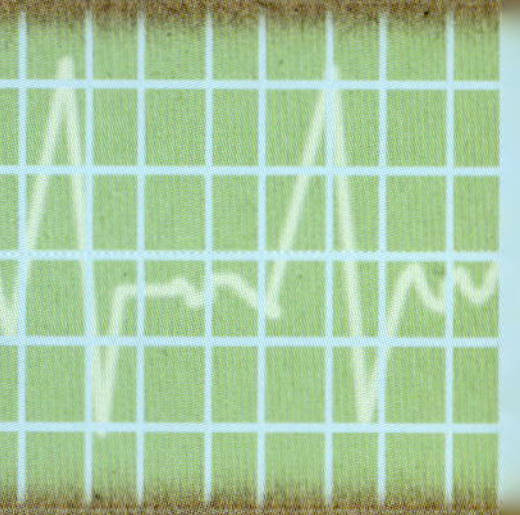

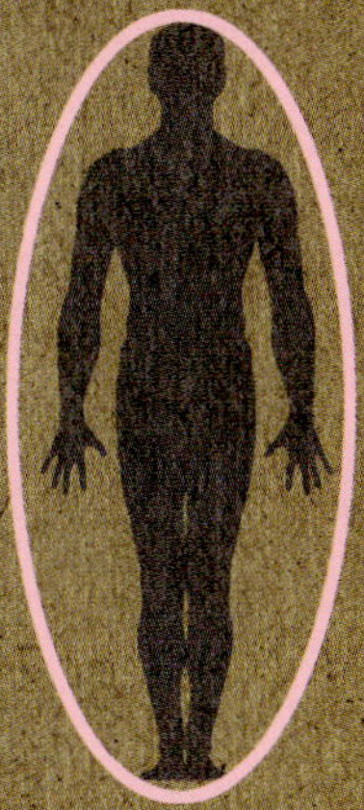

DIE HIRNNERVEN

30 Sekunden Anatomie

3-SEKUNDEN-SCHNITT
Die aus dem Gehirn kommenden Hirnnerven versorgen Muskeln, Sinnesorgane sowie Gewebe im Gehirn, Kopf und im Halsbereich.

3-MINUTEN-SEKTION
Die Gürtelrose (*Herpes zoster*), die mit akutem, starkem Schmerz vorwiegend in der oberen Gesichtshälfte unter Einschluss eines Auges verbunden ist, zählt zu den weit verbreiteten Erkrankungen und befällt den Drillingsnerv. Das Varicella-Virus, das in der Kindheit die Windpocken verursacht, überlebt deren Heilung und verbleibt inaktiv in einem Ganglion des Drillingsnervs. Bei geschwächter Immunität wird es jedoch als Gürtelrose erneut aktiv, so im Alter, bei AIDS oder nach medikamentöser Krebsbehandlung.

Die Hirnnerven oder Kranialnerven entspringen aus dem Gehirn, die Spinalnerven wie Hals-, Brust- und Kreuz-Lenden-Nerven dagegen aus der Wirbelsäule. Alle zwölf Hirnnerven werden mit einer römischen Ziffer identifiziert: Der Riechnerv (I) steuert den Geruchssinn, der Sehnerv (II) leitet Impulse von der Netzhaut im Auge zum Gehirn, der Augenbewegungs- (III) und der Augenrollnerv (IV) kontrollieren die Augenbewegungen, der Drillingsnerv (V) steuert das Empfinden im Gesicht und Muskelbewegungen, so beim Kauen und Schlucken, der Augenabziehnerv (VI) die Augenbewegungen, der Gesichtsnerv (VII) die Muskeln, die den Gesichtsausdruck beeinflussen und für das Schmecken verantwortlich sind, der Hör- und Gleichgewichtsnerv (VIII) ist zuständig für das Gleichgewicht und die Übermittlung von Geräuschen aus dem Innenohr zum Gehirn, der Zungen-Rachen-Nerv (IX) innerviert unter anderem Mittelohr, Mandeln und Rachen, der Vagusnerv (X) führt motorische und sensorische Fasern zu verschiedenen Stellen in Kopf und Brust, der Nervus accessorius (XI) steuert Hals- und Schultermuskeln und schließlich der Unterzungennerv (XII) die Bewegungen der Zunge. Nur der Riechnerv hat seinen Ursprung in der Nasenhöhle, alle anderen dagegen in Kernen tief im Stammhirn (oder damit zusammenhängenden Hirnregionen). Sie verlassen die Schädelhöhle durch Öffnungen (Foramina) in den Schädelknochen.

VERWANDTE THEMEN
DER SCHÄDEL
Seite 22

GEHIRN & STAMMHIRN
Seite 128

DAS RÜCKENMARK
Seite 130

DAS VEGETATIVE NERVENSYSTEM
Seite 134

30-SEKUNDEN-BIOGRAFIE
GALENOS VON PERGAMON
um 129–216 n. Chr.
Griechisch-römischer Arzt, der sieben von zwölf Hirnnerven beschrieb.

30-SEKUNDEN-TEXT
December S. K. Ikah

Der Drillingsnerv (›nervus trigeminus‹) führt sensible und motorische Fasern. Er steuert das Empfinden im Gesicht und auch Muskeltätigkeiten wie Beißen und Schlucken.

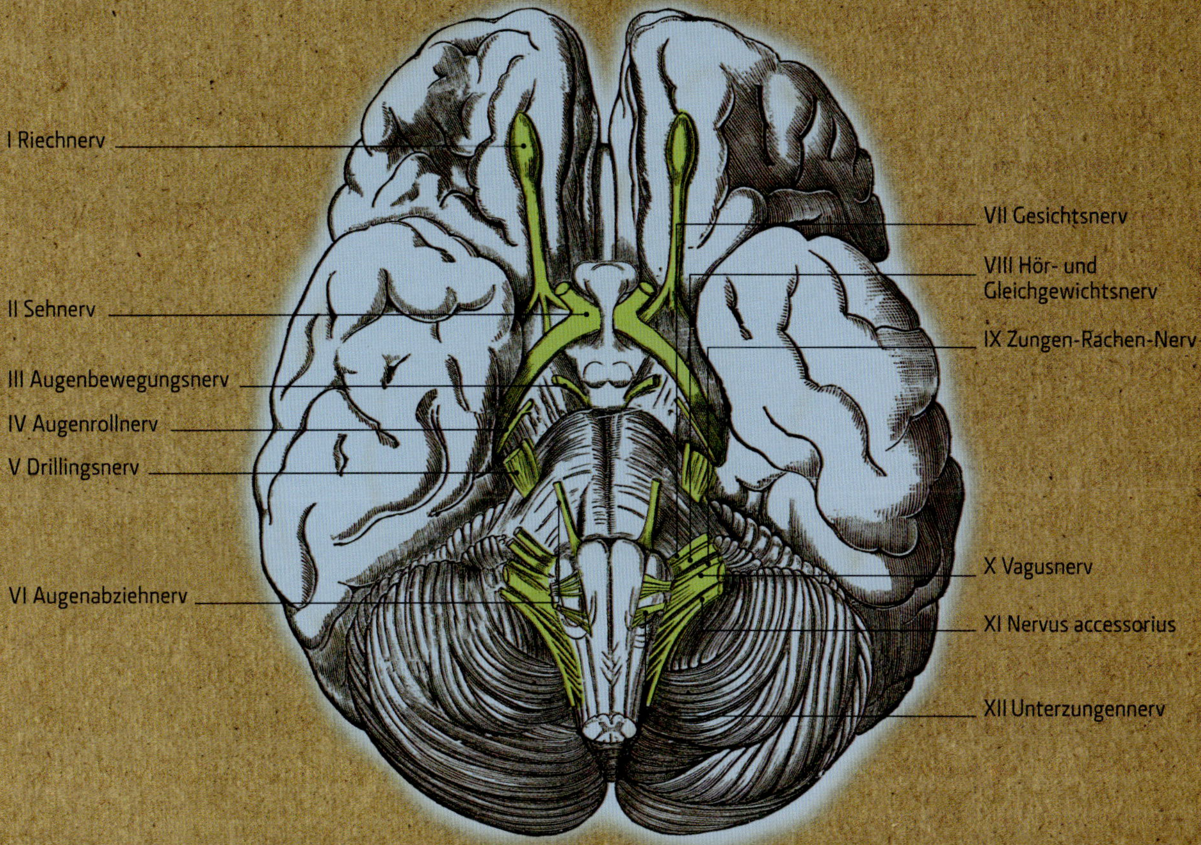

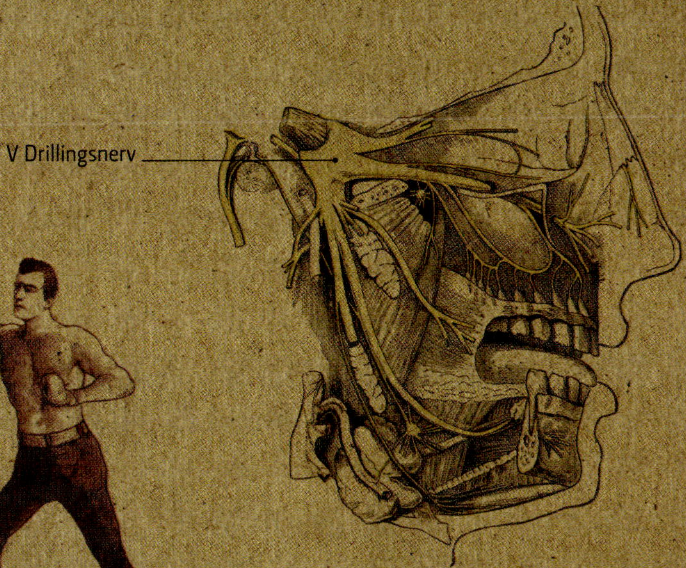

ÄSTE DES DRILLINGSNERVS

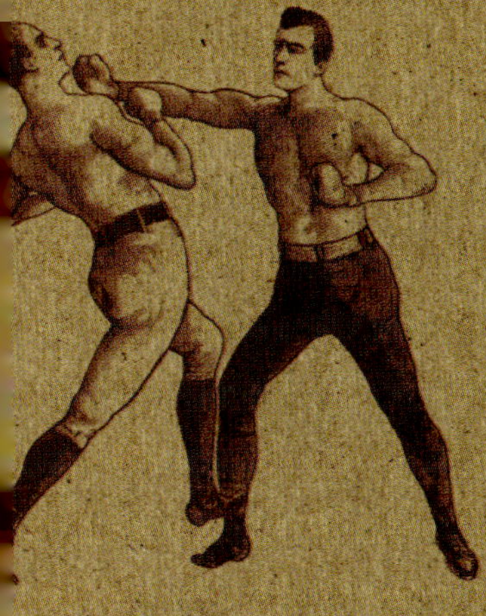

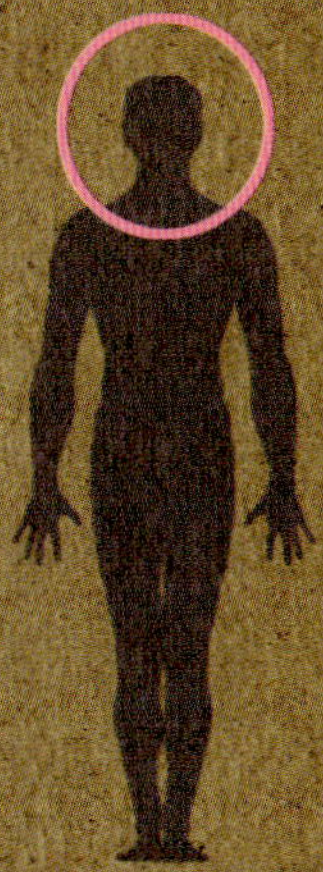

DIE NERVENGEFLECHTE

30 Sekunden Anatomie

3-SEKUNDEN-SCHNITT
Ein Nervengeflecht ist ein Verbund von Nerven mit vielen ausgehenden Ästen, die die Muskeln und Organe in der Umgebung des Geflechts versorgen.

3-MINUTEN-SEKTION
Bei einer Epiduralanästhesie spritzt der Anästhesist der gebärenden Frau in den unteren Rückenbereich an der Lendenwirbelsäule ein Betäubungsmittel. Dieses Mittel verhindert das Schmerzempfinden, indem es die Nerven des Lenden- und Kreuzgeflechts blockiert – Becken und untere Gliedmaßen der Frau sind betäubt. Kleine Operationen wie chirurgische Eingriffe an der Hand können durch Blockierung des Armgeflechts an der Schulter durchgeführt werden, ohne den Patienten in Vollnarkose versetzen zu müssen.

Ein Nervengeflecht ist ähnlich wie eine U-Bahn konstruiert, deren Linien sich an Stationen oder auch zwischen diesen vereinen und eine Zeit lang gemeinsam verlaufen. Jede beliebige Station kann von mehreren Linien angefahren werden. In einem Nervengeflecht entspringen individuelle Nerven einem Netzwerk, das bestimmte Teile des Körpers versorgt. Diese Netzwerke bilden sich aus kleinen Spinalnerven, die direkt aus dem Rückenmark austreten. Die Spinalnerven besitzen mehrere Fasern, die unterschiedliche individuelle Nerven aus dem Nervengeflecht ansteuern. Jedes Geflecht ist einem jeweils anderen Körpersystem zugeordnet. So bilden die im Halsrückenmark entspringenden Halsnerven das Armgeflecht, das die oberen Gliedmaßen versorgt. Man könnte die oberen Gliedmaßen mit dem Außenbezirk einer Stadt vergleichen: Nerven (Züge) halten an verschiedenen Muskeln (Haltestellen) im Arm (Außenbezirk). Zu den weiteren großen Nervengeflechten gehören das Hals-, das Lenden- oder das Kreuzgeflecht, die entsprechend Kopf und Hals, die unteren Gliedmaßen beziehungsweise das Becken ansteuern.

VERWANDTE THEMEN
DAS RÜCKENMARK
Seite 130

DAS VEGETATIVE NERVENSYSTEM
Seite 134

30-SEKUNDEN-BIOGRAFIE
LEOPOLD AUERBACH
1828–1897
Deutscher Anatom und einer der ersten Forscher, die das Nervensystem mit histologischen Färbemethoden untersuchten. Eine Ganglienschicht trägt seinen Namen – das Auerbach-Geflecht.

30-SEKUNDEN-TEXT
Gabrielle M. Finn

Die Halsnerven verlaufen vom Rückenmark zum Armgeflecht und vereinen sich dort auf ihrem Weg zu zahlreichen Muskeln im Arm.

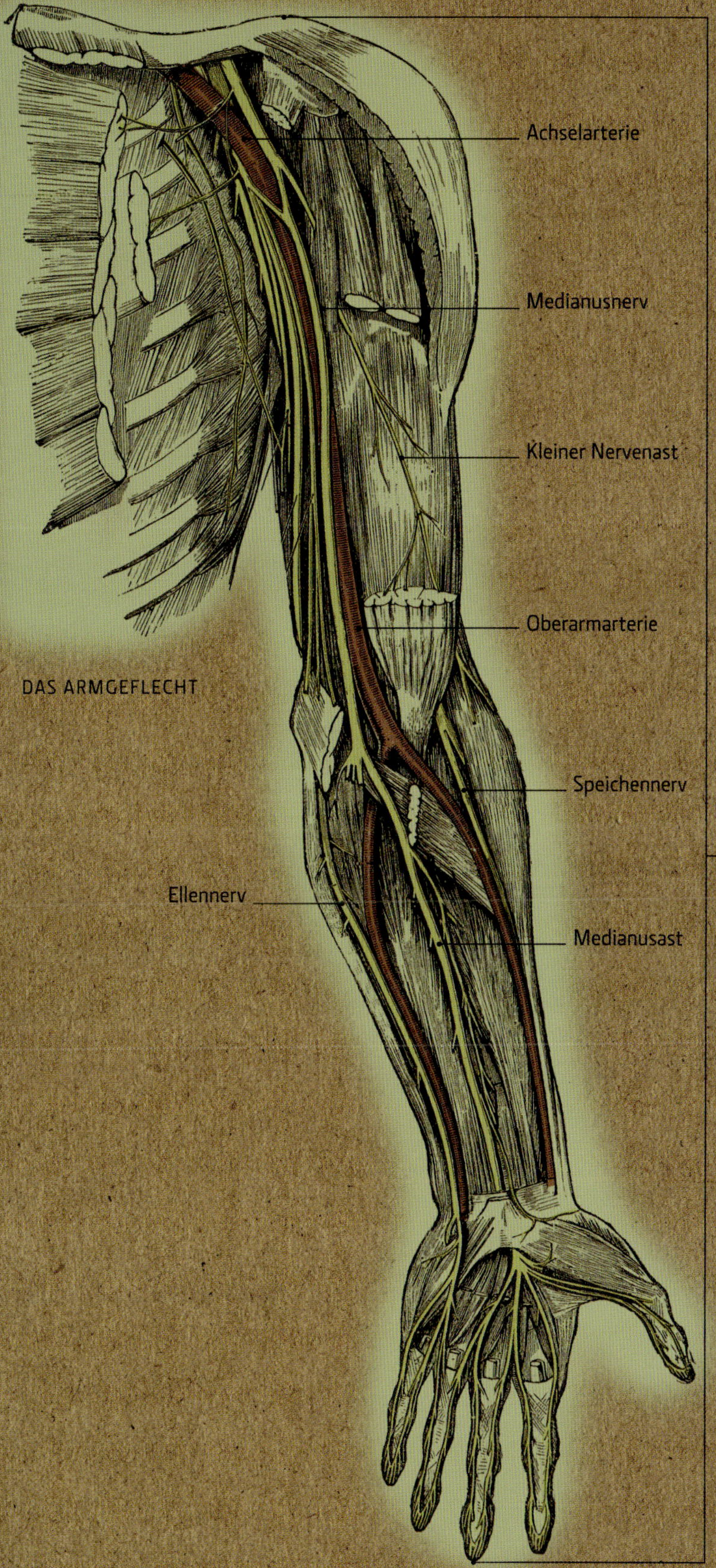
Achselarterie
Medianusnerv
Kleiner Nervenast
Oberarmarterie
DAS ARMGEFLECHT
Speichennerv
Äste des Armgeflechts
Ellennerv
Medianusast

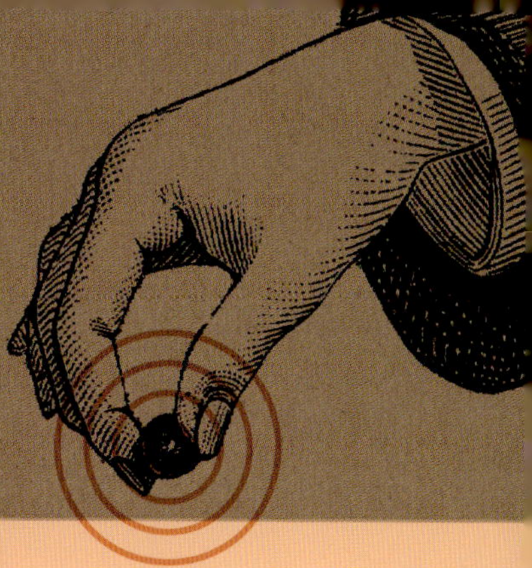

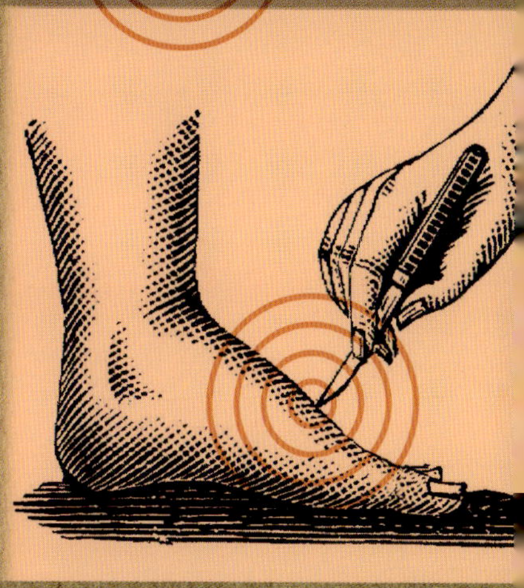

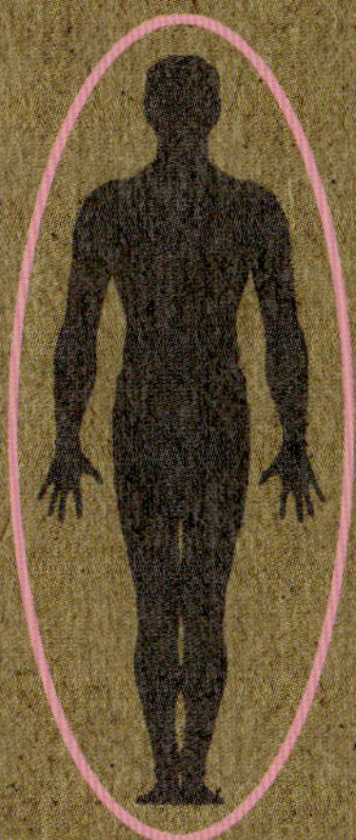

DAS FORTPFLANZUNGSSYSTEM

DAS FORTPFLANZUNGSSYSTEM
GLOSSAR

Afterheber *Musculus levator ani*. Neben dem Steißbeinmuskel der zweite Muskel des Beckenbodens. Er stützt Organe wie die Gebärmutter, Eierstöcke und Eileiter und stellt sicher, dass Vagina und Rektum geschlossen sind. Die Beckenbodenmuskulatur spielt eine Schlüsselrolle bei der Kontinenz, denn sie agiert als Schließmuskel für die Harnröhre.

Eierstock Das Hauptorgan des weiblichen Fortpflanzungssystems, in dem Eizellen und weibliche Sexualhormone wie Östrogen und Progesteron gebildet werden. Einige Eizellen reifen heran und werden von einem Graaf'schen Follikel im Eierstock in die Eileiter gestoßen, wo sie von Spermien befruchtet werden können. Eine Frau hat zwei Eierstöcke, einen auf jeder Seite der Gebärmutter im Bauch.

Eizelle Sie wird von einem der Eierstöcke der Frau beim Eisprung (Ovulation) freigesetzt. Eine unreife Eizelle wird Oozyt genannt. Nach erfolgter Befruchtung in einem Eileiter wird die Eizelle zur Zygote und nach ihrer Teilung zur Morula. Sobald sie sich in der Gebärmutterwand einnistet, heißt die Eizelle Blastozyste, und nach dem Einnisten wird aus der Blastozyste ein Embryo.

Gebärmutter Auch Uterus genannt. In diesem Teil des weiblichen Fortpflanzungssystems nistet sich die befruchtete Eizelle ein, und der Embryo und später der Fötus entwickeln sich. Etwa fünf Tage nach der Befruchtung nistet sich die Eizelle (in diesem Stadium Blastozyste genannt) in der Gebärmutterwand ein. Ihre äußeren Zellen bilden die Plazenta, andere Zellen den Embryo. Die Gebärmutter befindet sich in der Mitte des Beckens, zwischen der Blase an der Vorder- und dem Rektum an der Rückseite.

Gebärmutterhals Der untere Bereich der Gebärmutter, der sich zur Vagina hin verengt, fachsprachlich *cervix uteri* genannt.

Glans clitoridis Die Klitoriseichel ist ein Gewebe aus empfindlichem Schwellkörpergewebe unterhalb des Schambeins, umschlossen von den Schamlippen.

Glans penis Die Eichel ist das knollenartige empfindliche Ende des Penis. An dessen Spitze treten aus der Harnröhrenöffnung Urin und Samen aus. Bei unbeschnittenen Männern ist die Eichel im erschlafften Zustand mit Vorhaut bedeckt. Das anatomische Äquivalent zur Glans penis ist bei Frauen die Glans clitoridis.

Harnröhre Führt von der Blase aus dem Körper heraus. Beim Mann ist sie etwa 20 Zentimeter lang und verläuft im Innern des Penis abwärts, bei Frauen ist sie rund vier Zentimeter lang und verläuft zur Vorderseite der Vagina. Bei beiden Geschlechtern befördert sie den Urin, bei Männern auch die Samenflüssigkeit.

Hoden Die männliche Geschlechtsdrüse, in der die Spermien und das männliche Hormon Testosteron gebildet werden. Gewöhnlich haben Männer zwei Hoden; sie entwickeln sich im Bauchraum des Fötus, sinken aber vor der Geburt in eine Hauttasche (Hodensack, Skrotum) hinter dem Penis ab. Die in den Hoden gebildeten Spermien werden im Nebenhoden eingelagert und reifen dort heran. Nach der Pubertät produzieren die Hoden etwa 1000 Spermien pro Minute, jedes 0,05 Millimeter lang, mit einer Reifungszeit von zehn Wochen.

Prostata Eine akzessorische männliche Geschlechtsdrüse, die während der Ejakulation eine basische Flüssigkeit absondert, neben den Spermien eine Hauptkomponente der Samenflüssigkeit. Die Prostata entleert sich in die Harnröhre, wo Letztere die Blase verlässt. Das Ejakulat gelangt durch die Harnröhre bis zur Spitze des Penis, wo sie aus dem Körper austritt. Eine typische Ejakulation enthält bis zu 300 Millionen Spermien, die aber bezogen auf das Volumen nur fünf Prozent der Samenflüssigkeit ausmachen.

Schamlippen Hautfalten, die den Eingang zur Vagina bedecken. Die großen Schamlippen sind die äußeren Falten, die kleinen Schamlippen die inneren.

Vagina Der unterste Bereich des weiblichen Fortpflanzungssystems, ein mit Schleimhaut ausgekleideter Muskelkanal, der vom Gebärmutterhals zum Vorhof der äußeren weiblichen Genitalien verläuft. Während des Geschlechtsverkehrs ejakuliert der steife Penis den Samen in den oberen Teil der Vagina, von wo aus die Spermien durch den Gebärmutterhals schwimmen, um die Eizelle in einem Eileiter zu befruchten. Beim Geburtsvorgang kommt das Baby durch den Gebärmutterhals und die Vagina zur Welt.

DAS WEIBLICHE FORTPFLANZUNGS-SYSTEM

30 Sekunden Anatomie

Die primären weiblichen Fortpflanzungsorgane sind die Eierstöcke und die akzessorischen Gänge: die Eileiter, die Gebärmutter und die Vagina. Die Eierstöcke produzieren Eizellen und weibliche Sexualhormone, die unter anderem für die Brustentwicklung und die Regulierung des Menstruationszyklus verantwortlich sind. Jeder Eierstock liegt am geöffneten Ende eines Eileiters an. Gibt der Eierstock eine Eizelle frei, wandert sie durch den Eileiter. Die Eileiter sind schmal und etwa zehn Zentimeter lang: Sie münden in die Gebärmutter. Die Gebärmutter ist ein dickwandiges Muskelorgan. Bei einer Frau, die nie schwanger war, ist die Gebärmutter ungefähr 7,5 Zentimeter lang, ein bis zwei dick und an der breitesten Stelle etwa fünf Zentimeter breit. Sie liegt vollständig innerhalb der Beckenhöhle. Während der Schwangerschaft vergrößert sich die Gebärmutter enorm in den Bauchraum hinein. Der Bereich der Gebärmutter oberhalb der Eileiteröffnungen wird Fundus genannt. Unterhalb des Fundus befindet sich der Gebärmutterkörper, der weiter unten zum Gebärmutterhals wird. Die Vagina ist ein dünnwandiger Schlauch, der sich vom Gebärmutterhals bis zum Vorhof der äußeren Genitalien erstreckt.

3-SEKUNDEN-SCHNITT
Das weibliche Fortpflanzungssystem produziert Eizellen, sondert Hormone ab, nimmt Spermien auf, stellt Platz zum Einnisten bereit, schützt das Baby und setzt seine Geburt in Gang.

3-MINUTEN-SEKTION
Beim Eisprung wird ein Oozyt (eine unreife Eizelle) von der Oberfläche eines Eierstocks abgestoßen und tritt meist sofort in das geöffnete Ende eines Eileiters ein. Eine Art Trichter des Eileiters (Infundibulum) tut sich in der Nähe eines Eierstocks auf, mit Schleimhautfransen (Fimbrien), von denen die längsten bis zur Oberfläche des Eierstocks reichen. Die Fimbrien scheinen die Eizelle ins Innere des Eileiters zu dirigieren.

VERWANDTE THEMEN
DAS BECKEN
Seite 28

DAS MÄNNLICHE FORTPFLANZUNGSSYSTEM
Seite 150

30-SEKUNDEN-BIOGRAFIE
REGNIER DE GRAAF
1641–1673
Niederländischer Arzt, der als Erster Graaf'sche Follikel beschrieb – reife Follikel auf dem Eierstock, die sich darauf vorbereiten, eine Eizelle freizusetzen.

30-SEKUNDEN-TEXT
Claire France Smith

Während der Schwangerschaft dehnen sich die Wände der Gebärmutter stark aus, damit das heranwachsende Baby stets Platz genug findet. Dabei wird die kräftige Muskelschicht der Gebärmutter dünner.

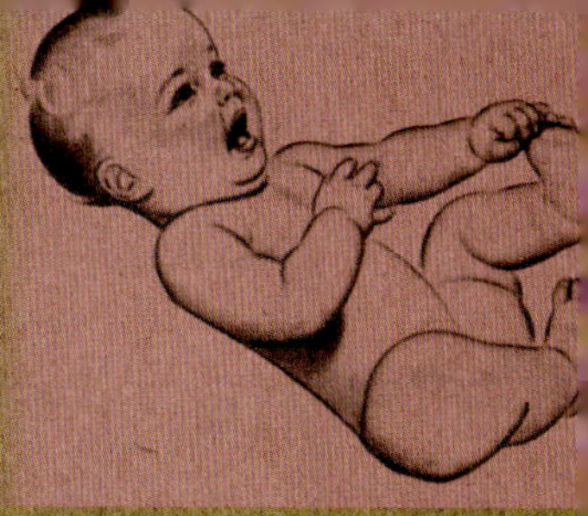

DIE WEIBLICHEN GESCHLECHTSORGANE

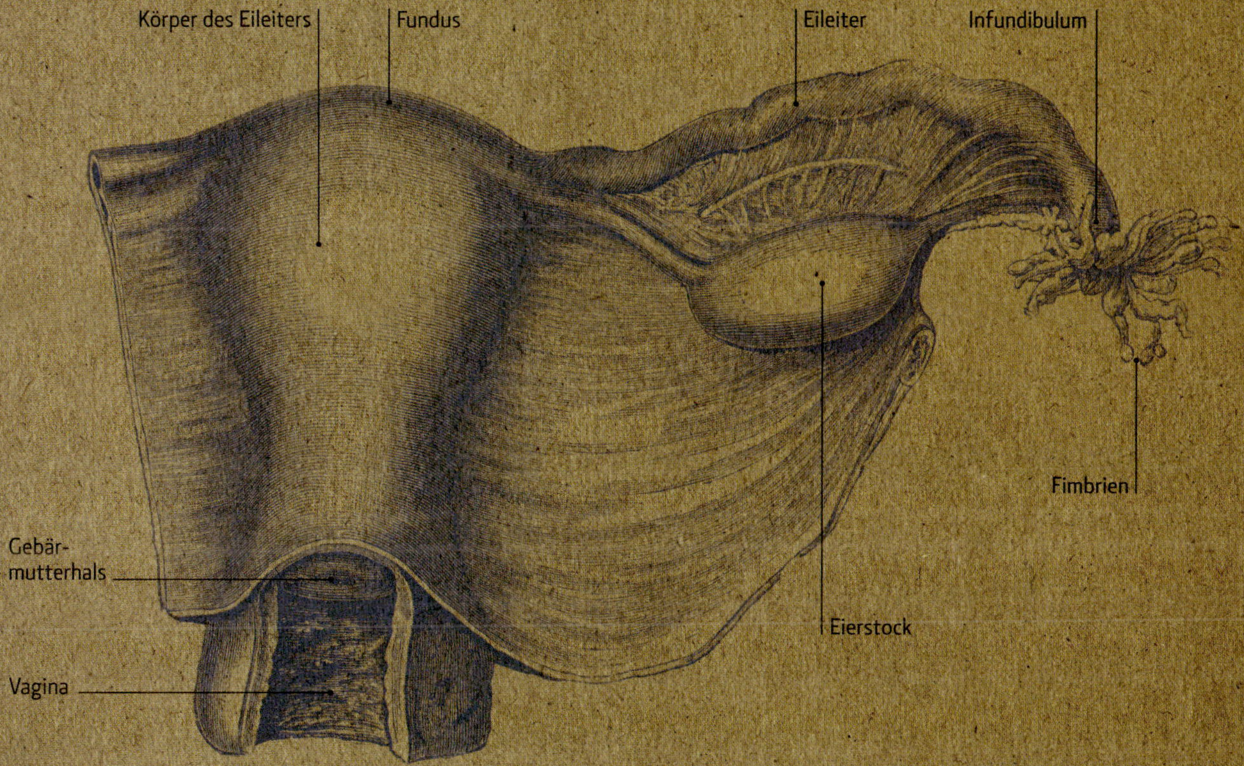

IZELLE

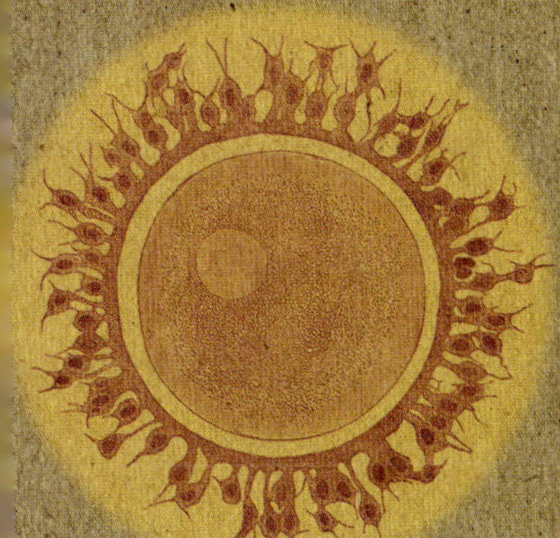

QUERSCHNITT MIT
GEBÄRMUTTER IN SITU

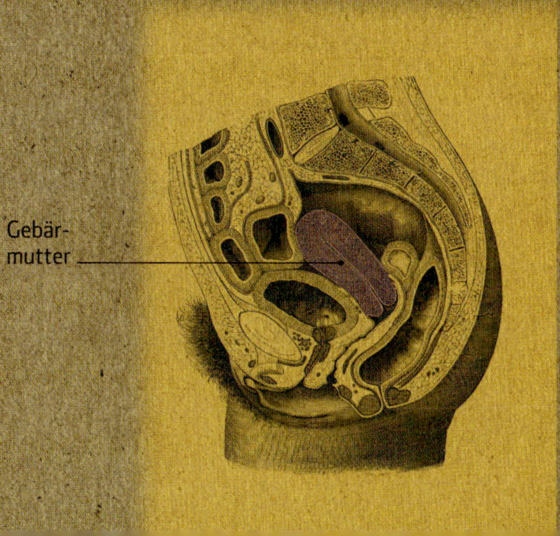

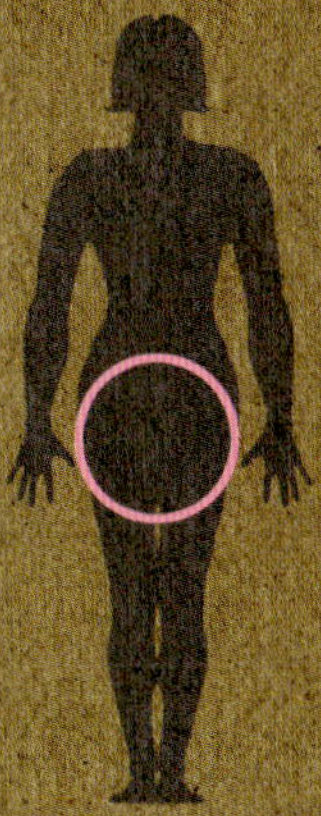

DIE BECKENBODEN-MUSKULATUR

30 Sekunden Anatomie

Den Beckenboden bilden die perineale Membran, die Muskeln des Diaphragma pelvis und der Dammbereich, von denen das Diaphragma pelvis der dominierende Bereich ist. Es besteht aus dem Steißbeinmuskel und dem von Schambein-Steißbein-, Schambein-Mastdarm- und Darmbein-Steißbein-Muskel gebildeten Afterheber. Die Muskelfasern des Afterhebers verlaufen von den Knochenwänden des Beckens zur Mittellinie, wo sie zusammenlaufen. Bei beiden Geschlechtern liegt diese Vereinigung hinter dem Anus, bei Frauen auch hinter der Vagina. An der Vorderseite des Beckens sind die Muskeln durch einen Spalt (*Hiatus urogenitalis*) getrennt, durch den die Harnröhre das Becken verlässt, bei Frauen verläuft auch die Vagina durch diesen Spalt. Der Afterheber stützt die Beckenorgane (Gebärmutter, Eierstöcke und Eileiter) und hält Vagina sowie Rektum verschlossen. Die Muskeln unter dem Diaphragma (im Dammbereich) agieren als Schließmuskel für die Harnröhre und stabilisieren den Damm, ein Gefüge aus Bindegewebe, an dem die Beckenbodenmuskulatur verankert ist. Der Damm erhält die Integrität des Beckenbodens aufrecht. Die Beckenbodenmuskulatur lässt sich durch Kegel-Übungen kräftigen, die insbesondere bei der Gewährleistung der Harnkontinenz helfen.

3-SEKUNDEN-SCHNITT

Der Beckenboden ist eine Wand zwischen Becken und Damm und stützt die Beckenorgane. Er spielt auch eine wichtige Rolle bei der Kontinenz.

3-MINUTEN-SEKTION

Die Beckenbodenmuskulatur kann während der Geburt eines Kindes Schaden nehmen oder reißen. Bei der Entbindung trifft der Arzt bisweilen die Entscheidung, die Beckenbodenmuskeln und die Haut zwischen Vagina und After zu durchtrennen, um ein Reißen zu verhindern. Dieser Eingriff wird Dammschnitt genannt. Wenn das Bindegewebe des Damms reißt, kann das einen Prolaps von Vagina, Rektum oder Harnblase nach sich ziehen.

VERWANDTE THEMEN

DIE BLASE
Seite 98

DAS WEIBLICHE FORTPFLANZUNGSSYSTEM
Seite 144

DAS MÄNNLICHE FORTPFLANZUNGSSYSTEM
Seite 150

DER DAMM
Seite 152

30-SEKUNDEN-BIOGRAFIE

ARNOLD KEGEL

1894–1981

Amerikanischer Gynäkologe, der die Kegel-Übungen zur Stärkung der Beckenbodenmuskulatur erfand.

30-SEKUNDEN-TEXT

Gabrielle M. Finn

Die beiden Teile des Afterhebers schließen an die Hinterseite des Anus an, während das Bindegewebe des Damms der Beckenbodenmuskulatur Stabilität verleiht.

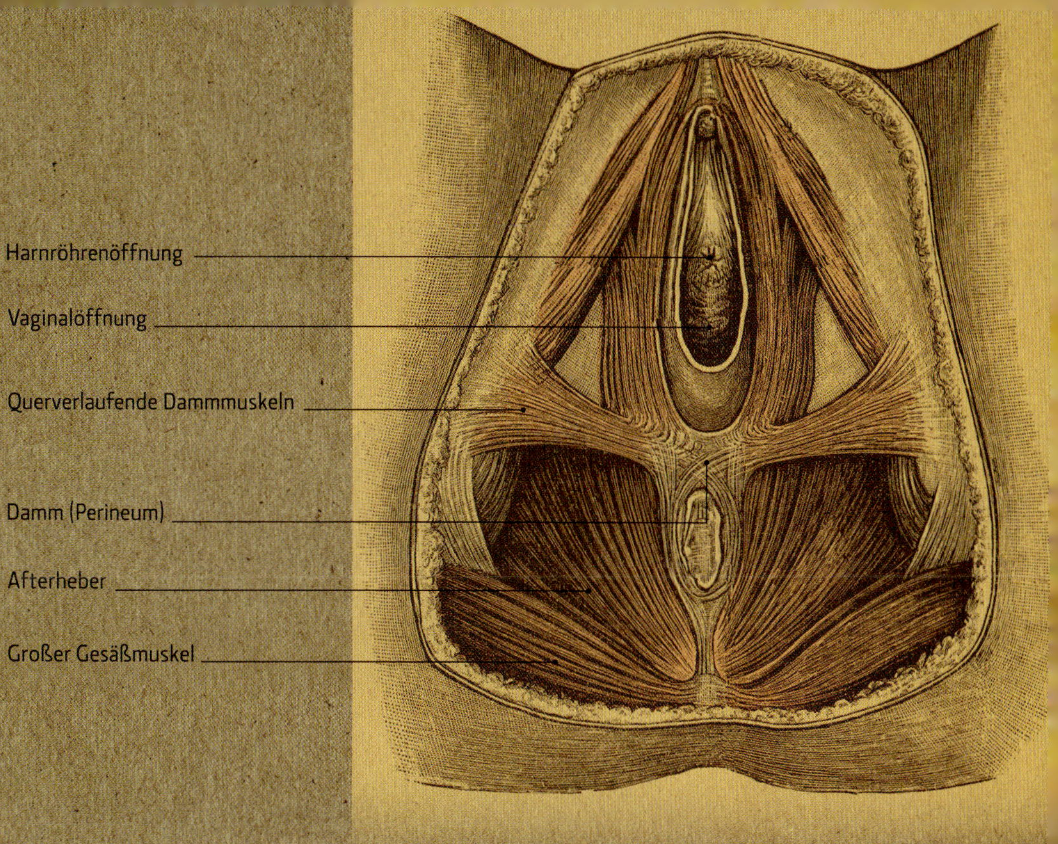

BECKENBODEN DER FRAU

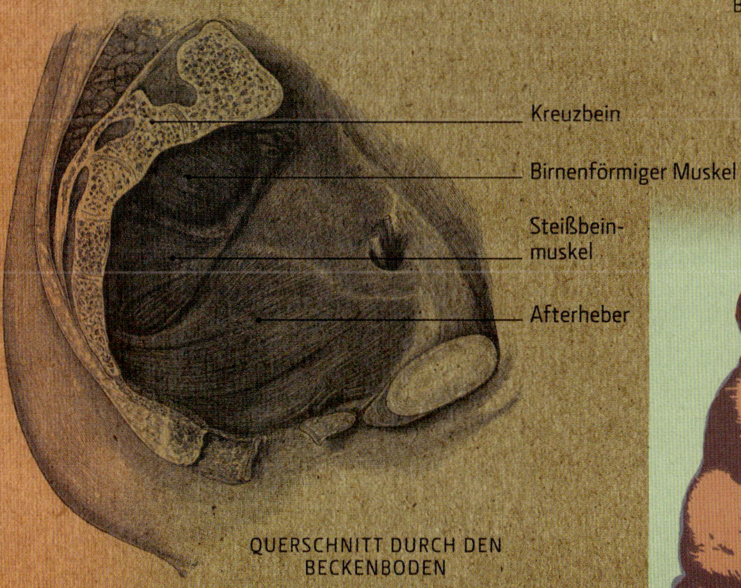

QUERSCHNITT DURCH DEN
BECKENBODEN

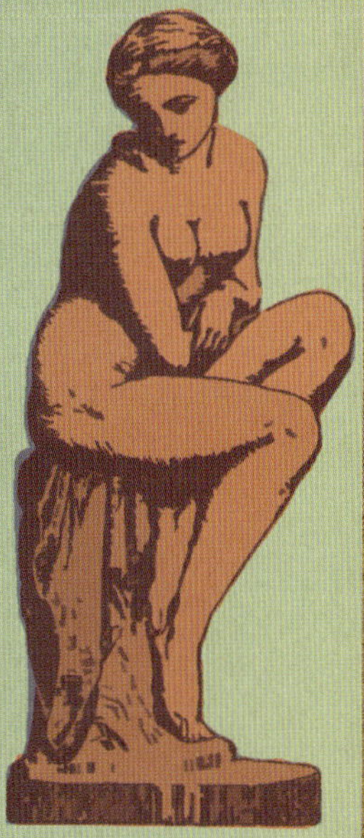

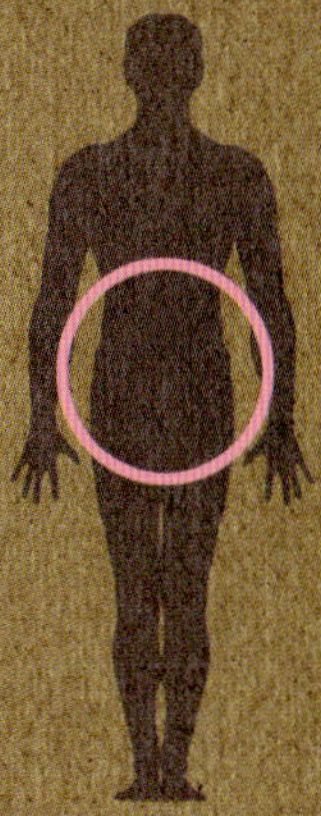

1718
Geboren in Long Calderwood, South Lanarkshire, Schottland

1731
Abschluss in Theologie an der Universität von Glasgow

1737
Beginn des Medizinstudiums in Edinburgh

1741–44
Schüler von William Smellie, Spezialisierung auf Geburtshilfe im Londoner St. George's Hospital

1743
Veröffentlichung des Artikels »Die Struktur und die Krankheiten der Gelenkknorpel«

1746
Gibt erste Privatseminare in Anatomie und Chirurgie

1756
Zulassung als Arzt

1762
Leibarzt von Königin Charlotte

1767
Ernennung zum Mitglied der Royal Society

1768
Anatomieprofessor der Royal Society

1768
Eröffnung einer eigenen Schule, Einrichtung des Anatomietheaters und Museums in der Londoner Great Windmill Street

1769–72
Anatomieprofessor an der Royal Academy of Arts

1770
Bau eines Hauses in Glasgow, heute Teil des nach ihm benannten »Hunterian Museum and Art Gallery«

1774
Anatomia uteri umani gravidi (»Anatomie der schwangeren menschlichen Gebärmutter«) mit Kupferstichen, inspiriert von den Zeichnungen Leonardo da Vincis

1775
Gibt eine Skulptur eines enthäuteten Körpers als Lehrmittel in Auftrag

1783
Gestorben in London

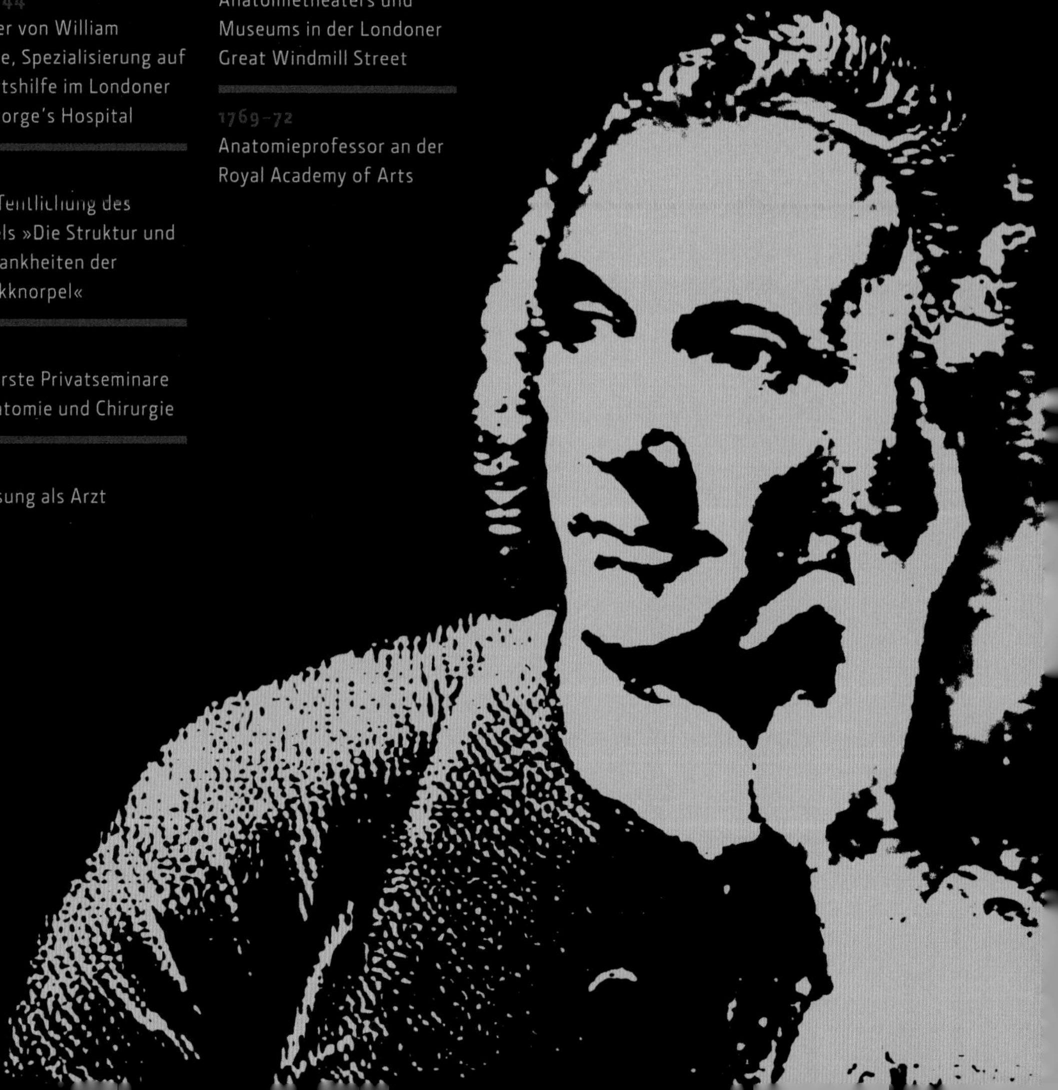

WILLIAM HUNTER

William Hunter, Anatom, Arzt und Geburtshelfer, liebte die Medizin, fühlte sich aber auch der Kunst sehr verbunden. Er war Mitglied der Royal Society und Anatomieprofessor an der Royal Academy of Arts. Als er 1774 sein Meisterwerk »Anatomie der schwangeren menschlichen Gebärmutter« veröffentlichte, wählte er die Zeichnungen Leonardo da Vincis als Vorlage, um den gewünschten klaren Abbildungsstil zu erreichen. Zu da Vincis Werken hatte er Zugang, denn seine Zeichnungen waren Teil der königlichen Sammlung auf Schloss Windsor, während er in seiner Funktion als Leibarzt von Königin Charlotte öfters dort weilte. Die Königin gebar 15 Kinder, von denen 13 das Erwachsenenalter erreichten – womöglich ein Beleg für Hunters Fähigkeiten als Geburtshelfer. Ein Denkmal für ihn befindet sich heute im »Hunterian Museum and Art Gallery« (heute Teil der Universität von Glasgow), das in seinem 1770 erbauten Haus eingerichtet wurde.

Der äußerst intelligente und dazu charmante sowie raffinierte junge Hunter trat mit eiserner Arbeitsmoral sein Erwachsenenleben als Student der Theologie, gefolgt von Medizin in Edinburgh an, bevor er 1741 ans Londoner St. George's Hospital wechselte. Dort war er Schüler von Scot William Smellie, der sich auf Geburtshilfe spezialisiert hatte – einem Vorreiter des Einsatzes von Zangen bei der Geburt. Hunter verzichtete lieber darauf. Nach kurzer Liebäugelei mit der Orthopädie wurde Hunter schnell zum führenden Geburtshelfer in London mit erlesener Kundschaft. Dennoch war die Anatomie seine erste und beständige Liebe. Er gründete seine eigene Schule der Anatomie und Chirurgie. Unterstützt wurde er dabei von seinem jüngeren Bruder John, dessen Mentor und Lehrer er war. William führte die aus Frankreich übernommene Sitte ein, dass jeder Student eine eigene Leiche zum Sezieren erhält, und beauftragte den italienischen Bildhauer Agostini Carlino mit der Anfertigung der Figur eines enthäuteten Körpers als möglichst detailgetreues, aber dennoch ästhetisches Lehrmittel. Hunters medizinische Praxis und seine Position als Lehrer brachten ihm Erfolg und großen Wohlstand. Er sammelte eifrig Bücher und Antiquitäten und hinterließ seine Sammlungen der Öffentlichkeit – sie befinden sich heute im nach ihm benannten »Hunterian Museum and Art Gallery«. Leider war der Charakter seines Bruders John, dessen strahlende Karriere als pathologischer Anatom William in Gang gebracht hatte, weniger sanft. Drei Jahre vor Williams Tod zerstritten sich die beiden Brüder und versöhnten sich nie wieder.

DAS MÄNNLICHE FORTPFLANZUNGS-SYSTEM

30 Sekunden Anatomie

Das männliche Fortpflanzungssystem besteht aus einem bei den Hoden beginnenden Netz von Kanälchen und drei Drüsen, die während ihrer Ausbildung aus den Kanälchen wachsen. Seine Hauptaufgabe ist die Produktion und Einlagerung zeugungsfähiger Spermien und der Transport dieser Spermien durch die Kanälchen in das weibliche Fortpflanzungssystem. Männliche Körpermerkmale wie Gesichtsbehaarung hängen mit den Hormonen zusammen, die von den Zellen in den Hoden abgesondert werden. Die Kanälchen in jedem Hoden beinhalten zweierlei Zellen: die Keimzellen, die Spermien produzieren, und die Sertoli-Zellen, die sie während ihrer Entwicklung nähren. Außerhalb der Kanälchen im Hoden liegen die Leydig-Zellen. Sie produzieren Testosteron, das die Spermienproduktion reguliert. Die Spermien werden im Nebenhoden eingelagert, von wo sie über den Samenleiter und den Samengang in die Harnröhre gelangen, die zur Spitze des Penis führt. Bei Stimulation machen die Sekrete der Bulbourethraldrüse die Harnröhre gleitfähig, während Bläschendrüse und Prostata die Spermien in Samenflüssigkeit tauchen. Der Penis, der den Samen in die Vagina befördert, enthält drei Schwellkörper, die sich mit Blut füllen und für eine Erektion sorgen.

3-SEKUNDEN-SCHNITT
Die männlichen Fortpflanzungsorgane sind Hoden, Penis, Harnröhre, Nebenhoden, Samenleiter, Samengang sowie drei Drüsen: die Bläschendrüse, die Prostata und die Bulbourethraldrüse, die die Samenflüssigkeit produzieren und absondern.

3-MINUTEN-SEKTION
Die Leydig-Zellen produzieren während der Entwicklung des Fötus Testosteron und bleiben anschließend bis zur Pubertät inaktiv, in der die Spermienproduktion beginnt. Von etwa 120 Millionen Spermien, die jeder Milliliter Ejakulat enthält, reicht ein einziges aus, um ein Kind zu zeugen. Ein Mann, der weniger als zehn Millionen Spermien pro Milliliter ejakuliert, wird vermutlich nie ein Kind zeugen können.

VERWANDTE THEMEN
DAS WEIBLICHE FORTPFLANZUNGSSYSTEM
Seite 144

30-SEKUNDEN-BIOGRAFIE
THOMAS HUNT MORGAN
1866–1945
Amerikanischer Genetiker, der als Erster das Geschlechtschromosom entdeckte.

30-SEKUNDEN-TEXT
DECEMBER S. K. IKAH

Der Nebenhoden im Hodensack ist wie eine Röhre aufgewickelt, in der neu produzierter Samen reift und eingelagert wird. Er verbindet den Hoden mit dem Samenleiter.

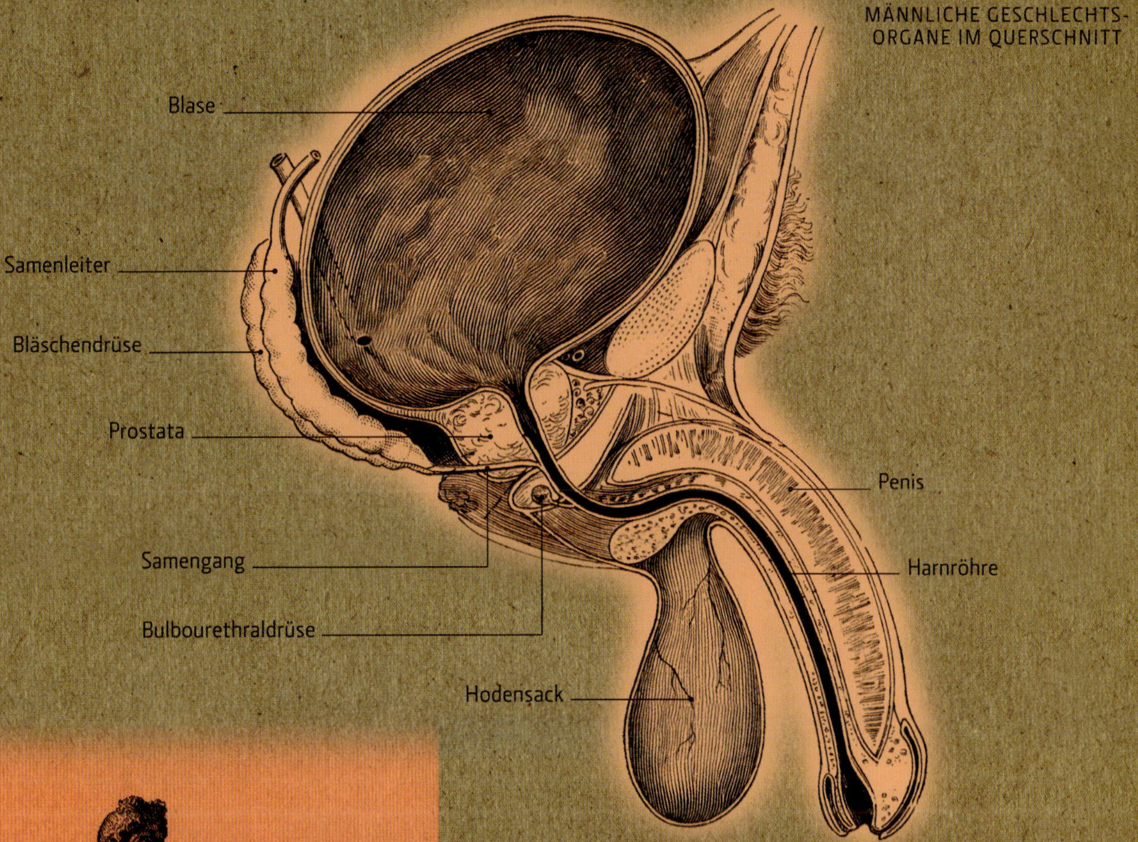

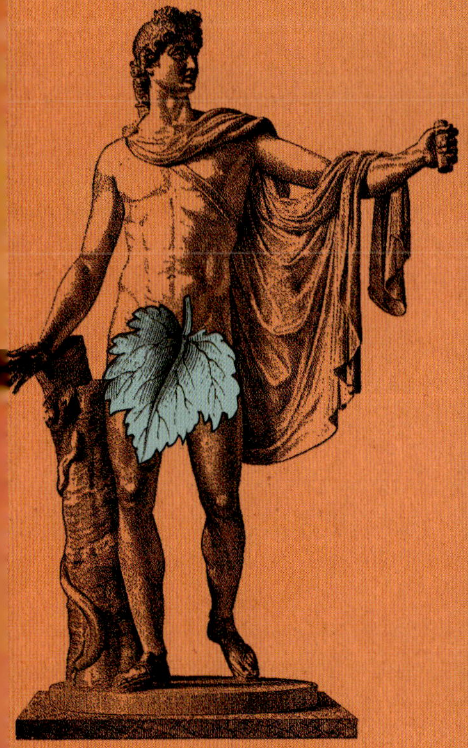

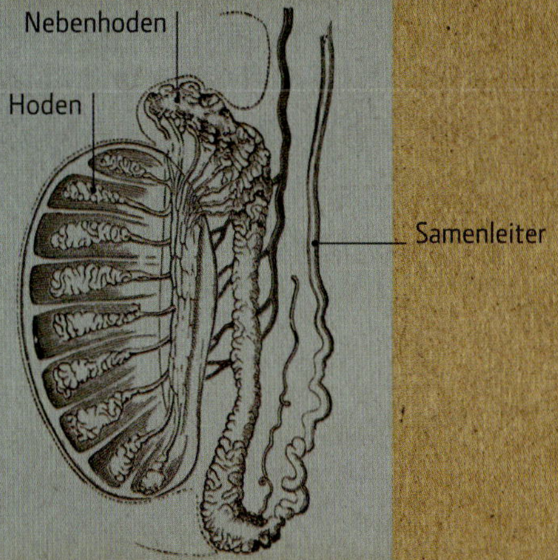

QUERSCHNITT DURCH
DIE HODEN

SPERMIUM

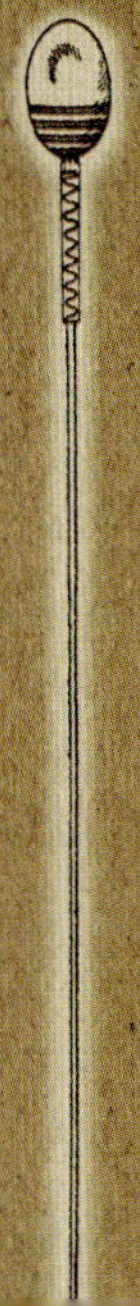

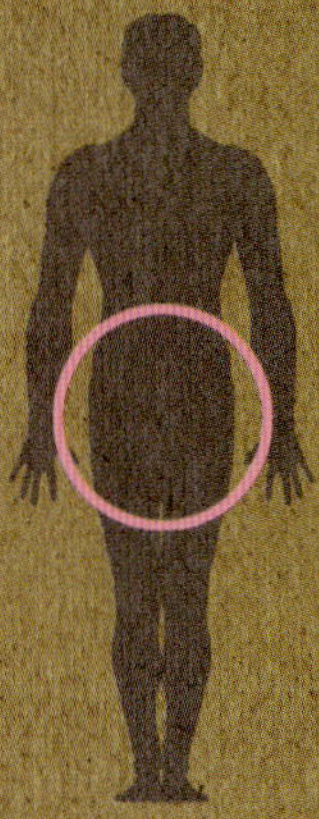

DER DAMM

30 Sekunden Anatomie

Die Knochen, auf denen der Mensch sitzt, werden Sitzbeine genannt und befinden sich zu beiden Seiten der Hüfte. Das Schambein an der Vorderseite und das Steißbein an der Rückseite ragen beide weiter hervor als die Sitzbeine. Diese Knochen bilden zusammen den rautenförmigen Umriss des Damms. Eine Linie zwischen den Sitzbeinen teilt den Damm in zwei Dreiecke. Das Urogenitaldreieck auf der Vorderseite enthält bei Männern Penis und Hodensack und bei Frauen die Vagina. Hinter dieser Linie liegt sowohl beim Mann als auch bei der Frau das Analdreieck mit dem Anus (After). Die Oberseite des Damms, eine Schicht aus zwei Muskeln, bildet das Diaphragma pelvis, der Boden besteht aus Haut und Fasergewebe. Die Oberseite des Urogenitaldreiecks ist mit Fasergewebe, der sogenannten Dammmembran, verstärkt. Das Fasergewebe der Oberseite und am Boden ist durchgängig und bildet gemeinsam den äußeren Rand des Damms. In diesem Bereich liegen die Wurzel von Penis oder Klitoris, Drüsen und Muskeln. Die Muskeln des Diaphragma pelvis, die fibröse Dammmembran und das tiefliegende Fasergewebe sind alle mit dem harten Bindegewebe des Damms unmittelbar vor dem Anus verbunden.

3-SEKUNDEN-SCHNITT
Der Damm ist ein rautenförmiger Bereich, in dem sich die männlichen oder weiblichen Geschlechtsorgane, die Harnöffnung und der Anus befinden.

3-MINUTEN-SEKTION
Tierstudien zeigen, dass der Anogenitalabstand (AGD) zwischen dem Anus und der hinteren Basis des Hodensacks bei männlichen Nagetieren im Zusammenhang mit der Fruchtbarkeit steht. Je kürzer der AGD, desto geringer die Fruchtbarkeit. Außerdem kann die Verkürzung des AGD bei Nagetieren mit der Wirkung giftiger Chemikalien während der Schwangerschaft zusammenhängen. 2011 wies eine Humanstudie für Männer mit einem sehr kurzen AGD weniger und qualitativ minderwertiges Sperma sowie eine geringere Spermienkonzentration nach.

VERWANDTE THEMEN
DAS WEIBLICHE FORTPFLANZUNGSSYSTEM
Seite 144

DIE BECKENBODEN-MUSKULATUR
Seite 146

DAS MÄNNLICHE FORTPFLANZUNGSSYSTEM
Seite 150

30-SEKUNDEN-BIOGRAFIE
SIR RUTHERFORD ALCOCK
1809–1897
Britischer Chirurg, der den Kanal beschrieb, durch den Schamnerv, -arterie und -vene in den Damm und heraus verlaufen.

30-SEKUNDEN-TEXT
December S. K. Ikah

Der rautenförmige Damm, der Schambein (vorn), Steißbein (hinten) und die beiden Sitzbeine (seitlich) verbindet, ist bei Männern in der Regel doppelt so lang wie bei Frauen.

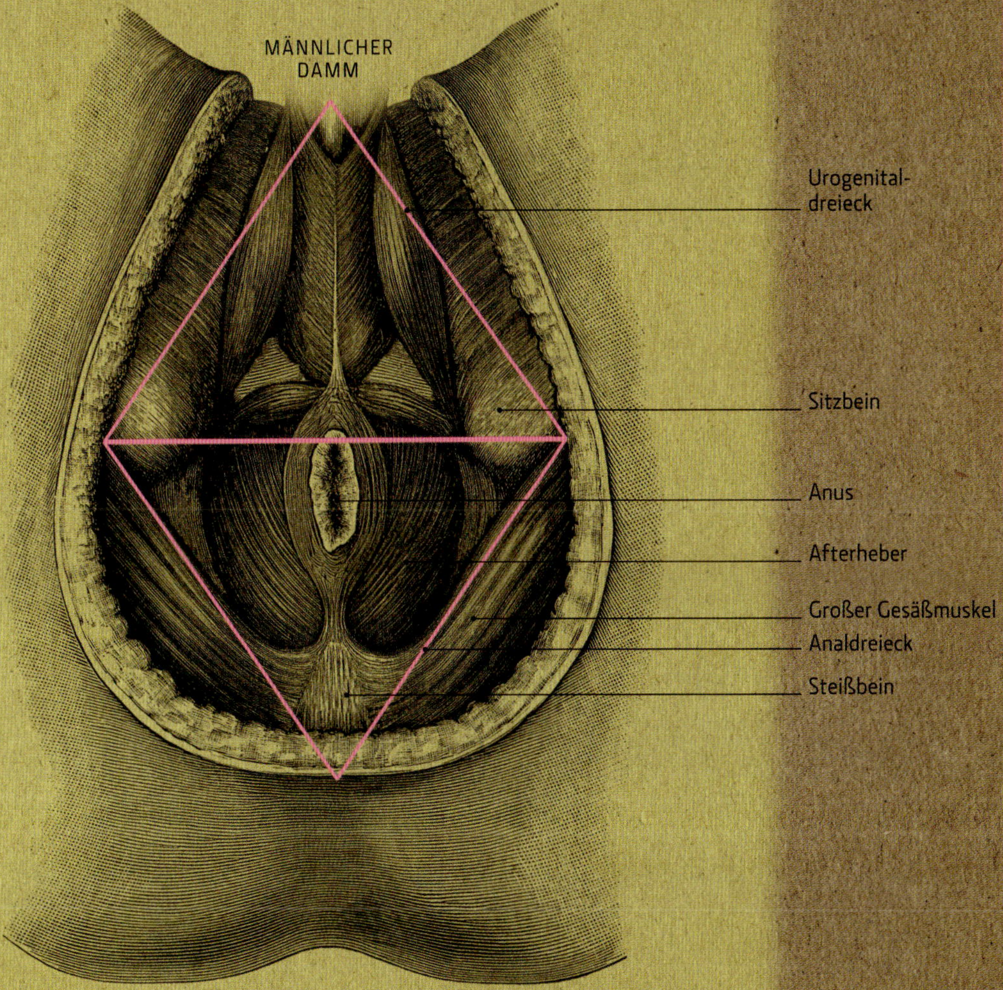
MÄNNLICHER DAMM
Urogenital-dreieck
Sitzbein
Anus
Afterheber
Großer Gesäßmuskel
Analdreieck
Steißbein

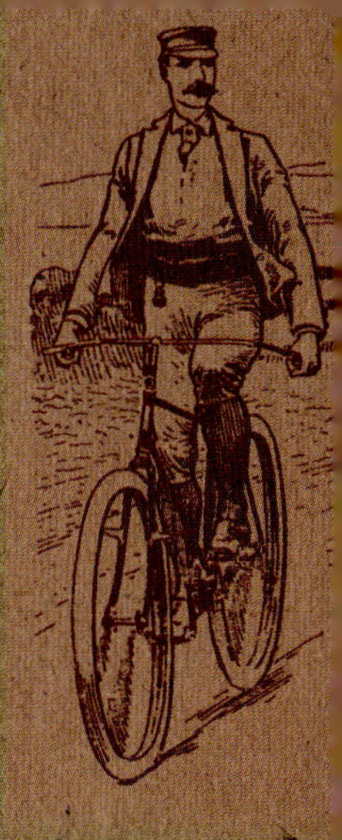

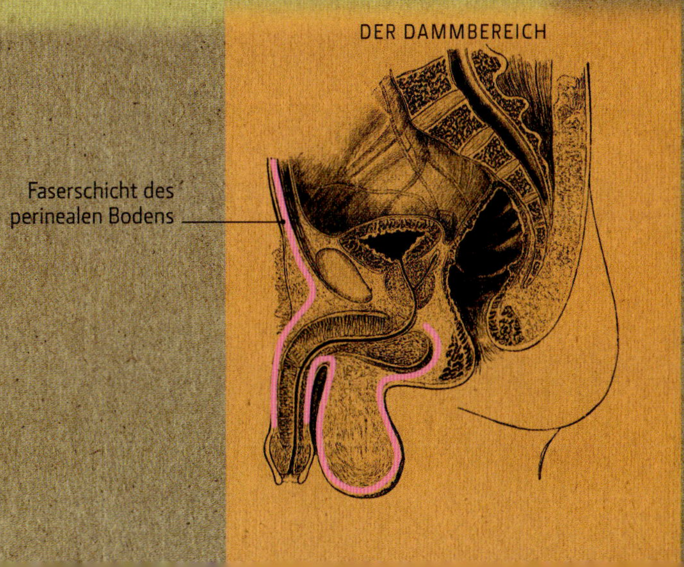
DER DAMMBEREICH
Faserschicht des perinealen Bodens

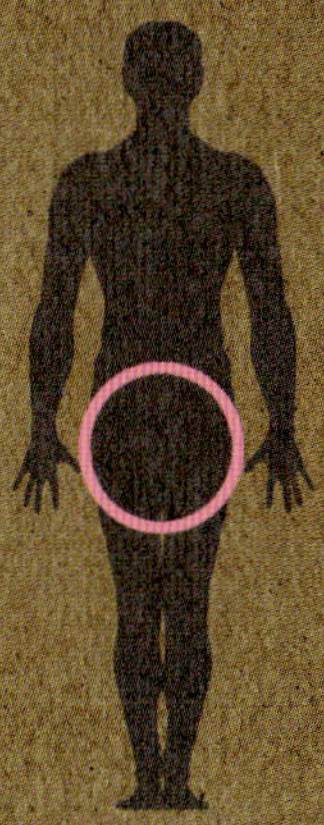

ANHÄNGE

QUELLEN

BÜCHER

Atlas der Anatomie
Frank H. Netter
(Urban & Fischer/Elsevier)

Clinically Oriented Anatomy
Keith L. Moore, Arthur F. Dalley
und Ann M. R. Agur
(Lippincott Williams & Wilkins; [6]2009)

Grant's Dissector
Patrick W. Tank
(Lippincott Williams & Wilkins; [15]2012)

Gray's Anatomy
Henry Gray
(1858; Arcturus Publishing, [40]2010)

Gray's Anatomie für Studenten
Hrsg.: Friedrich Paulsen
(Urban & Fischer/Elsevier)

Human Physiology: An Integrated Approach
Dee Unglaub Silverthorn
(Benjamin Cummings, 2009)

Neuroanatomy: An Illustrated Color Text
Alan R. Crossman and David Neary
(Churchill Livingston, 2010)

INTERNETSEITEN

The American Association of Anatomists
http://aaatoday.org/
Die *AAA* hat sich der Weiterentwicklung der anatomischen Wissenschaft durch Forschung, Bildung und Weiterbildungsaktivitäten verschrieben.

The Anatomical Society
http://www.anatsoc.org.uk/
Die *Anatomical Society* wurde 1887 als gemeinnützige Gesellschaft gegründet. Ihre Ziele sind die Förderung und Entwicklung von Forschung und Bildung in allen Bereichen der anatomischen Wissenschaft. Die Gesellschaft organisiert Fachtreffen, veröffentlicht das *Journal of Anatomy and Aging Cell* und vergibt jährlich PhD-Studienplätze, Stipendien und Preise.

Instant Anatomy
http://www.instantanatomy.net/
Die Website *Instant Anatomy* veröffentlicht Diagramme, Podcasts und Übungsfragen zur menschlichen Anatomie.

Visible Body
http://www.visiblebody.com/
Auf der Website *Visible Body* sind detailreiche, anatomisch korrekte 3D-Modelle und Videos aller menschlichen Körpersysteme zu finden.

ZU DEN AUTOREN

Judith Barbaro-Brown ist wissenschaftliche Mitarbeiterin an der *Durham University* im Fachbereich Medizin & Gesundheit. Als Podologin arbeitete sie zunächst beim britischen Gesundheitsdienst und unterrichtete dann Podologie. Heute lehrt sie Anatomie des Muskel- und Skelettsystems, klinische Fertigkeiten und Histologie und ist wissenschaftlicher Beirat für einige Fachverbände in Großbritannien.

Jo Bishop ist Studiendirektorin für das Graduierten-Programm für Medizin (GEM) an der Medizinischen Fakultät der *Swansea University*. Sie ist verantwortlich für die Gestaltung und Entwicklung des Studienprogramms unter Befolgung der aktuellen Richtlinien der medizinischen Ausbildung. Jo Bishop lehrt Anatomie.

Andrew Chaytor promovierte an der *University of Wales*, Cardiff in Kardiovaskulärer Physiologie und Pharmakologie. Er ist Dozent an der *Durham University* im Fachbereich Medizin & Gesundheit, wo er außerdem zur medizinischen Ausbildung forscht. Davor lehrte er Anatomie, Physiologie und Pharmakologie an der Sunderland School of Pharmacy.

Gabrielle M. Finn ist Dozentin für Anatomie an der *Durham University*. Zu ihren Forschungsschwerpunkten gehören Didaktik der Anatomie und klinische Evaluierung; sie lehrt theoretische und angewandte Anatomie. Sie ist Mitglied der *Anatomical Society* sowie im föderativen internationalen Programm für Anatomische Ausbildung (FIPAE).

December S. K. Ikah war Allgemeinmediziner und lehrte Anatomie des Menschen an der *Niger Delta University*, Nigeria. Er promovierte an der *Liverpool University* in Neurotoxizität von Nanomaterial, lehrt Anatomie des menschlichen Körpers und klinische Fertigkeiten an der *Durham University* und forscht zu medizinischer Ausbildung.

Marina Sawdon ist Physiologin mit Schwerpunkt Herz- & Kreislaufphysiologie. Sie lehrt an der Durham University kardiovaskuläre, respiratorische und Nieren-Medizin. Sie war Mitherausgeberin des *Anaesthesia and Intensive Care Medicine Journal*, forschte zur Kardiovaskulären Physiologie und forscht aktuell zur medizinischen Didaktik.

Claire France Smith lehrt an der *Southampton University* als Dozentin am Zentrum für die Lehre der anatomischen Wissenschaft. Sie gab Kurse in Anatomie für verschiedene Gesundheitsberufe, vom Einstiegsniveau bis hin zu Aufnahmeprüfungen zum Royal College of Surgeons. Im Rat der *Anatomical Society* leitet sie das Bildungskomitee.

INDEX

DANKSAGUNG

BILDNACHWEISE
Die überwiegende Mehrheit der Abbildungen in diesem Buch entstand nach Bildern aus *Anatomy of the Human Body* von Henry Gray, F. R. S. (1918) und *Anatomy Descriptive and Surgical* von Henry Gray F. R. S. (1905).

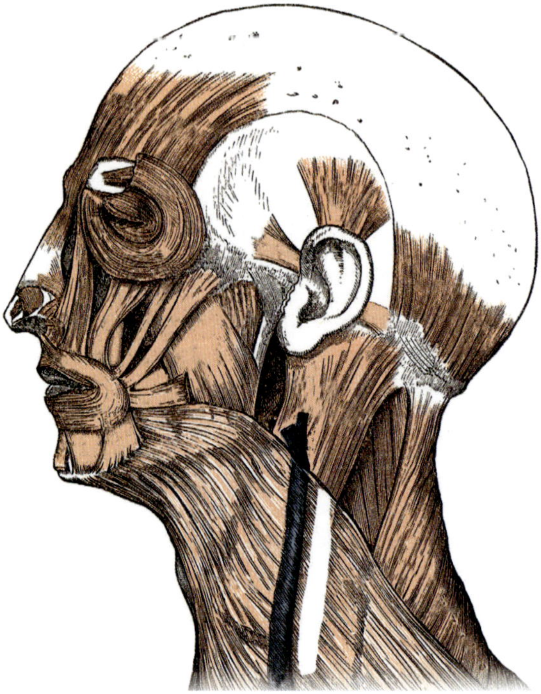